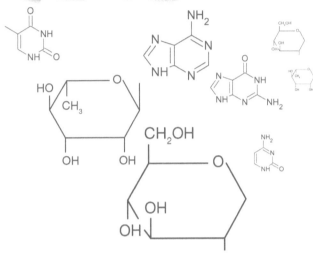

Bioquímica de Alimentos

TEORIA E APLICAÇÕES PRÁTICAS

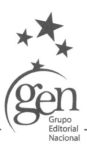

O GEN | Grupo Editorial Nacional – maior plataforma editorial brasileira no segmento científico, técnico e profissional – publica conteúdos nas áreas de ciências da saúde, exatas, humanas, jurídicas e sociais aplicadas, além de prover serviços direcionados à educação continuada e à preparação para concursos.

As editoras que integram o GEN, das mais respeitadas no mercado editorial, construíram catálogos inigualáveis, com obras decisivas para a formação acadêmica e o aperfeiçoamento de várias gerações de profissionais e estudantes, tendo se tornado sinônimo de qualidade e seriedade.

A missão do GEN e dos núcleos de conteúdo que o compõem é prover a melhor informação científica e distribuí-la de maneira flexível e conveniente, a preços justos, gerando benefícios e servindo a autores, docentes, livreiros, funcionários, colaboradores e acionistas.

Nosso comportamento ético incondicional e nossa responsabilidade social e ambiental são reforçados pela natureza educacional de nossa atividade e dão sustentabilidade ao crescimento contínuo e à rentabilidade do grupo.

Bioquímica de Alimentos

TEORIA E APLICAÇÕES PRÁTICAS

Maria Gabriela Bello Koblitz

Graduada em Agronomia pela Universidade Federal Rural do Rio de Janeiro (UFRRJ). Mestre em Tecnologia de Alimentos pela Universidade Estadual de Campinas (Unicamp). Doutora em Ciência de Alimentos pela Unicamp. Professora Associada da Universidade Federal do Estado do Rio de Janeiro (Unirio), onde atua no Núcleo de Bioquímica Nutricional (Laboratório de Biotecnologia), no Centro de Inovação em Espectrometria de Massas (IMasS) e no Programa de Pós-Graduação em Alimentos e Nutrição (PPGAN), do qual é coordenadora. Tem experiência na área de Ciência de Alimentos, com ênfase em Bioquímica de Alimentos, Biotecnologia de Microrganismos, Alimentos Funcionais, Metabolômica e Proteômica.

Segunda edição

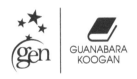

- A autora deste livro e a EDITORA GUANABARA KOOGAN LTDA. empenharam seus melhores esforços para assegurar que as informações e os procedimentos apresentados no texto estejam em acordo com os padrões aceitos à época da publicação, *e todos os dados foram atualizados pela autora até a data da entrega dos originais à editora.* Entretanto, tendo em conta a evolução das ciências da saúde, as mudanças regulamentares governamentais e o constante fluxo de novas informações sobre terapêutica medicamentosa e reações adversas a fármacos, recomendamos enfaticamente que os leitores consultem sempre outras fontes fidedignas, de modo a se certificarem de que as informações contidas neste livro estão corretas e de que não houve alterações nas dosagens recomendadas ou na legislação regulamentadora.

- A autora e a editora se empenharam para citar adequadamente e dar o devido crédito a todos os detentores de direitos autorais de qualquer material utilizado neste livro, dispondo-se a possíveis acertos posteriores caso, inadvertida e involuntariamente, a identificação de algum deles tenha sido omitida.

- **Atendimento ao cliente:** (11) 5080-0751 | faleconosco@grupogen.com.br

- Direitos exclusivos para a língua portuguesa
Copyright © 2019 by
EDITORA GUANABARA KOOGAN LTDA.
Uma editora integrante do GEN | Grupo Editorial Nacional
Travessa do Ouvidor, 11
Rio de Janeiro – RJ – CEP 20040-040
www.grupogen.com.br

- Reservados todos os direitos. É proibida a duplicação ou reprodução deste volume, no todo ou em parte, em quaisquer formas ou por quaisquer meios (eletrônico, mecânico, gravação, fotocópia, distribuição pela Internet ou outros), sem permissão, por escrito, da EDITORA GUANABARA KOOGAN LTDA.

- Capa: Bruno Sales

- Editoração eletrônica: Diretriz

- Ficha catalográfica

K79b
2.ed.

Koblitz, Maria Gabriela Bello
Bioquímica de alimentos : teoria e aplicações práticas / Maria Gabriela Bello Koblitz ; [colaboração Ana Elizabeth Cavalcante Fai ... [et al.]]. - 2. ed. - [Reimpr.] - Rio de Janeiro : Guanabara Koogan, 2025.
320 p. : il. ; 24 cm.

Inclui índice
ISBN 978-85-277-3477-6

1. Alimentos - Composição. 2. Bioquímica. I. Título.

19-54892   CDD: 641.3
                                     CDU: 641.5

Leandra Felix da Cruz - Bibliotecária - CRB-7/6135

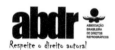

Colaboradores

Ana Elizabeth Cavalcante Fai Buarque de Gusmão

Graduada em Engenharia de Alimentos pela Universidade Federal do Ceará (UFC). Mestre em Nutrição – área de concentração em Ciência de Alimentos – pela Universidade Federal de Pernambuco (UFPE). Doutora em Ciência de Alimentos – área de concentração em Bioquímica – pela Universidade Estadual de Campinas (Unicamp). Pós-Doutora pela Unirio, onde realizou pesquisa relacionada à caracterização e à produção de revestimentos e filmes biodegradáveis a partir de biopolímeros presentes em resíduos da agroindústria. Tem experiência na área de Ciência e Tecnologia de Alimentos, com ênfase em Biotecnologia Aplicada a Alimentos (processos fermentativos), Otimização Estatística de Bioprocessos, Produção de Prebióticos e Probióticos, utilização de meios de cultura alternativos. Professora Adjunta do Departamento de Nutrição Básica e Experimental do Instituto de Nutrição da Universidade do Estado do Rio de Janeiro (UERJ). Docente Permanente do Programa de Pós-Graduação em Alimentos e Nutrição – área de Ciência de Alimentos – da Unirio.

Ana Paula Preczenhak

Graduada em Ciências Biológicas e Mestre em Agronomia pela Universidade Estadual do Centro-Oeste (Unicentro). Doutora pela Escola Superior de Agricultura "Luiz de Queiroz" da Universidade de São Paulo (Esalq/USP). Trabalha em pesquisa e desenvolvimento de produtos hortícolas no Laboratório de Fisiologia e Bioquímica Pós-Colheita da USP. Tem experiência na área de Fisiologia e Bioquímica de Plantas, com ênfase em Pós-colheita, atuando principalmente nos seguintes temas: compostos bioativos, capacidade antioxidante, processamento mínimo, enzimas relacionadas ao estresse, teor de pigmentos, caracteres quantitativos e qualitativos de frutas e hortaliças.

Cristiano José de Andrade

Graduado em Engenharia de Alimentos pela Universidade Federal de Lavras (UFLA). Mestre e Doutor em Ciência de Alimentos (área de concentração em Bioquímica) pela Universidade Estadual de Campinas (Unicamp). Pós-Doutor pela Escola Politécnica da Universidade de São Paulo (USP), no Departamento de Engenharia Química. Doutorado-Sanduíche na University of Reading (UK), no Reino Unido. Tem experiência em Biotecnologia, especificamente em processos fermentativos, metabolismo bacteriano, bioprodutos com alta atividade tensoativa, processos de purificação (ultrafiltração) e identificação de biomoléculas por espectrometria de massas. Professor Adjunto do Departamento de Engenharia Química e Alimentos (EQA) da Universidade Federal de Santa Catarina (UFSC). Docente do Programa de Pós-Graduação em Engenharia Química (PósENQ) da UFSC.

Denise Maria Pinheiro

Bacharel e Licenciada em Química pela Universidade Federal do Rio de Janeiro (UFRJ). Especialista em Fisiologia de Microrganismos pela Universidade Federal do Paraná (UFPR), em Imobilização de Proteínas em Suportes Sólidos pela Universidade Federal de Pernambuco (UFPE) e em Biotecnologia de Aromas pela Universidade Estadual de Campinas (Unicamp). Mestre em Bioquímica pela Universidade Federal do Rio de Janeiro (UFRJ). Doutora em Ciência de Alimentos pela Universidade Estadual de Campinas (Unicamp). Foi Professora da Universidade Federal de Alagoas (UFAL), com experiência na área de Ciência e Tecnologia de Alimentos, ênfase em Ciência de Alimentos, e atuou principalmente nos seguintes temas: aroma, lipase, produção de lipase e aroma por microrganismos, produção de lipase e aroma, produção de lipase e aroma por fungos. Faleceu em 2013.

Fabiane de Moraes Rodrigues

Graduada em Engenharia de Alimentos pela Universidade Estadual de Campinas (Unicamp). Mestre e Doutora em Alimentos e Nutrição pela Unicamp, na área de Serviços de Alimentação, com estudos voltados ao processamento e à conservação de carnes. Professora do ensino técnico no Colégio Técnico de Campinas da Unicamp. Foi Docente do Centro Universitário Senac. Tem experiência na área de Ciência e Tecnologia de Alimentos e Gastronomia, com ênfase no estudo das tecnologias *sous vide* e *cook chill*.

Haroldo Yukio Kawaguti

Graduado em Engenharia de Alimentos pela Universidade Estadual de Campinas (Unicamp). Mestre, Doutor e Pós-Doutor pela Unicamp. Tem experiência acadêmica e em indústrias química, farmacêutica e de alimentos, na área de Biotecnologia e Ciência e Tecnologia de Alimentos, com ênfase em Bioprocessos e Biotecnologia Enzimática, atuando principalmente nos seguintes temas: obtenção, identificação, caracterização e produção de biomoléculas de interesse industrial obtidos por fonte microbiana a partir de processos fermentativos submersos e em estado sólido; imobilização de microrganismos e enzimas em diferentes suportes; otimização de componentes de meio de cultura e parâmetros de fermentação utilizando a metodologia de superfície de resposta (DOE); produção de açúcares alternativos por via microbiana; produção, purificação, caracterização e aplicação de enzimas de interesse industrial; escalonamento de processos fermentativos. Pesquisador na área de Biotecnologia com ênfase em Bioquímica e Bioprocessos, Tecnologia de Fermentações, Microbiologia Industrial e Enzimologia. Tem vivência em laboratórios de bioquímica de alimentos, microbiologia e de bioprocessos e atuação na elaboração e na coordenação de projetos na área de bioprocessos e microbiologia.

Ilana Urbano Bron

Graduada em Engenharia Agronômica pela Universidade de São Paulo (USP). Mestre em Fisiologia e Bioquímica de Plantas pela USP. Doutora em Fitotecnia pela USP. Pesquisadora científica do Instituto Agronômico de Campinas. Tem experiência na área de Pós-Colheita de Frutos e Hortaliças, com ênfase em Fisiologia Pós-Colheita.

Izael Gressoni Júnior

Graduado em Engenharia de Alimentos pela Universidade Estadual de Campinas (Unicamp). Mestre em Ciência de Alimentos pela Unicamp. Coordenador e Docente do curso de Engenharia de Alimentos do Centro Universitário de Jaguariúna (UniFAJ). Professor do Magistério Secundário Técnico do Colégio Técnico de Campinas (Cotuca/Unicamp). Foi Docente do curso de graduação em Tecnologia de Alimentos e de Especialização em Processamento de Alimentos do Centro Universitário Hermínio Ometto (Uniararas), e do curso de Engenharia de Alimentos da Universidade Metodista de Piracicaba (Unimep). Tem experiência como Docente e Pesquisador na área de Ciência e Tecnologia de Alimentos, e como orientador de trabalhos de conclusão de curso e de trabalhos de iniciação científica. É Consultor para a indústria de alimentos na área de validação de processos térmicos.

Luciana Ferracini dos Santos

Graduada em Engenharia de Alimentos pela Universidade Estadual de Campinas (Unicamp). Mestre e Doutora em Ciência de Alimentos pela Faculdade de Engenharia de Alimentos da Unicamp – área de concentração em Bioquímica. Pós-Doutora em Bioquímica de Alimentos pelo Departamento de Agroindústria, Alimentos e Nutrição da Escola Superior de Agricultura "Luiz de Queiroz" da Universidade de São Paulo (Esalq/USP). Professora do curso de Bacharelado em Química e de cursos da área de saúde do Centro Universitário da Fundação Hermínio Ometto.

Marco Antonio Trindade

Graduado em Engenharia de Alimentos pela Universidade Estadual Paulista Júlio de Mesquita Filho (Unesp). Mestre em Alimentos e Nutrição pela Universidade Estadual de Campinas (Unicamp). Doutor em Tecnologia de Alimentos pela Unicamp. Professor Associado da Faculdade de Zootecnia e Engenharia de Alimentos da Universidade de São Paulo (USP). Tem experiência na área de Ciência e Tecnologia de Alimentos, com ênfase em Tecnologia de Carnes e Produtos Cárneos, atuando principalmente nos seguintes temas: produtos cárneos mais saudáveis, qualidade e estabilidade de carnes e produtos cárneos, análise sensorial de alimentos.

Maria Cecília de Arruda

Graduada em Agronomia pela Universidade Estadual Paulista Júlio de Mesquita Filho (Unesp). Mestre e Doutor em Agronomia (Fitotecnia), com ênfase em Pós-Colheita, pela Universidade de São Paulo (USP). Pesquisadora Científica VI do Polo Regional Centro Oeste, da Agência Paulista de Tecnologia dos Agronegócios (APTA/SAA). Atua na área de Tecnologia Pós-Colheita.

Natalia Dallocca Berno

Cientista de Alimentos pela Escola Superior de Agricultura "Luiz de Queiroz" da Universidade de São Paulo (Esalq/USP). Mestre e Doutora em Ciência e Tecnologia de Alimentos pela USP. Tem experiência na área de Ciência e Tecnologia de Alimentos em geral, atuando principalmente nos seguintes temas: pós-colheita, processamento mínimo, processamento de frutas e hortaliças e análise de alimentos.

Ricardo Alfredo Kluge

Graduado em Engenharia Agronômica pela Universidade Federal de Pelotas (UFPel). Mestre em Fruticultura de Clima Temperado pela UFPel. Doutor em Fitotecnia pela Escola Superior de Agricultura "Luiz de Queiroz" da Universidade de São Paulo (Esalq/USP). Professor Livre-Docente (Associado) do Departamento de Ciências Biológicas da Esalq/USP. Publicou mais de 160 artigos em periódicos especializados e 14 livros. Orientou 12 teses de doutorado, 18 dissertações de mestrado e vários trabalhos de Iniciação Científica e trabalhos de conclusão de curso. É assessor do Conselho Nacional de Desenvolvimento Científico e Tecnológico (CNPq), da Fundação de Amparo à Pesquisa do Estado de São Paulo (Fapesp), da Embrapa e de outras instituições de pesquisa e ensino. Atua na área de Fisiologia Pós-Colheita.

Severino Matias de Alencar

Graduado em Engenharia Agronômica pela Universidade Federal Rural do Rio de Janeiro (UFRRJ). Mestre em Agronomia pela UFRRJ. Doutor em Ciência de Alimentos pela Universidade Estadual de Campinas (Unicamp). Livre-Docente pela Universidade de São Paulo (USP). Professor Titular da Escola Superior de Agricultura "Luiz de Queiroz" da Universidade de São Paulo (Esalq/USP). Docente credenciado no Programa de Pós-Graduação em Ciência e Tecnologia de Alimentos da Esalq e no Programa de Pós-Graduação em Ciências do Centro de Energia Nuclear na Agricultura (CENA). Assessor *ad-hoc* do Conselho Nacional de Desenvolvimento Científico e Tecnológico (CNPq), da Coordenação de Aperfeiçoamento de Pessoal de Nível Superior (Capes), da Fundação de Amparo à Pesquisa do Estado de São Paulo (Fapesp), da Fundação de Amparo à Pesquisa do Estado da Bahia (Fapesb) e da Fundação de Amparo à Ciência e Tecnologia do Estado de Pernambuco (Facepe). Atuou como Presidente da Comissão de Pós-Graduação (CPG) da Esalq (2014-2016), Vice-Presidente da Comissão de Pós-Graduação (CPG) da Esalq (2012-2014), Coordenador do Programa de Pós-Graduação em Ciência e Tecnologia de Alimentos (2011-2014), Vice-Presidente da Comissão de Ética Ambiental em Pesquisa da Esalq (2008-2012) e Membro Titular da Comissão Interna de Biossegurança da Esalq (CIBio) (2006-2008). Pesquisador e Membro do Conselho Deliberativo do Núcleo de Pesquisas Avançadas em Alimentos e Nutrição (NAPAN) da USP. Tem experiência na área de Ciência de Alimentos, com ênfase em Química e Bioquímica dos Alimentos e das Matérias-Primas Alimentares, atuando principalmente nos seguintes temas: prospecção, isolamento e identificação de compostos bioativos de alimentos e produtos naturais.

Agradecimentos

Agradeço a todos os colaboradores desta obra, novos e antigos, pela parceria neste trabalho. Agradeço ainda aos editores do Grupo GEN, pelo trabalho cuidadoso e pela paciência. Sem eles, a realização deste livro não teria sido possível.

Maria Gabriela Bello Koblitz

Dedicatória

Dedico este livro à memória do Professor Dr. Yong Kun Park, pioneiro no estudo do papel das enzimas em alimentos e meu primeiro professor de Bioquímica de Alimentos.

Dedico também às Professoras Dra. Glaucia M. Pastore (minha orientadora) e Dra. Helia H. Sato, que perpetuam o legado do Professor Park e a quem devo muitos ensinamentos.

E dedico ao meu marido, Flávio, e à minha filha, Flavinha, que me dão alegria para continuar a estudar.

Maria Gabriela Bello Koblitz

Prefácio

Bioquímica dos Alimentos | Teoria e Aplicações Práticas foi elaborado com a colaboração de profissionais de grande conhecimento científico, a fim de preencher uma lacuna na literatura científica e contribuir para a boa formação acadêmica dos estudantes e para o aprimoramento dos profissionais das áreas de Bioquímica, Engenharia de Alimentos, Nutrição e outras ciências nas quais a Bioquímica de Alimentos tem aplicação tão fundamental.

Esta segunda edição surgiu graças à necessidade de atualização do conteúdo e de inserção de novos textos. Embora o número de capítulos se mantenha o mesmo em relação à primeira edição, nesta há novos colaboradores, e os principais tópicos da Bioquímica de Alimentos abordados foram criteriosamente revisados para refletir a realidade teórica e prática atual dessa ciência que visa garantir alimentos de alta qualidade, com respeito ao meio ambiente e redução do custo de produção.

Espero que estudantes e profissionais da área beneficiem-se deste conteúdo, totalmente atualizado, nas suas respectivas atividades.

Boa leitura!

Maria Gabriela Bello Koblitz

Sumário

Capítulo 1 Tecnologia Enzimática | Conceitos Básicos, Aplicações e Mercado, *1*

Ana Elizabeth Cavalcante Fai Buarque de Gusmão • Cristiano José de Andrade • Denise Maria Pinheiro (in memoriam)

- Introdução, *2*
- Classificação e nomenclatura, *5*
- Mercado econômico de enzimas e oportunidades, *11*
- Oportunidades e aplicações das enzimas na indústria de alimentos, *13*
- Considerações finais, *17*
- Bibliografia, *19*

Capítulo 2 Carboidrases, *21*

Haroldo Yukio Kawaguti • Maria Gabriela Bello Koblitz

- Introdução, *22*
- Características gerais e modo de ação, *22*
- Principais carboidrases de aplicação em alimentos, *24*
- Outras carboidrases de interesse em alimentos, *84*
- Bibliografia, *90*

Capítulo 3 Proteases, *95*

Luciana Ferracini dos Santos • Maria Gabriela Bello Koblitz

- Introdução, *96*
- Características gerais e modo de ação, *97*
- Fontes e principais características, *100*
- Aplicações industriais, *104*
- Métodos de detecção da atividade, *126*
- Bibliografia, *127*

Capítulo 4 Lipases, *131*

Maria Gabriela Bello Koblitz

- Introdução, *132*
- Características gerais e modo de ação, *133*
- Fontes e principais características, *137*
- Importância em alimentos | Rancidez hidrolítica, *144*
- Aplicação industrial, *145*
- Métodos de detecção da atividade, *162*
- Bibliografia, *164*

Capítulo 5 Oxidorredutases, *167*

Severino Matias de Alencar • Maria Gabriela Bello Koblitz

- Introdução, *168*
- Polifenoloxidases, *169*
- Peroxidases, *179*
- Lipo-oxigenases, *184*
- Catalases, *189*
- Glicose-oxidases, *192*
- Xantina-oxidases, *195*
- Ascorbato-oxidases, *197*
- Métodos de detecção da atividade, *198*
- Bibliografia, *201*

Capítulo 6 Transformações Bioquímicas em Produtos Hortícolas Após a Colheita, *203*

Ana Paula Preczenhak • Natalia Dallocca Berno • Maria Cecília de Arruda • Ilana Urbano Bron • Ricardo Alfredo Kluge

- Introdução, *204*
- Amadurecimento | Fatores de influência, *205*
- Amadurecimento | Mudanças bioquímicas, *221*

XVI Bioquímica de Alimentos | Teoria e Aplicações Práticas

- Frutas e hortaliças minimamente processadas, *239*
- Bibliografia, *244*

Capítulo 7 Bioquímica da Carne | Bases Científicas e Implicações Tecnológicas, *247*

Izael Gressoni Júnior • Fabiane de Moraes Rodrigues • Marco Antonio Trindade

- Introdução, *248*

- Composição, *249*
- Mecanismo de contração muscular, *268*
- Mudanças bioquímicas no músculo pós-morte, *274*
- Implicações tecnológicas, *280*
- Bibliografia, *290*

Índice Alfabético, *293*

Capítulo 1

Tecnologia Enzimática | Conceitos Básicos, Aplicações e Mercado

*Ana Elizabeth Cavalcante Fai Buarque de Gusmão •
Cristiano José de Andrade • Denise Maria Pinheiro* (in memoriam)

- Introdução, *2*
- Classificação e nomenclatura, *5*
- Mercado econômico de enzimas e oportunidades, *11*
- Oportunidades e aplicações das enzimas na indústria de alimentos, *13*
- Considerações finais, *17*
- Bibliografia, *19*

Introdução

A tecnologia enzimática é uma ferramenta interdisciplinar reconhecida pela Organização de Cooperação Econômica e Desenvolvimento (OECD, do inglês *Organisation for Economic Co-operation and Development*) como um componente importante para o crescimento industrial sustentável (*concept of green chemistry*). As enzimas são empregadas em uma vasta gama de segmentos, incluindo as indústrias química, farmacêutica e de alimentos, a agricultura, o setor energético, a saúde humana e animal, entre outros. A tecnologia enzimática cumpre um papel estratégico para o desenvolvimento de processos industriais sustentáveis, contribuindo para atender aos desafios de proteção socioambiental e de mudança climática global. Esse cenário aponta para uma provável expansão da utilização de enzimas nos diversos segmentos industriais nos próximos anos e justifica o interesse e a necessidade de estudos sobre este tema. A Tabela 1.1 contém uma série de exemplos da ampla e crescente utilização de enzimas em vários setores industriais.

> A tecnologia enzimática é uma ferramenta interdisciplinar reconhecida como um componente importante para o crescimento industrial sustentável.

> A expansão da utilização de enzimas nos diversos segmentos – como nas indústrias (química, farmacêutica e de alimentos), na agricultura, no setor energético, na saúde humana e animal – justifica o interesse e a necessidade de estudos sobre o tema.

Tabela 1.1 Tecnologia enzimática nas indústrias – exemplos.

Indústria	Item
Agropecuária	Aditivos de ração
	Produção de enzimas heterólogas
Alimentos	Enzimas usadas na preparação de alimentos
	Nutracêuticos; ingredientes
Detergentes	Novas enzimas de detergentes
Energia	Álcool combustível; biodiesel
Farmacêutica	Compostos quirais
	Engenharia de glicoproteínas
	Enzimas como alvo de substâncias farmacêuticas
Materiais	Papel
	Polímeros
	Tecidos
	Tratamento de couro
Química	Biocatálise
	Compostos orgânicos

Elaborada com base em Van Beilen e Li, 2002.

A grande heterogeneidade de aplicações está diretamente relacionada à diversidade funcional das enzimas, que podem ser de origem vegetal, animal ou microbiana. No entanto, a obtenção de enzimas por rota microbiana constitui a fonte mais interessante de enzimas industriais, por diversas razões, tais como: possibilidade de produção em larga escala com elevado grau de pureza; obtenção de alto rendimento e alta produtividade a partir da otimização das condições dos processos fermentativos; independência de condições climáticas (sazonalidade) e gasto reduzido no uso de matérias-primas – uma vez que é possível a utilização de subprodutos como substrato para os processos fermentativos, sobretudo, resíduos agroindustriais. Adicionalmente, os avanços de ferramentas modernas de biologia molecular e engenharia genética, bioinformática, expressão heteróloga de proteínas, entre outras, têm contribuído significativamente para o aumento da produtividade de enzimas microbianas, resultando em processos mais facilmente escalonáveis, com maior rendimento, alta atividade enzimática e características particulares de atividade em fatores extremos de pH e temperatura – compatíveis com processos industriais específicos. As recentes ferramentas de metabolômica, proteômica, metagenômica, além de outras "ômicas", têm abordado questões relacionadas ao metabolismo microbiano, permitindo a compreensão da biossíntese de enzimas de forma mais específica. Além disso, técnicas avançadas de imobilização enzimática também têm permitido aumentar a vida útil e viabilizar o reciclo desses biocatalisadores, tornando os processos enzimáticos economicamente mais viáveis. Algumas aplicações enzimáticas estão listadas na Tabela 1.2.

Destaca-se que as indústrias de alimentos, de ração, de papel, de couro, têxtil e a agricultura são bem apropriadas à tecnologia enzimática, uma vez que seus respectivos produtos consistem em biomoléculas, que são produzidas, degradadas ou modificadas por processos enzimáticos (Figura 1.1).

Bioquímica de Alimentos | Teoria e Aplicações Práticas

Tabela 1.2 Recentes avanços na tecnologia enzimática – impacto nas aplicações.

Tecnologia	Desenvolvimento
Adaptação de tecnologias a novas legislações	Síntese de isômeros específicos (composto ativo) em fármacos
	Organismos modificados geneticamente
	Redução da poluição ambiental
Biocatálise combinatória	Polimerização enzimática
	Glicosilação de compostos bioativos
Bioeletrocatálise	Biossensores, biorreatores e células de biocombustível
Determinação da estrutura proteica	Determinação estrutural e da localização de sítios ativo e alostéricos
Engenharia de bioprocesso	Resolução cinética dinâmica
	Biocatálise industrial
	Técnicas de proteção de grupos por processos enzimáticos
Engenharia enzimática	Evolução direta para aumentar a enantiosseletividade
	Biocatálise
	Novas atividades enzimáticas por modificação química
	Enzimas artificiais
Engenharia metabólica	Metabólitos como substâncias químicas industriais
Genoma funcional	Descoberta de enzimas
	Genoma ligado à atividade enzimática
	Genoma de enzimas baseado na descoberta de substâncias ativas
Métodos de processamento	Descoberta de enzimas e aumento de sua atividade
	Enzimas imobilizadas
	Métodos de *screening*
	Análise global das atividades de proteínas
Produção e purificação de proteínas	Fermentação sólida contínua
	Purificação de proteínas
	Novos desenvolvimentos em biosseparação

Elaborada com base em Van Beilen e Li, 2002.

As enzimas são catalisadores biológicos que apresentam características de atuação extremamente importantes, uma vez que:

- Podem atuar em condições amenas de reação (temperatura, pressão e pH neutro)

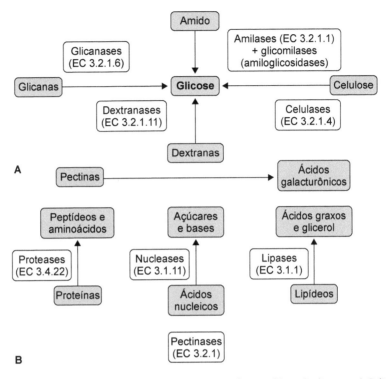

Figura 1.1 Macromoléculas hidrolisadas por enzimas utilizadas na indústria de alimentos. **A.** Polissacarídeos (carboidratos). **B.** Proteínas, lipídeos e ácidos nucleicos. Adaptada de Wiseman *et al.*, 1998.

- Têm alta especificidade (regiosseletividade, seletividade de substrato, seletividade de grupo funcional e estereosseletividade)
- Proporcionam um ambiente reacional não agressivo ao meio ambiente
- Apresentam alta eficiência catalítica.

Essas características são importantes quando comparadas aos métodos químicos de síntese orgânica e de processos industriais não enzimáticos. Considerando tudo isso, não surpreende que a quantidade de aplicações comerciais de enzimas venha crescendo a cada ano.

> Como catalisadores biológicos, enzimas apresentam as seguintes características importantes: atuam em condições amenas de reação; têm alta especificidade; são ambientalmente amigáveis, com alta eficiência catalítica.

Classificação e nomenclatura

Embora existam diversas propostas de sistematização de enzimas com base na natureza química do substrato (carboidratos, proteínas, nucleotídios) ou na estrutura química da enzima (flavoproteínas, hemoproteínas), as formas mais comuns para designar as enzimas consistem em descrever a classificação (p. ex., EC 1.2.1.3) e/ou nomear o substrato e a natureza da reação (p. ex., aldeído desidrogenase).

Em 1955, durante o International Congress of Biochemistry realizado em Bruxelas (Bélgica), criou-se a primeira Enzyme Commission (EC), que, por sua vez, recomendou em sua primeira publicação, de 1961, duas nomenclaturas de enzimas, uma sistemática (de acordo com regras claras e definidas) e outra trivial (mais subjetiva e de maior conveniência – nomes que já vinham sendo usados). Atualmente, a EC é organizada pela International Union of Biochemistry and Molecular Biology (IUBMB, 2018), sendo que a versão impressa mais recente da sistematização de enzimas data de 1992 (NC-IUBMB, 2018) e vem sendo atualizada por meio de suplementos publicados *on-line* (em 2018 foi aprovado o suplemento 24).[1] Além disso, a própria EC disponibiliza as instruções para a sistematização de novas enzimas, visto que uma sutil alteração na sequência de aminoácidos pode ser suficiente para alterar a atividade ou a especificidade de uma enzima.

> A Enzyme Commission (EC) recomenda duas formas de nomenclatura de enzimas: uma sistemática e outra trivial – composta por nomes que já vinham sendo usados.

Há três princípios gerais para a designação de enzimas: (a) a nomenclatura de enzimas, especialmente aquelas com o sufixo "-ase", deve ser utilizada apenas para entidades catalíticas únicas, ou seja, não deve ser aplicada a sistemas contendo mais de um agente catalítico; (b) a classificação e a nomenclatura das enzimas deve estar relacionada à reação de catálise; e (c) as enzimas devem ser agrupadas em função da reação catalítica e do substrato da reação, de modo a fornecer uma base para o nome individual de cada enzima. Esses princípios também devem ser empregados para classificação e codificação numérica das enzimas.

Os códigos numéricos da sistematização de enzimas usam o prefixo EC e contêm 4 elementos (algarismos) que indicam a classe, a subclasse, a subsubclasse e o número de série.

- O primeiro elemento indica a classe da enzima; dentre as seis principais divisões

---

[1]Disponível em <http://www.sbcs.qmul.ac.uk/iubmb/enzyme/supplements/>.

- O segundo elemento indica a subclasse
- O terceiro elemento indica a subsubclasse
- O quarto elemento indica o número de série (número sequencial) da enzima em sua subsubclasse.

Logo, o primeiro elemento será definido de acordo com uma das 6 seguintes classes:

- Classe 1 – *oxidorredutases*: enzimas que catalisam reações de oxidorredução; oxidam e reduzem substratos pela transferência de hidrogênio, oxigênio ou elétrons

- Classe 2 – *transferases*: enzimas que catalisam a transferência de grupos, por exemplo, metil ou glicosil, de uma molécula doadora para uma molécula aceptora

- Classe 3 – *hidrolases*: enzimas que catalisam a clivagem hidrolítica de C-O, C-N, C-C e outras ligações covalentes

- Classe 4 – *liases*: enzimas que catalisam a clivagem de C-C, C-O, C-N e outras ligações covalentes por eliminação, levando assim à formação de ligações duplas e/ou de estruturas cíclicas

- Classe 5 – *isomerases*: enzimas que catalisam alterações (rearranjos) geométricas ou estruturais em uma molécula, isto é, promovem a isomerização do substrato. De acordo com o tipo de isomeria catalisada, essas enzimas podem ser denominadas de racemases, epimerases, *cis-trans*-isomerases, tautomerases, mutases ou cicloisomerases

- Classe 6 – *ligases*: enzimas que catalisam a ligação (união) de duas moléculas pela formação de ligações covalentes. Essa catálise é vinculada à hidrólise da ligação fosfato em moléculas como adenosina trifosfato (ATP) ou guanosina trifosfato (GTP).

Nas Tabelas 1.3 a 1.8 encontra-se, de forma mais detalhada, a classificação das enzimas segundo suas subclasses (segundo elemento).

> As enzimas são divididas em 6 classes, de acordo com as reações que catalisam: oxidorredutases, transferases, hidrolases, liases, isomerases e ligases.

Tabela 1.3 Subclasse das oxidorredutases – classe EC 1.

EC 1.1	Atua sobre grupos doadores de CH-OH (álcool $\rightarrow$ aldeído)
EC 1.2	Atua sobre grupos doadores de aldeído ou oxo (aldeído aromático $\rightarrow$ aromático)
EC 1.3	Atua em grupos doadores de CH-CH (5,6-diaminouracila $\rightarrow$ uracila)
EC 1.4	Atua em grupos doadores CH-NH$_2$ (alanina $\rightarrow$ piruvato)
EC 1.5	Atua em grupos doadores de CH-NH (L-prolina $\rightarrow$ ácido 1-pirrolino-5-carboxílico)
EC 1.6	Atua em NADH ou NADPH (NADPH $\rightarrow$ NADP$^+$)
EC 1.7	Atua em outros compostos nitrogenados como doador (nitrito $\rightarrow$ nitrato)
EC 1.8	Atua em grupos sulfurados (enxofre) como doador (sulfato de hidrogênio $\rightarrow$ sulfito)
EC 1.9	Atua no grupo doadores heme (ferrocitocromo c $\rightarrow$ ferricitocromo c)
EC 1.10	Atua em difenóis e substâncias relacionadas (catecol $\rightarrow$ benzoquinona)
EC 1.11	Atua em peróxido como aceptor (ácido graxo + H$_2$O$_2$ $\rightarrow$ ácido graxo hidroxilado)
EC 1.12	Atua em hidrogênio como doador (H$^+$ + NAD$^+$ $\rightarrow$ NADH)
EC 1.13	Atua em doadores singulares (não emparelhados) com a incorporação de oxigênio molecular (p. ex., catecol + O$_2$ $\rightarrow$ cis, cis-muconato)
EC 1.14	Atua em doadores emparelhados com a incorporação ou redução de oxigênio molecular (timina + 2-oxoglutarato + O$_2$ $\rightarrow$ 5-hidroximetiluracil + succinato)
EC 1.15	Atua como aceptor em superóxidos (2 superóxido + 2 H$^+$ $\rightarrow$ O$_2$ + H$_2$O$_2$)
EC 1.16	Oxida íons metálicos (Hg + NADP$^+$ + H$^+$ $\rightarrow$ Hg^{2+} + NADPH)
EC 1.17	Atua em grupos CH ou CH$_2$ (formiato + NAD$^+$ $\rightarrow$ CO$_2$ + NADH)
EC 1.18	Atua em proteínas ferro-enxofre como doador (rubredoxina reduzida $\rightarrow$ rubredoxina oxidada)
EC 1.19	Atua na redução de flavodoxina como doador (flavodoxina reduzida $\rightarrow$ flavodoxina oxidada)
EC 1.20	Atua em doadores de fósforo e arsênio (ácido fosfônico $\rightarrow$ fosfato)
EC 1.21	Atua em reações de X-H + Y-H = X-Y (acetilfosfato + dissulfureto de tiorredoxina NH$_3^+$ + H$_2$O $\rightarrow$ glicina + fosfato + tiorredoxina)
EC 1.22	Atua em halogênios como doador (NAD$^+$ ou NADP$^+$, como aceptor)
EC 1.23	Redução de grupos C-O-C como aceptor (NADH ou NADPH, como doador)
EC 1.97	Outras oxidorredutases (aceptor reduzido + clorato $\rightarrow$ aceptor + clorito)

Adaptada de BNC, 2018.

Tabela 1.4 Subclasse das transferases – classe EC 2.

EC 2.1	Transferência de um grupo carbônico (arginina + glicina → ornitina + guanidinoacetato)
EC 2.2	Transferência de grupos aldeídos ou cetônicos (piruvato → acetolactato)
EC 2.3	Aciltransferases (acetil-CoA + L-glutamato → CoA + N-acetil- L-glutamato
EC 2.4	Glicosiltransferases (2 glicose fosfatada → maltose + 2 fosfato)
EC 2.5	Transferem grupos alquila ou arila, outros grupos ≠ metil (RX + glutationa → HX + R-S-glutationa)
EC 2.6	Transferência de grupos nitrogenados (aspartato + oxoglutarato → oxaloacetato + glutamato)
EC 2.7	Transferência de grupos contendo fósforo (ATP + glicose → ADP + glicose fosfatada)
EC 2.8	Transferência de grupos contendo enxofre (tiossulfato + cianeto → sulfito + tiocianato)
EC 2.9	Transferência de grupos contendo selênio (L-seril-tRNA + selenofosfato → L-selenocisteinil-tRNA + fosfato)
EC 2.10	Transferência de grupos contendo molibdênio ou tungstênio (adenilil-molibdopterina + molibdato → cofator de molibdeno + AMP + H_2O)

Adaptada de BNC, 2018.

Tabela 1.5 Subclasse das hidrolases – classe EC 3.

EC 3.1	Atua em ligações éster (éster carboxílico → álcool + carboxilato)
EC 3.2	Glicosilases (amido → maltose)
EC 3.3	Atua em ligações éter (s-adenosil-homocisteína → homocisteína + adenosina)
EC 3.4	Atua em ligações peptídicas (peptidases)
EC 3.5	Atua em ligações carbono-nitrogênio e outras ligações ≠ ligações peptídicas (asparagina → aspartato)
EC 3.6	Atua em ligações anidridos contendo fósforo (difosfato → 2 fosfato)
EC 3.7	Atua em ligações carbono-carbono (oxaloacetato → oxalato + acetato)
EC 3.8	Atua em ligações de halogênios (bromo-cloro-metano → formaldeído + brometo + cloreto)
EC 3.9	Atua em ligações fósforo-nitrogênio (creatina fosfatada → creatina + fosfato)
EC 3.10	Atua em ligações enxofre-nitrogênio (sulfo-glicosamina → glicosamina + sulfato)
EC 3.11	Atua em ligações de carbono-fosfóro (fosfonoacetaldeído + H_2O) → acetaldeído + fosfato)
EC 3.12	Atua em ligações enxofre-enxofre (tritionato → tiossulfato + sulfato)
EC 3.13	Atua em ligações de carbono-enxofre (dissulfeto de carbono + H_2O → sulfeto de hidrogênio + CO_2)

Adaptada de BNC, 2018.

Tabela 1.6 Subclasse das liases – classe EC 4.

EC 4.1	Ligação carbono-carbono (oxo-carboxilato $\longrightarrow$ aldeído)
EC 4.2	Ligação carbono-oxigênio ($H_2CO_3 \longrightarrow CO_2 + H_2O$)
EC 4.3	Ligação carbono-nitrogênio (aspartato $\longrightarrow$ fumarato $+ NH_3$)
EC 4.4	Ligação carbono-enxofre (cisteína $+$ sulfito $\longrightarrow$ cisteato $+$ sulfeto de hidrogênio)
EC 4.5	Ligação carbono-halogênios (alanina clorada $\longrightarrow$ piruvato $+$ cloreto $+ NH_3$)
EC 4.6	Ligação fósforo-oxigênio (ATP $\longrightarrow$ AMP)
EC 4.99	Outras liases (protoporfirina IX $+ Fe^{+2} \longrightarrow$ Heme B $+ H^+$)

Adaptada de BNC, 2018.

Tabela 1.7 Subclasse das isomerases – classe EC 5.

EC 5.1	Racemases e epimerases (L-alanina $\longrightarrow$ D-alanina)
EC 5.2	*Cis-trans*-isomerases (malato $\longrightarrow$ fumarato)
EC 5.3	Isomerases intramoleculares (gliceraldeído fosfatado $\longrightarrow$ fosfato de glicerona)
EC 5.4	Transferases intramoleculares (mutases) (2-lisolecitina $\longrightarrow$ 3-lisolecitina)
EC 5.5	Liases intramoleculares (chalcona $\longrightarrow$ flavona)
EC 5.99	Outras isomerases (benzil-isotiocianato $\longrightarrow$ benzil tiocianato)

Adaptada de BNC, 2018.

Tabela 1.8 Subclasse das ligases – classe EC 6.

EC 6.1	Formação de ligações entre carbono e oxigênio (ATP $+$ glicina $+$ tRNA $\longrightarrow$ AMP $+$ difosfato $+$ glicil-tRNA)
EC 6.2	Formação de ligações C-S (ATP $+$ acetato $+$ CoA $\longrightarrow$ AMP $+$ difosfato $+$ acetil-CoA)
EC 6.3	Formação de ligações C-N (ATP $+$ aspartato $+ NH_3 \longrightarrow$ AMP $+$ difosfato $+$ asparagina)
EC 6.4	Formação de ligações C-C (ATP $+$ piruvato $+ HCO_3^- \longrightarrow$ ADP $+$ fosfato $+$ oxaloacetato)
EC 6.5	Formação de ligações éster fosfórico [(ribonucleotídeo)$_n$-3'-fosfato $+$ 5'-hidroxi-(ribonucleotídeo)$_m$ $+$ GTP $\longrightarrow$ (ribonucleotídeo)$_{n+m}$ $+$ GMP $+$ difosfato]
EC 6.6	Formação de ligações entre nitrogênio e metais (ATP $+$ protoporfirina IX $+ Mg^{2+}$ $+ H_2O \longrightarrow$ ADP $+$ fosfato $+$ Mg-protoporfirina IX $+ H^+$)

Adaptada de BNC, 2018.

Mercado econômico de enzimas e oportunidades

Biocatalisadores enzimáticos são alternativas mais "verdes" à síntese química. Cerca de 40% dos processos químicos prejudiciais ao meio ambiente poderiam ser substituídos por sistemas enzimáticos.

Atualmente, existe uma grande demanda por biocatalisadores enzimáticos que apresentem alto desempenho de processo e que sejam alternativas mais "verdes" à síntese química. Neste sentido, estima-se que 40% dos processos que hoje exigem o uso de solventes químicos potencialmente prejudiciais ao meio ambiente poderiam ser substituídos por sistemas enzimáticos. Diante desse quadro, explica-se o interesse pela busca de novas enzimas, bem como pelo melhoramento no desempenho dos sistemas enzimáticos já utilizados, e justifica-se a evolução no faturamento desse setor nos últimos anos.

Em 2004 o faturamento do mercado de enzimas industriais movimentou US$ 2,3 bilhões e foi previsto um crescimento de 5,7% ao ano até 2014, em valor transacionado, e até então estimava-se que esse mercado pudesse atingir US$ 4 bilhões. Entretanto, seu faturamento superou a expectativa e atingiu US$ 5 e 8 bilhões, respectivamente, em 2015 e 2017.

O mercado de enzimas industriais movimentou US$ 8 bilhões em 2017. Grandes empresas concorrem entre si na síntese de biocatalisadores com diferentes atividades específicas e desempenhos.

O mercado global de enzimas industriais atualmente é dominado por três empresas multinacionais: Novozymes (Dinamarca), DSM (Holanda) e DuPont (EUA), esta última, após adquirir participação majoritária na Danisco e sua divisão Genencor. Essas empresas concorrem entre si na síntese de biocatalisadores com diferentes atividades específicas e desempenhos, bem como pelo uso de direitos de propriedade intelectual, pela capacidade de inovar, entre outros fatores. De acordo com o relatório anual de 2017, produzido pela Novozymes (que detém 48% do mercado global de produção de enzimas), quatro das suas cinco divisões cresceram nesse ano. Os principais segmentos que contribuíram para esse desempenho foram "alimentos e bebidas" e "bioenergia", enquanto as vendas do setor de "agricultura e ração animal" diminuíram, como um reflexo do setor agrícola, que perdeu força no mundo neste mesmo período, de forma geral. A Figura 1.2 representa o consumo de enzimas industriais por conjunto de países no mundo em 2017.

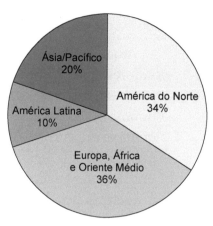

Figura 1.2 Consumo de enzimas industriais por conjunto de países em 2017. Adaptada de Winther, 2017.

Vale destacar que o crescimento orgânico global, isto é, o crescimento em razão do aumento da sua produção e vendas, do volume de enzimas industriais comercializadas pela Novozymes, em 2017, situou-se entre 4 e 6%, com exceção da América Latina, que apresentou queda de 1% para esse mesmo período, impactado, sobretudo, pela crise no agronegócio. Os setores de "cuidados domésticos e detergentes"; "alimentos e bebidas"; "bioenergia", "agricultura e ração animal"; e "enzimas técnicas e farmacêuticas" representaram, respectivamente, 32, 28, 18, 15 e 7% das vendas, ressaltando-se que enquanto as áreas de "alimentos e bebidas" e "bioenergia" apresentaram um crescimento orgânico de vendas de 9 e 11%, nessa ordem, o setor de "agricultura e ração animal" expressou um crescimento orgânico de –3%.

O mercado de enzimas pode ser classificado em dois grandes grupos: (a) enzimas industriais (enzimas técnicas, enzimas para indústria de alimentos e enzimas para ração animal) e (b) enzimas especiais (enzimas terapêuticas, enzimas para diagnóstico, enzimas para química quiral e enzimas para pesquisa). Hoje, as enzimas de uso industrial representam 60% do mercado mundial. As peptidases configuram um dos grupos mais importantes de enzimas aplicadas em diferentes processos industriais e representam cerca de 60% do mercado global de enzimas industriais,

---

Os principais setores consumidores de enzimas industriais são, em ordem decrescente: "cuidados domésticos e detergentes", "alimentos e bebidas", "bioenergia" e "agricultura e ração animal".

O mercado de enzimas divide-se em: enzimas industriais (60%) e enzimas especiais – terapêuticas, para diagnóstico, para química quiral e para pesquisa (40%).

As proteases representam cerca de 60% do mercado global de enzimas industriais: peptidases alcalinas > tripsinas > reninas > outras peptidases.

correspondendo a: peptidases alcalinas (25%), tripsinas (3%), reninas (10%) e outras peptidases (21%).

As enzimas são os (bio)catalisadores mais proficientes, especialmente em relação aos catalisadores químicos. No entanto, mesmo apresentando alto poder catalítico, a aplicação de certas enzimas em escala industrial não é viável em virtude de problemas de robustez de produção, armazenamento (perda de atividade), baixa atividade catalítica em determinadas temperaturas e solventes orgânicos, entre outros. A fim de superar essas questões, as principais estratégias consistem em: *screening* de enzimas a partir de microrganismos do domínio Archaea (grande parte é extremófila), utilização de ferramentas de engenharia genética (aumentando o rendimento e/ou a produtividade de produtos gênicos-alvo, tais como a expressão acentuada de genes que codificam enzimas de interesse industrial), desenvolvimento de técnicas de imobilização enzimática, entre outros. Logo, há inúmeras oportunidades de pesquisa e desenvolvimento em enzimologia, que faz com que haja uma tendência natural de crescimento desse mercado, seja pela redução dos custos de produção, seja pelo surgimento de novas áreas de aplicação ou pela descoberta de novas enzimas.

Schmid *et al.* (2001) sinalizaram, em sua revisão, que empresas como BASF, DSM e Lonza objetivavam, cada vez mais, substituir processos químicos por biotecnológicos, utilizando enzimas ou microrganismos. Dessa maneira, essas empresas precisam adequar seus processos industriais à utilização de enzimas ou microrganismos que apresentem altos rendimentos e produtos de fácil recuperação, aliados, ainda, à redução de custos. Essa adequação a um processo novo pode ser monitorada pelo ciclo do biocatalisador, ilustrado na Figura 1.3.

Oportunidades e aplicações das enzimas na indústria de alimentos

Na indústria de alimentos, as enzimas podem ser utilizadas em todas as etapas de produção, isto é, desde a matéria-prima até o produto final. Contudo, embora as

---

A aplicação industrial de algumas enzimas é inviável por: baixa produtividade, perda de atividade no armazenamento, baixa atividade em temperaturas e solventes orgânicos específicos.

As dificuldades podem ser superadas por: pesquisa em *screening* de enzimas de microrganismos extremófilos, aumento de rendimento usando engenharia genética e imobilização de enzimas.

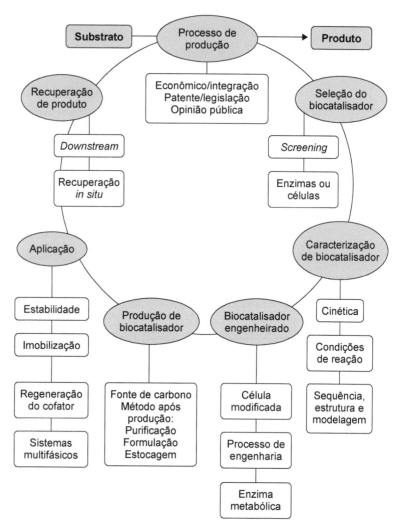

Figura 1.3 Ciclo do biocatalisador. Adaptada de Schmid *et al.*, 2001; Van Beilen e Li, 2002.

Na indústria de alimentos, as enzimas podem ser utilizadas em todas as etapas de produção. Atualmente são mais aplicadas hidrolases como: amilases, proteases e pectinases.

enzimas sejam os catalisadores mais eficientes para beneficiamento e fabricação de diversos produtos alimentícios, apenas uma modesta quantidade é utilizada em grande escala neste setor, a maioria da classe das hidrolases. Alguns exemplos das enzimas mais utilizadas são: amilases (α-amilase e glicoamilase), peptidases (papaína, bromelina, renina e pepsina), pectinases e glicose-isomerases. Embora outras enzimas possam ser citadas nesta relação e sejam de uso corriqueiro na produção de alimentos, este é um valor discreto, quando se leva em conta o número de enzimas já estudadas. Assim sendo, a indústria de

Os principais campos de expansão da tecnologia enzimática no futuro próximo estarão em: sucos, carnes e peixes, vinhos, cervejas, panificação e confeitaria, produção de laticínios, hidrólise do amido e celulose, bem como na produção de ingredientes funcionais.

alimentos ainda pode ser extremamente favorecida com a diversidade de fontes, aplicações e com a expansão da tecnologia enzimática em processamento de frutas e sucos, carnes e peixes, vinhos, cerveja, panificação e confeitaria, produção de laticínios, hidrólise do amido e celulose, bem como na produção de ingredientes e alimentos funcionais, como prebióticos e peptídeos bioativos. As Tabelas 1.9 e 1.10 ilustram a atuação e a aplicação de enzimas de origem vegetal/animal e microbiana, respectivamente, na indústria de alimentos.

Tabela 1.9 Enzimas provenientes de animais e plantas utilizadas na fabricação de alimentos.

Enzima	Fonte	Atuação	Aplicação em alimentos
α-amilase	Sementes de cereais (trigo, cevada)	Hidrólise do amido	Panificação; maltagem
β-amilase	Batata-doce	Hidrólise do amido	Produção de xaropes de alto teor de maltose
Bromelina	Abacaxi (*Ananas* sp.)	Hidrólise de proteínas	Tenderização de carnes
Lipase/esterase	Esôfago de caprinos e ovinos; abomaso de bezerro; pâncreas de suíno	Hidrólise de triglicerídeos	Realce do sabor em queijos; modificação da função de lipídeos por interesterificação
Lipo-oxigenase	Soja	Oxidação de ácidos graxos insaturados na farinha	Melhoria da massa do pão
Lisozima	Clara de ovo	Hidrólise de polissacarídeos da parede celular de bactérias	Prevenção do crescimento de *Clostridium tyrobutyricum* em queijos maturados
Papaína	Látex dos frutos verdes de mamão (*Carica papaya*)	Hidrólise de proteínas	Tenderização de carnes; prevenção de turbidez em cerveja
Pepsina	Abomaso de bovinos	Hidrólise da caseína	Coagulação (atuação secundária) das caseínas para a produção de queijos; presente com a quimosina como parte do coalho
Quimosina (coalho)	Abomaso de bezerro	Hidrólise de κ-caseína	Coagulação das caseínas para a produção de queijos
Tripsina	Bovina/suína	Hidrólise da proteína	Produção de hidrolisados para diversos usos

Adaptada de Food Ingredients Brasil, 2011.

16 Bioquímica de Alimentos | Teoria e Aplicações Práticas

Tabela 1.10 Enzimas produzidas por rota microbiana e utilizadas na fabricação de alimentos.

Enzima	Fonte	Atuação	Aplicação em alimentos
α-amilase	*Aspergillus* spp.; *Bacillus* spp.; *Microbacterium imperiale*	Hidrólise de amido na farinha de trigo	Aumento do volume do pão
β-galactosidase (lactase)	*Aspergillus* spp. *Kluyveromyces* spp.	Hidrólise da lactose do leite e do soro de queijo	Produtos para intolerantes à lactose; redução da cristalização em sorvetes; melhoria da funcionalidade do concentrado proteico de soro; fabricação de lactulose e de galactoligossacarídeos
β-glicanase	*Aspergillus* spp.; *Bacillus subtilis*	Hidrólise de β-glicanas em mosto de cerveja	Melhoria da filtração, prevenção de turbidez em cervejas
Amiloglicosidase	*Aspergillus niger; Rhizopus* spp.	Hidrólise de dextrina em glicose (sacarificação)	Produção de xarope de milho com alto teor de frutose; produção de cervejas *light*
Aminopeptidase	*Lactococcus lactis; Aspergillus* spp.; *Rhizopus oryzae*	Libera aminoácidos a partir do N-terminal de proteínas e peptídeos	Reduz o amargor de hidrolisados, acelera a maturação de queijos
Catalase	*Aspergillus niger; Micrococcus luteus*	Decompõe o peróxido de hidrogênio em água e oxigênio	Tecnologia de remoção de oxigênio de embalagens, combinada com glicose oxidase
Celulase	*Aspergillus niger; Trichoderma* spp.	Hidrólise da celulose	Liquefação da parede celular de frutas na produção de sucos
Ciclodextrina-glicanotransferase	*Bacillus* spp.	Sintetiza ciclodextrinas a partir de dextrina	Ciclodextrinas são microencapsulantes de grau alimentício para corantes, saborizantes e vitaminas
Glicose isomerase	*Actinoplanes missouriensis; Bacillus coagulans; Streptomyces lividans; Streptomyces rubiginosus*	Converte glicose em frutose	Produção de xarope de milho com alto teor de frutose
Glicose oxidase	*Aspergillus niger; Penicillium chrysogenum*	Oxida glicose em ácido glicônico	Remoção de oxigênio de embalagens de alimentos; remoção da glicose da clara de ovo para evitar o escurecimento
Hemicelulose e xilanase	*Aspergillus* spp.; *Bacillus subtilis; Trichoderma reesei*	Hidrólise da hemicelulose	Melhoria da estrutura do miolo de pão
Lipase e esterase	*Aspergillus* spp.; *Candida* spp.; *Rhizomucor miehei; Penicillium roqueforti; Rhizopus* spp.; *Bacillus subtilis*	Hidrólise e síntese de ésteres de ácidos graxos	Realce do sabor em queijos; modificação da função de lipídeos por interesterificação; síntese de ésteres de aromas

(continua)

Tabela 1.10 Enzimas produzidas por rota microbiana e utilizadas na fabricação de alimentos. (*Continuação*)

Enzima	Fonte	Atuação	Aplicação em alimentos
Pectinases (pectinestearase e poligalacturonase)	*Aspergillus* spp.; *Penicillium funiculosum*	Hidrólise da pectina	Extração e clarificação de sucos de frutas
Pululanase	*Bacillus* spp.; *Klebsiella* spp.	Hidrólise das ramificações na estrutura do amido	Melhoria da eficiência da sacarificação do amido
Protease	*Aspergillus* spp.; *Rhizomucor miehei*; *Cryphonectria parasitica*; *Penicillium citrinum*; *Rhizopus niveus*; *Bacillus* spp.	Hidrólise e proteínas	Coagulação do leite para fabricação de queijos; produção de hidrolisados para sopas e alimentos salgados; melhoria da massa do pão

Adaptada de Food Ingredients Brasil, 2011.

> A maioria dos microrganismos ainda não é conhecida ou passível de ser cultivada em laboratório. Apenas cerca de 1% das bactérias e vírus e menos de 5% dos fungos são cultiváveis por técnicas clássicas.

Ressalta-se que, embora a maior parte da produção em escala industrial de enzimas seja de origem microbiana, estima-se que a maioria dos microrganismos ainda não seja conhecida ou passível de ser cultivada em laboratório. Pressupõe-se que cerca de 1% das bactérias e vírus e menos de 5% dos fungos sejam cultiváveis por técnicas clássicas. Assim, ferramentas moleculares inovadoras que independam do cultivo e/ou isolamento, tais como aquelas que se baseiam em extração direta de ácidos nucleicos de uma amostra, combinada a técnicas de clonagem e sequenciamento, tornam possível avaliar o potencial enzimático de consórcios microbianos até então desconhecidos. Estudos que visem ao desenvolvimento de novas formas de cultura microbiana, à descoberta de novas enzimas a partir do conhecimento do genoma dos organismos (metagenoma) e à melhoria do desempenho desses biocatalisadores por meio de métodos de evolução dirigida (alternativa no campo da engenharia genética de enzimas para aprimorar suas propriedades funcionais) se revestem de interesse científico e industrial e tendem a aumentar nos próximos anos.

> Estudos que visem ao desenvolvimento de novas formas de cultura microbiana, à descoberta de novas enzimas a partir do conhecimento do metagenoma e à melhoria do desempenho por meio de métodos de evolução dirigida tendem a aumentar nos próximos anos.

Considerações finais

Os dados apresentados neste capítulo demonstram a importância, o tamanho e a força do mercado de produção de enzimas no mundo e justificam o interesse, percebido nos últimos anos, em pesquisa e inovação nessa área. Complementarmente, destaca-se que as forças norteadoras que estimulam o desenvolvimento e a promoção deste segmento incluem as exigências de uma sociedade mais consciente, que busca por novas rotas tecnológicas e pelo uso de produtos ambientalmente corretos.

No Brasil, o avanço da tecnologia enzimática é potencialmente beneficiado pela extensa variedade e abundância de matérias-primas renováveis, passíveis de serem transformadas, por via enzimática, em produtos de alto valor agregado para setores estratégicos da economia. Uma das formas propostas de alcançar esse objetivo é pela utilização de substratos de baixo custo para a produção de enzimas microbianas, uma vez que se estima que os substratos sintéticos clássicos possam representar de forma geral cerca de 30 a 40% do total de custos em processos fermentativos. Dentre esses substratos alternativos, os resíduos agroindustriais apresentam um excelente potencial de utilização, uma vez que, além de contribuir para reduzir os custos desse processo, minimizam o impacto ambiental. Além disso, existe também no país o conhecimento de tecnologias para síntese de enzimas em larga escala e para a otimização desses processos, bem como a maior biodiversidade do mundo como fonte para *screening* de novos biocatalisadores.

> No Brasil, o avanço da tecnologia enzimática é beneficiado pela variedade e abundância de matérias-primas renováveis a serem transformadas, por enzimas, em produtos de alto valor agregado.

Na indústria de alimentos, mais especificamente, a utilização de enzimas é essencial para a obtenção de novos produtos, modificação de ingredientes, formação de compostos altamente desejáveis, entre outros. Vale destacar que a ação de algumas enzimas nos alimentos também pode ocasionar consequências indesejáveis, depreciando sua qualidade. As reações enzimáticas ocorrem não somente no alimento natural mas também durante o seu processamento e armazenamento, por isso devem ser controladas adequadamente. Neste contexto, este livro descreve as principais questões referentes à aplicação de enzimas em produtos alimentícios e às reações enzimáticas que ocorrem naturalmente nos alimentos.

> Na indústria de alimentos, a utilização de enzimas é essencial para a obtenção de novos produtos, a modificação de ingredientes e a formação de compostos altamente desejáveis

> Algumas enzimas podem depreciar a qualidade do alimento natural durante o processamento e armazenamento, por isso devem ser adequadamente controladas.

Bibliografia

Leitura recomendada: Adrio; Demain, 2014; Choi; Han; Kim, 2015.

ADRIO, J. L.; DEMAIN, A. L. Microbial enzymes: tools for biotechnological processes. *Biomolecules*, 4 (1): 117-139, 2014.

BELITZ, H.-D. GROSCH, W. Enzymes. In: *Food Chemistry*. Berlin: Springer-Verlag, 1999. p. 92-151.

BERGER, R. G. *Aroma Biotechnology*. Berlin: Springer Verlag, 1995. 240 p.

BNC. Biochemical Nomenclature Committees. Disponível em: <http://www.sbcs.qmul.ac.uk/iubmb/nomenclature/>. Acesso em: 25 jun. 2018.

BON, E.; FERRARA, M.; CORVO, M. *Enzimas em biotecnologia. Produção, aplicações e mercado*. Rio de Janeiro: Interciência, 2008. 506 p.

CANHOS, V. P. Estratégia nacional de diversidade biológica. Microrganismos e biodiversidade de solos. Disponível em: <http://www.bdt.fat.org.br/publicações/politica/gtt/gtt10>. Acesso: 26 jan. 2003, 35 pp.

CHOI, J.-M.; HAN, S.-S.; KIM, H.-S. Industrial applications of enzyme biocatalysis: Current status and future aspects. *Biotechnology Advances*, 33(7), 1443-1454, nov. 2015.

COUTINHO, F. H.; GREGORACCI, G. B.; WALTER, J. M.; THOMPSON, C. C.; THOMPSON, F. L. Metagenomics sheds light on the ecology of marine microbes and their viruses. *Trends in Microbiology*, 955-965, nov. 2018.

DIAS, B. F. S. Biodiversidade: perspectivas e oportunidades tecnológicas. A implementação da convenção sobre diversidade biológica no Brasil: desafios e oportunidades. Disponível em: <http://www.bdt.fat.org.br/publicações/padct/bio/cap1/braulio.html>. Acesso em: 26 jan. 2003.

FABER, K. *Biotranformations in organic chemistry: a textbook*. Berlin: Springer Verlag, 2000. 453 p.

FERRER, M.; MARTINEZ-MARTINEZ, M.; BARGIELA, R.; STREIT, W.R.; GOLYSHINA, O. V.; GOLYSHIN, P. N. Estimating the success of enzyme bioprospecting through metagenomics: Current status and future trends. *Microbial Biotechnology*, 9: 22-34, 2016.

FOOD INGREDIENTS BRASIL. Enzimas: natureza e ação nos alimentos. *FIB*, 16: 26-37, 2011.

IUBMB. International Union of Biochemistry and Molecular Biology. Disponível em: <http://www.sbcs.qmul.ac.uk/iubmb/>. Acesso em: 25 jun. 2018.

KNUDSEN, M.S. The zymes. *Novozyme's Shareholder Magazine*, n. 2, September 2004.

LIESE, A.; SEELBACH, K.; WANDREY, C. *Industrial Biotransformations*, Wiley-VCH Verlag GmbH, 2000. 422 p.

LÓPEZ, E.; DOMÍNGUEZ, B.; DEIVE, F. J.; SANROMÁN, M. A.; LONGO, M. A. Scaling-up the production of thermostable lipolytic enzymes from *Thermus aquaticus* YT1. *Bioprocess Biosyst. Eng.*, 35:1011-1022, 2012.

NC-IUBMB. Nomenclature Committee of the International Union of Biochemistry and Molecular Biology. Disponível em: <http://www.sbcs.qmul.ac.uk/iubmb/enzyme/>. Acesso: 25 jun. 2018.

PELCZAR, M. J. Jr.; CHAN, E. C. S.; KRIEG, N. R. *Microbiology: concepts and applications*. McGraw-Hill, 1993. 896 p.

RESENDE, R. R. *Biotecnologia aplicada à Agro&Indústria*. São Paulo: Blucher, 2017. 1069 p.

ROZZELL, J. D. Commercial scale biocatalysis: myths and realities. *Bioorganic & Medicinal Chemistry*, 7: 2253-2261, out. 1999.

SCHMID, A.; DORDICK, J. S.; HAUER, B.; KIENER, A.; WUBBOLTS, M.E.; WITHOLT, B. Industrial biocatalysis today and tomorrow. *Nature*, 109: 258-268, 2001.

VAN BEILEN, J. B.; LI, Z. Enzyme technology: an overview. *Current Opinion in Biotechnology*, 13:338-344, 2002.

WEBB, E. C. Enzyme nomenclature: Recommendations (1992) of the Nomenclature Committee of the International Union of Biochemistry and Molecular Biology. *Biochemical Education*, v. 21, abr. 1993, San Diego: Academic Press, 1992.

WINTHER, A. B. (Ed.) *The Novozymes Report 2017*. Bagsvaerd, Denmark: Novozymes A/S, 2017. Disponível em: <https://report2017.novozymes.com/>. Acesso: 1 out. 2018.

WISEMAN, A.; RIDGWAY, T.; WISEMAN, H. Added enzymes in the food industry. In: SUCKLING, C. J.; GIBSON, C. L.; PITT, A.R. *Enzyme chemistry: impact and applications*. Blackie Academic & Professional, 1998, p. 216-248.

WITHOLT, B. Industrial biocatalysis today and tomorrow. *Nature*, 109: 258-268, 2001.

Capítulo 2

Carboidrases

Haroldo Yukio Kawaguti • Maria Gabriela Bello Koblitz

- Introdução, *22*
- Características gerais e modo de ação, *22*
- Principais carboidrases de aplicação em alimentos, *24*
- Outras carboidrases de interesse em alimentos, *84*
- Bibliografia, *90*

Introdução

Carboidrases são as enzimas que catalisam a degradação de carboidratos, isto é, hidrolisam as ligações glicosídicas entre monossacarídeos formadores de oligossacarídeos e/ou polissacarídeos. Como todas as hidrolases, as carboidrases são também capazes de catalisar a reação inversa da hidrólise, sintetizando oligossacarídeos em condições de reação especiais que envolvem baixa atividade de água e excesso de substrato. Além disso, carboidrases catalisam ainda reações de transglicosilação, hidrolisando ligações glicosídicas e transferindo o resíduo liberado para outro aceptor, diferente da água.

> Carboidrases são as enzimas que hidrolisam as ligações glicosídicas entre os monossacarídeos formadores de oligossacarídeos e/ou polissacarídeos.

> Carboidrases são também capazes de catalisar a reação inversa da hidrólise, além da reação de transglicosilação.

Características gerais e modo de ação

Clivagem da ligação glicosídica

Em geral, carboidrases são específicas com relação ao resíduo que será transferido para a água, isto é, o tipo de monossacarídeo ao qual a enzima é capaz de se ligar para efetuar a reação de hidrólise. Assim, glicosidases, galactosidases e frutofuranosidases são capazes de hidrolisar ligações glicosídicas envolvendo glicoses, galactoses e frutoses, respectivamente. Normalmente, a aglicona (molécula à qual está ligado o resíduo a ser hidrolisado) não é importante para a eficiência da catálise. No entanto, quando a aglicona é também constituída de carboidratos (caso dos oligo- e polissacarídeos), a posição da ligação que os une se torna um fator a considerar.

> Carboidrases são específicas com relação ao tipo de monossacarídeo ao qual a enzima é capaz de se ligar para efetuar a reação.

Posição da ligação à aglicona

Quando a aglicona é uma pentose, uma hexose ou polímeros destas, a posição da ligação do resíduo determina a habilidade, ou não, de uma dada enzima hidrolisar a ligação. Assim, enzimas capazes de hidrolisar, satisfatoriamente, ligações α-1,4 entre duas hexoses podem ser totalmente inúteis na hidrólise de ligações α-1,6 entre as mesmas hexoses (Figura 2.1).

> Enzimas capazes de hidrolisar ligações α-1,4 entre duas hexoses podem ser totalmente inúteis na hidrólise de ligações α-1,6 entre as mesmas hexoses.

Configurações do substrato

Os carboidratos naturais são constituídos primordialmente de resíduos do tipo D-sacarídeos, sendo exceções a

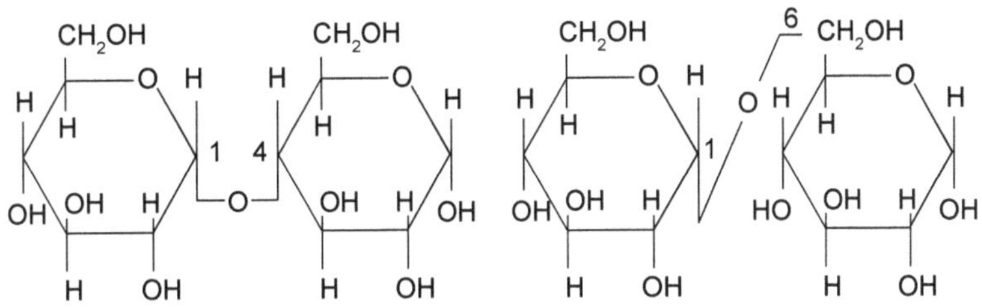

Figura 2.1 Ligação α-1,4 e α-1,6 entre unidades de glicose (maltose e isomaltose).

L-ramnose (6-desoxi-L-manose), a L-fucose (6-desoxi-L-galactose) e a L-arabinose, encontradas nos polissacarídeos da parede celular de vegetais. Em consequência, as enzimas envolvidas em sua hidrólise são específicas para cada tipo de configuração.

O carbono anomérico de monossacarídeos (geralmente o carbono 1 de aldoses e o carbono 2 de cetoses) pode se apresentar nas configurações α ou β em que sua hidroxila fica para baixo ou para cima do plano do anel, respectivamente (Figura 2.2). Dependendo dessa configuração, serão estabelecidas diferentes ligações glicosídicas para as quais as carboidrases são altamente específicas. Assim, α-glicosidases são capazes de hidrolisar ligações α-glicosídicas, porém não são capazes de promover a clivagem de ligações β-glicosídicas.

Uma vez que a ligação é rompida, o resíduo liberado pode manter sua configuração (α ou β) ou esta pode sofrer inversão, dependendo da enzima envolvida na reação.

Tamanho da molécula de substrato

Algumas carboidrases apresentam alta atividade sobre substratos poliméricos. À medida que a massa molecular

> O carbono anomérico de monossacarídeos pode se apresentar nas configurações α (hidroxila para baixo) ou β (hidroxila para cima).

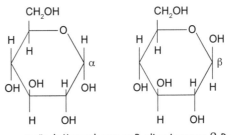

Figura 2.2 Representação de Haworth para α-D-glicopiranose e β-D-glicopiranose.

24 Bioquímica de Alimentos | Teoria e Aplicações Práticas

Algumas carboidrases apresentam alta atividade sobre substratos poliméricos enquanto outras apresentam atividade apenas sobre oligossacarídeos, não sendo capazes de hidrolisar moléculas idênticas, porém de maior massa molecular.

do substrato é reduzida, diminui também a atividade dessas enzimas sobre ele. De forma similar, certas enzimas apresentam atividade apenas sobre oligossacarídeos, não sendo capazes de hidrolisar moléculas idênticas, porém de maior massa molecular.

Padrões endo- e exo- de atividade

Algumas carboidrases (exoenzimas) atacam seus substratos de forma ordenada, a partir da extremidade, podendo ser específicas para a extremidade redutora ou para a extremidade não redutora (Figura 2.3). Sua atividade pode ser relacionada com a rápida liberação de açúcares redutores e com pequena alteração na viscosidade do meio reacional, a curto prazo.

Exoenzimas clivam seus substratos de forma ordenada, a partir da extremidade, podendo ser específicas para a extremidade redutora ou para a não redutora

Outras carboidrases hidrolisam o substrato de forma aleatória, clivando ligações no interior do polímero. Estas são conhecidas como endoenzimas, e sua atividade pode ser relacionada com a rápida perda de viscosidade da solução, acompanhada de pequena liberação de açúcares redutores.

Endoenzimas hidrolisam o substrato de forma aleatória, clivando ligações no interior do polímero.

Principais carboidrases de aplicação em alimentos

Amilases

São as carboidrases capazes de hidrolisar ligações glicosídicas α-1,4 e/ou α-1,6 presentes no amido, no glicogênio e em sacarídeos derivados. Existe uma variedade de enzimas que correspondem a essa definição (Tabela 2.1) e que podem ser agrupadas de acordo com diferentes características: modo de ação (endo- ou exo-), retenção ou inversão de configuração (α ou β), afinidade por ligações tipo α-1,4 ou α-1,6, atividade de transglicosilação ou não.

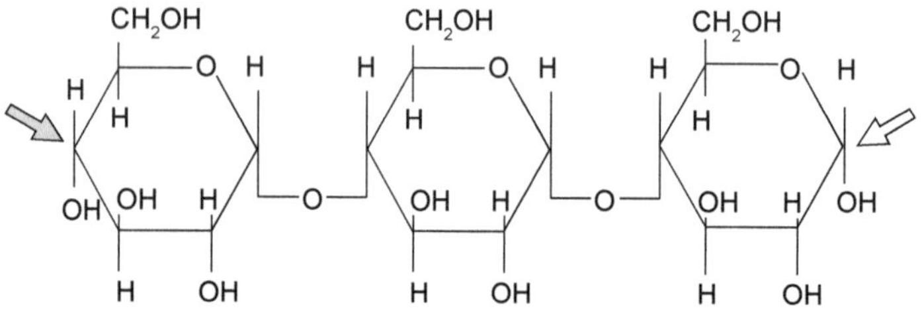

Amilases são as carboidrases capazes de hidrolisar ligações glicosídicas α-1,4 e/ou α-1,6 presentes no amido, no glicogênio e em sacarídeos derivados.

Figura 2.3 Extremidade redutora (seta branca) e não redutora (seta cinza) da maltotriose.

Capítulo 2 / Carboidrases   25

Tabela 2.1 Enzimas que agem sobre amido e glicogênio (alguns exemplos).

Enzima	Ligação preferencial para hidrólise	Substrato preferencial	Resultado da reação
Endoenzimas			
α-amilase EC 3.2.1.1	α-1,4	Amido	Dextrinas, maltose
Isoamilase EC 3.2.1.68	α-1,6	Amilopectina	Amilose (dextrinas lineares)
Isomaltase EC 3.2.1.10	α-1,6	Dextrinas limite	Maltose, maltotriose
Ciclomaltodextrinase EC 3.2.1.54	α-1,4	Ciclodextrinas e dextrinas lineares	Maltose, maltotriose
Pululanase EC 3.2.1.41	α-1,6	Pululana e amido	Maltotrioses e dextrinas lineares
Isopululanase EC 3.2.1.57	α-1,4	Pululana	Isopanose
Exoenzimas			
β-amilase EC 3.2.1.2	α-1,4	Amido	β-maltoses
Glicoamilase EC 3.2.1.3	α-1,4, α-1,6	Amido	β-glicoses
α-glicosidase EC 3.2.1.20	α-1,4	Diversos	α-glicoses
Ciclomalatodextrina glicana transferase EC 2.4.1.19	α-1,4	Amido	Ciclodextrinas
4-α-glicana transferase EC 2.4.1.25	α-1,4	Amido	Amilopectina, glicogênio
Enzima ramificadora EC 2.4.1.18	α-1,4	Amido e glicogênio	Amilopectina, glicogênio

Adaptada de Whitaker, 1994.

Quatro grupos de enzimas atuam sobre o amido: endoamilases, exoamilases, enzimas desramificantes e transferases.

Basicamente, existem quatro grupos de enzimas que atuam sobre o amido: endoamilases, exoamilases, enzimas desramificantes e transferases. As endoamilases são capazes de quebrar aleatoriamente as ligações α-1,4 nas moléculas de amido, produzindo oligossacarídeos de diferentes tamanhos, ramificados ou não. As exoamilases são capazes de hidrolisar as ligações α-1,4 a partir da extremidade não redutora da molécula de amido, gerando apenas produtos de baixa massa molecular, principalmente glicose e maltose. As enzimas desramificantes quebram ligações do tipo α-1,6, e as transferases são enzimas que clivam as ligações glicosídicas α-1,4 da molécula doadora e transferem parte do doador a um aceptor diferente da água, com a formação de uma nova ligação glicosídica.

Em razão de sua importância para a indústria de alimentos, serão discutidas aqui, em maiores detalhes, α-amilases, β-amilases, glicoamilases, além de algumas enzimas desramificantes e transferases.

▶ Substrato

O amido é um polissacarídeo constituído de centenas ou milhares de unidades de glicose. É o principal material de reserva das plantas (em sementes, tubérculos, raízes, bulbos e rizomas) e a principal fonte de energia da nutrição animal. Em alimentos, o amido é o principal constituinte em uma grande variedade de produtos, responsável por sua estrutura, textura e/ou consistência. Nos vegetais, o amido se encontra em pequenos grânulos, de características peculiares a cada espécie, contendo as duas frações que constituem o amido nativo: amilose (de 15 a 30%) e amilopectina (de 70 a 85%).

A amilose é um polímero linear, formado por unidades de glicose ligadas entre si por ligações glicosídicas α-1,4 (Figura 2.4A). Em solução, a amilose apresenta conformação helicoidal e tem a propriedade de se complexar com iodo formando composto de cor azul-escura. A amilopectina é um polímero ramificado formado por cadeias de glicose semelhantes à amilose, que são unidas entre si por ligações do tipo α-1,6 (Figura 2.4B). A amilose e a amilopectina estão organizadas em uma estrutura semicristalina com zonas amorfas e cristalinas.

Em seu estado nativo, grânulos de amido são resistentes à ação da maior parte das enzimas amilolíticas. No entanto, quando aquecidos em água até uma dada temperatura (característica para cada tipo de grânulo), estes absorvem grande quantidade de água, sofrendo gelatinização e se tornando suscetíveis à hidrólise enzimática.

O amido é um polissacarídeo formado por centenas ou milhares de unidades de glicose. É constituído de cerca de 80% de amilopectina e 20% de amilose.

A amilose é um polímero linear de unidades de glicose ligadas entre si por ligações α-1,4. A amilopectina é um polímero ramificado formado por cadeias de amilose, unidas entre si por ligações do tipo α-1,6.

Em seu estado nativo, grânulos de amido são resistentes à ação da maior parte das enzimas amilolíticas, mas após a gelatinização se tornam suscetíveis à hidrólise enzimática.

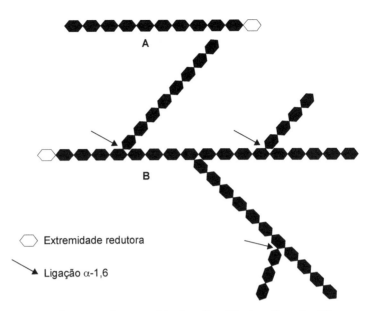

Figura 2.4 Representação esquemática da amilose (A) e da amilopectina (B).

> O glicogênio é um polímero de glicoses produzido e armazenado por animais. Assemelha-se à amilopectina, porém é mais ramificado.

O glicogênio é um polímero de glicoses produzido e armazenado por animais (principalmente no fígado e nos músculos). Sua estrutura se assemelha à da amilopectina, sendo, porém, mais ramificado (apresenta maior número de ligações α-1,6).

▶ Fontes e principais características

α-amilases (EC 3.2.1.1)

> α-amilases são endocarboidrases que hidrolisam ligações α-1,4 de forma aleatória nas moléculas de amido.

São enzimas largamente distribuídas na natureza, produzidas por animais (saliva, pâncreas), vegetais (principalmente sementes amiláceas e especialmente durante a germinação) e microrganismos (bactérias e fungos filamentosos, mas não leveduras alcoólicas). As α-amilases são endocarboidrases que hidrolisam ligações α-1,4 existentes na amilose e na amilopectina de forma aleatória, na porção central das moléculas.

Inicialmente, a ação dessas enzimas sobre o amido é rápida, uma vez que elas apresentam maior afinidade sobre substratos de alta massa molecular, gerando uma mistura de oligossacarídeos de diferentes tamanhos, lineares e/ou ramificados, chamada dextrina ou maltodextrina. Em maiores tempos de reação, α-amilases são capazes de

28 Bioquímica de Alimentos | Teoria e Aplicações Práticas

> A ação das α-amilases sobre o amido gera uma mistura de oligossacarídeos chamada dextrina ou maltodextrina.

> α-amilases são capazes de produzir glicose e maltose a partir de amilose e uma série de oligossacarídeos contendo as ligações α-1,6, conhecidos como dextrina α-limite, a partir de amilopectina.

produzir glicose e maltose a partir de amilose e uma série de oligossacarídeos (de 4 ou mais unidades de glicose) contendo as ligações α-1,6 glicosídicas, conhecidos como dextrina α-limite, a partir de amilopectina. A maior parte dos autores considera α-amilases incapazes de hidrolisar ligações do tipo α-1,6 embora, segundo Kulp (1975), algumas dessas ligações possam ser rompidas em longos tempos de reação. A composição da dextrina obtida é dependente da fonte do amido e, principalmente, da fonte da enzima utilizada.

As α-amilases são geralmente estabilizadas na presença de íons de cálcio. Estes não aumentam a velocidade de reação, mas aumentam a estabilidade da enzima, reduzindo a desnaturação e garantindo maior vida útil. Algumas α-amilases, dependendo das fontes, são ativadas (apresentam maior taxa de hidrólise) na presença de halogênios.

As características bioquímicas dessas carboidrases são bastante variáveis com a fonte, sendo muitas delas produtoras de diferentes isoenzimas. As α-amilases de mamíferos têm pH ótimo em torno da neutralidade (entre 6,0 e 7,0), enquanto as de cereais têm pH ótimo de atividade em meio ácido (em torno de 5,0). As α-amilases microbianas apresentam pH ótimo extremamente variável: α-amilases de *Bacillus subtilis* apresentam maior atividade em valores de pH entre 5,0 e 7,0, enquanto α-amilases de *Geobacillus stearothermophilus* apresentam ótima atividade em pH = 3,0. Quanto à temperatura, a maior parte das α-amilases animais e vegetais apresenta ótima atividade em torno de 40ºC. Entre as amilases microbianas, as enzimas produzidas por fungos apresentam menor resistência térmica e temperaturas ótimas de atividade geralmente inferiores que as de bactérias. Há, no entanto, amilases microbianas com atividade ótima acima de 70ºC e altíssima estabilidade térmica. Estas são as que encontram maior aplicação na indústria de alimentos, por dois motivos principais:

> Amilases microbianas com atividade ótima acima de 70ºC e altíssima estabilidade térmica são as de maior aplicação na indústria de alimentos.

- O uso de altas temperaturas de reação reduz consideravelmente o risco de contaminação microbiana do meio reacional

- O amido da maior parte das fontes gelatiniza em temperaturas superiores a 50°C. Desta forma, enzimas com altas temperaturas de atividade evitam a necessidade de gelatinização prévia do amido e subsequente resfriamento do meio reacional.

As α-amilases mais aplicadas em processos na indústria de alimentos são as obtidas de bactérias do gênero *Bacillus* (*B. lincheniformis* e *B. subtillis*, pH = 6,0 a 7,0; temp. = 60 a 85°C) e aquelas produzidas por fungos do gênero *Aspergillus* (*A. oryzae* e *A. niger*, pH = 5,0; temp. = 50°C).

β-amilases (EC 3.2.1.2)

São exoenzimas que hidrolisam exclusivamente ligações glicosídicas α-1,4 do amido, a partir da extremidade não redutora, liberando unidades de maltoses, com inversão da configuração do carbono anomérico de α para β. São produzidas principalmente por vegetais: em sementes amiláceas são encontradas em conjunto com α-amilases (trigo e cevada, por exemplo), são também encontradas em batata-doce e em grãos de soja. Esta é considerada a melhor fonte para obtenção comercial de β-amilases em virtude do baixo teor de α-amilases produzido pela soja. Microrganismos também são produtores dessas carboidrases (*Bacillus polimeria*, por exemplo) mas não são conhecidas β-amilases de origem animal.

O resultado da hidrólise de amilose por β-amilases é cerca de 90% de maltose e 10% de glicose e maltotriose. A hidrólise desta última acontece de forma extremamente lenta e requer altas concentrações de enzima, uma vez que a maltose atua como seu inibidor competitivo. Sobre amilopectina, β-amilases realizam hidrólise incompleta, gerando de 50 a 60% de maltose, e o restante corresponde a oligossacarídeos de alta massa molecular contendo todas as ligações α-1,6 do polímero; esses são conhecidos como dextrina β-limite.

As β-amilases vegetais apresentam maior atividade em valores de pH entre 5,0 e 6,0 e são estáveis entre 4,0 e 8,0, a 20°C. As enzimas de soja apresentam maior estabilidade em meio ácido do que as de trigo e cevada. Com relação à temperatura, sua atividade ótima é em torno de 30°C. Não são enzimas particularmente termoestáveis, perdendo grande parte de sua atividade após 30 min a 70°C. β-amilases são enzimas sulfidrílicas sendo inativadas por oxidação. Sua atividade pode ser protegida e mesmo recuperada na presença de agentes redutores.

Glicoamilase ou amiloglicosidase (EC 3.2.1.3)

> Glicoamilases são exoenzimas que removem unidades de glicose a partir da extremidade não redutora das cadeias de amilose e amilopectina. São capazes de clivar tanto ligações α-1,4 quanto ligações α-1,6 e α-1,3.

São exoenzimas que removem unidades de glicose a partir da extremidade não redutora das cadeias de amilose e amilopectina. São capazes de romper tanto ligações α-1,4 quanto ligações α-1,6 e α-1,3, tendo mais afinidade pelas ligações α-1,4. Com isto, as glicoamilases são, teoricamente, capazes de converter completamente o amido em glicose. Na prática, entretanto, na ausência de α-amilases, a conversão nunca é completa, motivo pelo qual as duas enzimas são usadas em conjunto. Isso ocorre pois as glicoamilases apresentam baixa atividade sobre substratos de alta massa molecular, dependendo de uma hidrólise inicial da amilopectina para apresentar atividade satisfatória. Quando o meio reacional apresenta altos teores de glicose, as glicoamilases tendem a sintetizar isomaltoses (dissacarídeo composto por duas unidades de glicose ligadas por ligações α-1,6, ver Figura 2.1), que essas enzimas não são capazes de hidrolisar. Em escala industrial, esse aspecto pode representar uma perda significativa no rendimento final. As glicoamilases são produzidas basicamente por microrganismos, principalmente fungos filamentosos dos gêneros *Aspergillus* e *Rhizopus*. Essas enzimas costumam apresentar atividade ótima em valores de pH entre 4,0 e 5,0 em temperaturas de 50 a 60°C.

> Na presença de altos teores de glicose, glicoamilases sintetizam isomaltoses, o que representa uma perda significativa no rendimento industrial.

> As glicoamilases são produzidas principalmente por fungos filamentosos dos gêneros *Aspergillus* e *Rhizopus*.

Enzimas desramificantes

> Enzimas desramificantes são amilases capazes de remover as ramificações de substratos ramificados como amilopectina, glicogênio e dextrinas limite. São elas: isoamilase e pululanase (capaz de hidrolisar pululana).

São amilases que apresentam maior afinidade pela ligação α-1,6 que pela ligação α-1,4, capazes de remover as ramificações de substratos ramificados como amilopectina, glicogênio e dextrinas limite.

Isoamilase. Sua ação é restrita a dextrinas de tamanho médio (não atua satisfatoriamente sobre a amilopectina nativa nem é capaz de hidrolisar isomaltose). Produzida por vegetais (principalmente feijões) e por bactérias (do gênero *Flavobacterium*).

Pululanase. Tipo especial de isoamilase. Tem a mesma função desramificante porém possui a particularidade de ser capaz de hidrolisar pululana.[1] Produzida por bactérias dos gêneros *Aerobacter* e *Klebsiella*. A Figura 2.5 ilustra a atividade das amilases discutidas até aqui.

Transferases

As α-glicana-transferases (AGTases) são amilases que atuam sobre substratos poliméricos contendo uma sequência de ligações glicosídicas consecutivas do tipo α-1,4, como

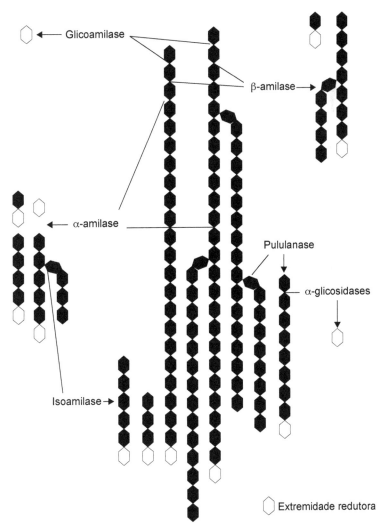

Figura 2.5 Resumo da atividade das principais amilases sobre amilose e amilopectina.

---
[1] Pululana: polímero de maltotrioses, ligadas entre si por ligações α-1,6, produzido pelo fungo *Aureobasidium pullulans*.

Transferases são amilases que catalisam a hidrólise seguida da transferência da cadeia de glicana clivada para um aceptor, formando uma nova ligação α-glicosídica.

a amilose, a amilopectina, as maltodextrinas e o glicogênio. Catalisam a reação de hidrólise seguida da transferência da cadeia de glicana clivada para um aceptor diferente da água, formando uma nova ligação α-glicosídica.

O grupo das AGTases é composto pelas enzimas descritas a seguir.

Ciclomaltodextrina-glicana-transferase (CGTase; EC 2.4.1.19). Enzima capaz de hidrolisar as cadeias do amido, separando oligossacarídeos de 6, 7 ou 8 unidades de glicose e subsequentemente de formar oligossacarídeos cíclicos (alfa, beta e gamaciclodextrinas, respectivamente) por transglicosilação intramolecular. CGTases são produzidas por algumas bactérias, sendo as mais importantes as do gênero *Bacillus* (*B. macerans* e *B. circulans*), *Geobacillus* e *Paenibacillus*. Todas as classes de CGTases são capazes de produzir as 3 ciclodextrinas mais comuns, sendo a proporção entre elas variável com a fonte da enzima, do amido e com as condições de reação. As condições para a produção de ciclodextrinas são geralmente 40 a 60°C, pH 6 a 7, em meio aquoso. No entanto, dependendo da fonte microbiana da CGTase, algumas condições incomuns podem ser observadas, como 25°C ou pH 12.

GTases geram ciclodextrinas. São produzidas por bactérias dos gêneros *Bacillus*, *Geobacillus* e *Paenibacillus*.

4-α-glicana-transferase (4-αGTase; EC 2.4.1.25). Em contraste com as CGTases, as 4-αGTases catalisam preferencialmente a transglicosilação intermolecular, liberando cadeias de α-1,4-glicana a partir de amilose, de oligossacarídeos, ou de sequências lineares de cadeias laterais de amilopectina, gerando novas ligações α-1,4 com formação de isomaltoligossacarídeos. Essas enzimas, entretanto, podem também catalisar a transglicosilação intramolecular. Nesse caso, elas geram glicanas cíclicas denominadas cicloamiloses, de massa molecular bem superior à das ciclodextrinas, com de 17 até centenas de unidades de glicose.

4-αGTases geram isomaltoligossacarídeos ou cicloamiloses que contêm até centenas de unidades de glicose.

Enzima ramificante (ER; EC 2.4.1.18). Como o nome sugere, são enzimas com atividade inversa à das enzimas desramificantes, isto é, criam ramificações formando ligações do tipo α-1,6 em cadeias lineares de amido. Para tanto, as enzimas ramificantes clivam a ligação α-1,4 de uma sequência linear

Enzimas ramificantes criam ramificações formando ligações do tipo α-1,6 em cadeias lineares de amido.

de amilose ou amilopectina e transferem o segmento de α-glicana para uma hidroxila livre do carbono 6 de uma glicose em outra cadeia linear de α-1,4-glicana, fazendo uma ligação do tipo α-1,6 e criando uma ramificação.

▶ Aplicação industrial

Bebidas alcoólicas

As fermentações que proporcionam a produção de bebidas alcoólicas são levadas a cabo por leveduras alcoólicas. Entretanto, esses microrganismos não são capazes de fermentar amido, pois não produzem amilases. Em consequência disso, antes da fermentação é indispensável uma etapa de sacarificação do amido, isto é: hidrólise do amido a glicose e maltose (além de maltodextrina), estes, sim, açúcares fermentáveis por leveduras alcoólicas.

> Leveduras não são capazes de fermentar amido, pois não produzem amilases. Para fermentação é indispensável uma etapa prévia de sacarificação do amido. Os processos de sacarificação são característicos dos locais onde as bebidas alcóolicas foram originalmente produzidas.

A produção de bebidas fermentadas é, em geral, tradicional em seus países de origem, portanto, os processos de sacarificação usados dependem diretamente dos recursos disponíveis nos locais onde essas bebidas foram originalmente produzidas. Por exemplo:

- Europa e países andinos: uso de malte (amilases vegetais) para produção de cerveja, uísque etc.

- Oriente e América do Sul: uso de amilases fúngicas para a produção de saquê e tiquira

- Índios da Amazônia: uso de amilases animais (saliva) para produção de caxiri, cauim (bebidas à base de mandioca e milho).

> A maltagem consiste em germinação e secagem controladas do grão de cevada ou outro cereal.

A preparação do malte ou maltagem (processo de obtenção de amilases de origem vegetal) consiste em germinação e secagem controladas do grão de cevada ou outro cereal. São usadas sementes descascadas e selecionadas de cevada ou trigo, por exemplo, que devem ser submersas em água por de 2 a 3 dias, para absorção de umidade. As sementes são, então, levadas à câmara de germinação em condições controladas (temperatura de 15°C). Durante o processo de germinação são formados fito-hormônios (giberelinas – que também podem ser adicionadas, na forma purificada, para aceleração

Durante a germinação são sintetizadas α- e β-amilases, β-glicanases, xilanases e proteases. Quando a concentração das enzimas aumenta ao máximo, as sementes são secas e moídas, gerando o malte.

do processo), que induzem à síntese de α- e β-amilases além de β-glicanases, xilanases e proteases. Na natureza, essas enzimas são usadas pela semente para hidrólise do amido de reserva do grão, fornecendo glicose para germinação do embrião. Quando a concentração das enzimas aumenta ao máximo (cerca de mil vezes), as sementes são secas, para causar a morte do embrião e paralisar a germinação, e então moídas. Essa preparação, quando misturada com água e aquecida para gelatinização do amido, será capaz de formar o mosto, rico em açúcares fermentáveis, para o desenvolvimento das leveduras e a produção do álcool.

Nos processos tradicionais, a ação das amilases produzidas leva à obtenção de uma concentração balanceada de açúcares fermentáveis a partir do amido de cevada (ou do cereal que tiver sido maltado), enquanto as outras carboidrases presentes no malte hidrolisam resíduos das paredes celulares do cereal, auxiliando nos processos de clarificação e filtração posteriores. Atualmente, por questões econômicas, muitas cervejarias utilizam como fonte de amido outros cereais diferentes da cevada ou do trigo (cereais não maltados, como milho, sorgo, arroz), o que exige a aplicação de amilases exógenas para aumentar a eficiência da sacarificação. São, então, aplicadas α- e β-amilases, bem como enzimas desramificantes, de origem microbiana.

Muitas cervejarias utilizam cereais não maltados como fonte de amido, o que exige a aplicação de amilases exógenas para garantir boa sacarificação.

Panificação

Da mesma forma que as bebidas alcoólicas, a massa do pão também é fermentada por leveduras. Neste caso, o importante é a geração de CO_2 pelos microrganismos, que faz a massa crescer, gerando pães com maior volume e melhor textura. A ocorrência de açúcares fermentáveis naturais na massa é muito pequena para fazer diferença no processo fermentativo, e a adição de açúcares pode apresentar o seguinte problema: com grande disponibilidade de substrato, as leveduras fermentam em taxa muito acelerada, e a produção de CO_2 é muito rápida. Com isso, a massa não consegue absorver o gás produzido, que escapa. A melhor solução é a adição de amilases à massa. Nas proporções corretas, as enzimas liberam glicose, maltose e dextrinas

A massa do pão é fermentada por leveduras para geração do CO_2 que faz a massa crescer.

de forma lenta e gradual durante os períodos de mistura e descanso da massa, e as leveduras fermentam na taxa ideal, fazendo a massa crescer mais e melhorando a qualidade do pão. Pequenas quantidades de glicose livre ainda auxiliam na formação da cor da casca, entrando como substrato da reação de Maillard (escurecimento químico). Em excesso, as amilases podem provocar sacarificação da massa, deixando-a grudenta e mais difícil de ser trabalhada. Em casos extremos, após o período no forno, o pão apresentará textura muito dura e interior caramelizado.

Outro importante efeito da adição de amilases à massa do pão é o aumento de sua vida de prateleira. Uma das principais causas do fim da vida útil de produtos de panificação é seu endurecimento. Essa mudança na textura, que determina o fim do "frescor" do produto e provoca rejeição do consumidor, é causada pela retrogradação do amido. A geração de dextrina na massa tem o efeito de retardar a ocorrência de retrogradação e o endurecimento de pães, prolongando seu período de comercialização e de consumo.

A escolha da fonte das amilases a serem aplicadas na massa depende basicamente da termoestabilidade das enzimas e, em consequência, do risco de superdosagem. Tradicionalmente, são aplicadas à massa α-amilases de *Aspergillus oryzae*, que, em conjunto com as amilases naturalmente presentes na farinha de trigo (e também de outros cereais), apresentam bons resultados quanto ao volume final do pão. Entretanto, por serem termolábeis, essas enzimas só são ativas até o momento em que a massa vai para o forno. Nesse período, o amido ainda não foi gelatinizado, e apenas a fração danificada durante a obtenção da farinha (de 7 a 9% do amido) está disponível para a ação das enzimas. Assim, esse procedimento, tanto quanto a adição de malte – tradicional em alguns países –, garante o aumento do volume do pão, mas tem relativamente pouco efeito na manutenção do frescor ao longo da vida de prateleira, pela reduzida produção de dextrina.

A aplicação de amilases termorresistentes, de origem bacteriana, apresenta melhores resultados, pois essas

---

A adição de amilases à massa libera glicose, maltose e dextrinas gradualmente, fazendo a massa crescer mais e melhorando a qualidade do pão.

Outro efeito da adição de amilases à massa do pão é o aumento de sua vida de prateleira.

A perda de frescor é causada pela retrogradação do amido, e a geração de dextrina na massa retarda a retrogradação.

Tradicionalmente são usadas α-amilases de termolábeis *Aspergillus oryzae*, ativas apenas até o momento em que a massa vai para o forno, que garantem o aumento do volume do pão, mas não o prolongamento do frescor.

enzimas resistem à temperatura do forno e têm acesso ao amido gelatinizado, o que pode aumentar a proporção de dextrina na massa, influenciando a manutenção do frescor. Entretanto, por serem termorresistentes, tais enzimas apresentam alto risco de superdosagem, com efeitos extremamente indesejados. Para minimizar esse risco, uma alternativa é aplicar uma mistura de amilases termorresistentes bacterianas e amilases termolábeis de origem fúngica. Mais recentemente, vêm sendo aplicadas amilases de estabilidade térmica intermediária (produzidas por espécies de *Aspergillus* e por *Bacillus megaterium*) capazes de suportar o período inicial de cozimento no forno, tendo acesso ao amido gelatinizado mas não resistindo ao cozimento completo, portanto, oferecendo pequeno risco de hidrólise excessiva.

> Amilases de estabilidade térmica intermediária têm acesso ao amido gelatinizado (gerando dextrina) mas não resistem ao cozimento completo – sem risco de superdosagem.

Amido hidrolisado

Os primeiros processos de hidrólise do amido eram processos químicos que tinham por objetivo obter adoçantes que pudessem substituir a sacarose em diferentes formulações de alimentos. Segundo essa metodologia, a suspensão de amido é levada a pH = 1,5, por adição de HCl, e é cozida a temperatura de 140°C, em autoclave. O produto obtido chega a no máximo 40 DE[2] (dependendo do tempo de cozimento), e não é aconselhável utilizar um tempo muito longo, pois pode favorecer a formação de gentiobiose – dissacarídeo formado por duas unidades de glicose ligadas entre si por uma ligação do tipo β-1,6 (Figura 2.6),

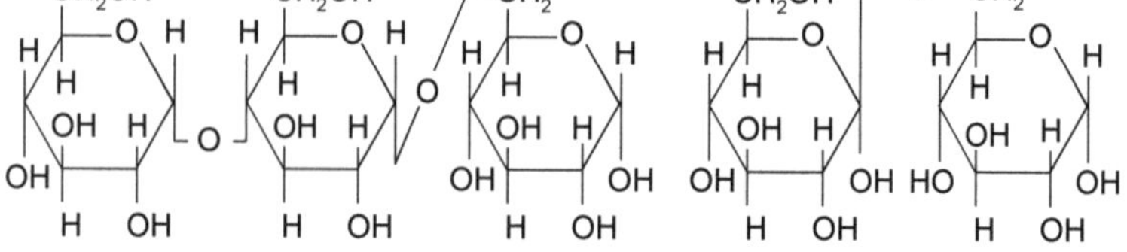

> Amido hidrolisado: uma grande variedade de produtos pode ser gerada por enzimas a partir do amido, com aplicação em diversos alimentos.

Figura 2.6 Estrutura dos isomaltoligossacarídeos e da gentiobiose.

---

[2]O equivalente de dextrina (DE) é calculado, geralmente, pela média ponderada das concentrações de glicose, maltose e maltotrioses. O fator de ponderação usado é o grau de polimerização (DP) dos produtos (glicose: DP = 1,0; maltose: DP = 0,5; maltotriose: DP = 0,33).

de sabor muito amargo, que inutiliza o produto. O surgimento de enzimas comerciais de ação eficaz e em altas temperaturas provocou a mudança dos processos industriais de químico para enzimático. Esse processo apresenta um produto final de muito melhor qualidade, em condições muito mais brandas.

Dependendo da enzima usada e das condições de reação utilizadas, uma gama de produtos pode ser obtida a partir do amido com aplicação em vários produtos alimentícios e não alimentícios. Os diferentes processos podem ser didaticamente divididos em hidrólise parcial e extensiva do amido e estão resumidos na Figura 2.7.

Hidrólise parcial do amido ou liquefação | Obtenção de maltodextrinas. Consiste na hidrólise do amido gelatinizado por α-amilases de origem bacteriana (*Geobacillus stearothermophilus*, temp. = 85 a 110°C, pH = 5,3 a 6,5) ou fúngica (*Aspergillus*

> Liquefação: obtenção de maltodextrinas. Consiste na hidrólise do amido gelatinizado por α-amilases bacterianas. O processo provoca redução da viscosidade da suspensão de amido.

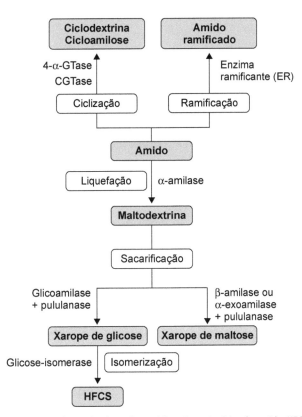

Figura 2.7 Processos e produtos obtidos pela modificação enzimática do amido. HFCS: xaropes de milho com alto teor de frutose (do inglês, *high-fructose corn syrup*).

oryzae, temp. = 55 a 70°C, pH = 4,0 a 5,0). O processo recebe o nome de liquefação, pois a ação das enzimas sobre a suspensão de amido provoca considerável redução de sua viscosidade.

Em geral, o meio reacional é composto por uma suspensão de amido de 30 a 40% de sólidos (altas concentrações de substrato tendem a estabilizar α-amilases) adicionada de $CaCl_2$, cuja finalidade é o aumento da estabilidade da enzima. A extensão da hidrólise é controlada pelo tempo de reação e expressa em equivalentes de dextrina (DE). O valor de DE é variável de acordo com a aplicação da maltodextrina obtida:

> O meio reacional é composto por uma suspensão com alto teor de sólidos de amido adicionada de $CaCl_2$, que aumenta a estabilidade das α-amilases.

- Entre 5 e 8 DE: tem a capacidade de formar géis termorreversíveis e é usada como substituinte de gordura

- Entre 8 e 15 DE: usada para subsequente sacarificação (obtenção de xaropes de glicose ou maltose)

- Entre 15 e 40 DE: aplicada como estabilizante e espessante em diversos produtos, sendo mais aplicadas as maltodextrinas de até 25 DE.

As maltodextrinas são carboidratos perfeitamente digeridos e absorvidos no intestino humano, logo não são consideradas substâncias prebióticas (ver mais detalhes em Produção de galactoligossacarídeos no tópico Lactases, adiante neste capítulo). Entretanto, alguns autores relataram a redução de populações de bactérias putrefativas (*Clostridium perfringens*, por exemplo) em consumidores de xaropes de glicose e maltose ricos em maltotetroses, um fato indicativo de que o consumo de maltoligossacarídeos possa ser benéfico para a saúde.

Hidrólise extensiva do amido | Sacarificação. Obtenção de xarope de glicose. Consiste na conversão de maltodextrina para até 97% de glicose pela aplicação de glicoamilases (*Aspergillus niger*, temp. = 55 a 65°C, pH = 3,5 a 5,0) auxiliadas por enzimas desramificantes (pululanase de *Bacillus acidopolluly-ticus*, temp. = 55 a 65°C, pH = 3,5 a 5,0).

> Sacarificação: obtenção de xarope de glicose. Consiste na conversão da maltodextrina para até 97% de glicose por glicoamilases e enzimas desramificantes.

A glicose assim obtida pode ser transformada em frutose para produção de xaropes com maior poder adoçante

A glicose pode ser transformada em frutose para produção de xaropes com maior poder adoçante pela ação da enzima glicose-isomerase.

(HFSC – *high-fructose corn syrup*), cuja principal aplicação é a substituição da sacarose nos mais diversos produtos. Os principais produtos comerciais, HFCS42 e HFCS55, têm, respectivamente, 42% e 55% de frutose, que é obtida pela ação da enzima xilose-isomerase,[3] tendo glicose como substrato. O processo aplica enzimas intracelulares, imobilizadas, extraídas de bactérias dos gêneros *Bacillus* e *Streptomyces*, em pH entre 7,0 e 8,0 e temperatura entre 55 e 60°C.

Obtenção de xarope de maltose. Consiste na aplicação de enzimas maltogênicas sobre a maltodextrina. Podem ser aplicadas α-amilases fúngicas, com produção de maltose e glicose, ou β-amilases de cevada (malte) ou de soja. Essa sacarificação é geralmente conduzida a 55 a 60°C, em pH 4,8 a 5,2, partindo de uma solução contendo 35 a 45% de sólidos. Normalmente obtém-se um produto com 50 a 55% de maltose. Para melhor conversão é recomendável o uso de dextrinas de baixo DE e a adição de pululanases, o que pode elevar os níveis de maltose para cerca de 80%.

Obtenção de xarope de maltose: uso de α-amilases fúngicas produzindo maltose e glicose, ou de β-amilases de malte ou soja. A adição de pululanases aumenta significativamente o rendimento do processo.

Além das aplicações apresentadas na Tabela 2.2, xaropes de maltose e glicose podem ainda ser utilizados na produção de álcool de cereais por fermentação com leveduras alcoólicas. O álcool de cereais é mais puro que o de cana-de-açúcar, pois contém menos odores, pigmentos etc. É utilizado na produção de licores finos e em produtos farmacêuticos. O xarope de maltose pode ainda ser utilizado na produção de maltitol, adoçante de baixo teor calórico e que não provoca cáries.

Os xaropes de glicose e frutose podem ser usados na obtenção de álcool de cereais e de oligossacarídeos prebióticos – isomaltoligossacarídeos e gentioligossacarídeos. O xarope de maltose pode ser aproveitado na obtenção de maltitol.

Mais recentemente, xaropes de maltose e glicose vêm sendo utilizados como matérias-primas para a obtenção enzimática de oligossacarídeos prebióticos, que são adicionados aos alimentos como ingredientes funcionais. Entre eles os mais importantes são os isomaltoligossacarídeos (tri- e tetrassacarídeos: uma unidade de maltose e uma de glicose ou duas unidades de maltose ligadas por ligação do tipo α-1,6) obtidos por ação de α-glicosidases e/ou 4-αGTases e os gentioligossacarídeos (várias unidades de glicose ligadas entre si por ligações β-1,6) sintetizados por β-glicosidases.

---

[3]A enzima xilose-isomerase tem como substrato preferencial a xilose, porém essa enzima apresenta suficiente atividade sobre a glicose para ser aplicada em processos industriais. Na prática ela é muitas vezes denominada glicose-isomerase.

Tabela 2.2 Principais aplicações dos xaropes de maltose, glicose e frutose.

Maltose (%)	Glicose (%)	Frutose (%)	Aplicação	Efeito
50 a 65	2 a 12	0	Produtos de panificação, confeitaria, congelados e cervejas	Controle da textura, da umidade e das características de congelamento, melhoria da cor e controle da concentração de açúcares fermentáveis
70 a 88	0 a 10	0	Sorvetes e balas	Controle da higroscopicidade, evita cristalização
30 a 37	43 a 53	0	Geleias, refrigerantes, panificação	Controle da doçura, da viscosidade e da higroscopicidade. Estabilização do *flavor* e espessante
1 a 2	94 a 97	0	Alimentos infantis e para atletas, geleias, produtos de panificação	Fonte de energia instantânea, controle da doçura, confere brilho e promove caramelização e reação de Maillard
0	10 a 55	42 a 90	Doces, refrigerantes, condimentos e molhos, cereais, sorvetes, panificação	Substituição da sacarose, umectante, evita cristalização e promove reações de escurecimento

Ciclização. Produção de ciclodextrinas e de cicloamiloses. Ciclodextrinas e cicloamiloses são oligo- ou polissacarídeos cíclicos produzidos pela ação das enzimas CGTase e 4-αGTase, respectivamente, sobre o amido.

> Nas ciclodextrinas, as hidroxilas se projetam para fora formando uma cavidade interna hidrofóbica capaz de complexar compostos. São usadas na dispersão de compostos hidrofóbicos em matrizes aquosas.

A aplicação das ciclodextrinas está intimamente ligada à sua estrutura, na qual as hidroxilas das glicoses se projetam para fora do anel formando uma superfície exterior hidrofílica e uma cavidade interna hidrofóbica capaz de complexar diversos compostos (Figura 2.8). Pela formação desses complexos, ciclodextrinas são excelentes veículos para dispersão de compostos hidrofóbicos (aromas, pigmentos, fármacos, compostos ativos) em matrizes aquosas. Para aumentar essa capacidade, a solubilidade de ciclodextrinas em água pode ser melhorada pela inclusão de ramificações (glicoses e/ou maltoses) através da ação reversa de enzimas desramificantes ou pela aplicação de enzimas ramificantes. Cicloamiloses apresentam menos aplicações industriais conhecidas que as ciclodextrinas, em virtude de sua massa molecular muito superior, mas também são capazes de formar complexos de inclusão com diversos compostos proporcionando maior solubilização, maior estabilidade ou alteração de sua reatividade. Em consequência, existe

> Cicloamiloses apresentam massa molecular muito superior à das ciclodextrinas, mas também são capazes de formar complexos de inclusão com diversos compostos.

um grande potencial para a aplicação de cicloamiloses nas indústrias química, farmacêutica e de alimentos.

As CGTases são ainda utilizadas na produção de glicosil-sacarose, trissacarídeo formado pela transferência de uma unidade de glicose do amido para uma molécula de sacarose. Esse açúcar, conhecido como *coupling sugar*, não tem atividade prebiótica, mas é um produto não cariogênico com cerca de 50% da doçura da sacarose, utilizado como agente anticristalização, que não sofre escurecimento químico e que tem ação supressora da retrogradação.

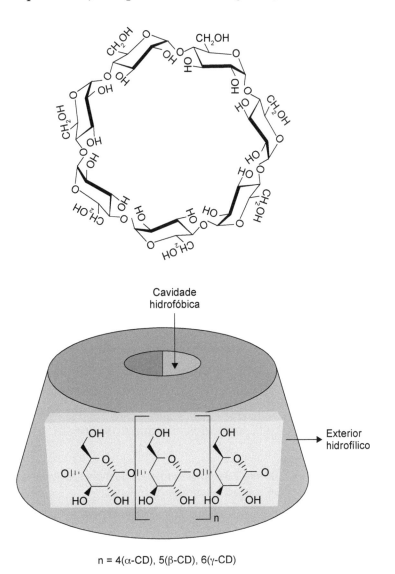

n = 4(α-CD), 5(β-CD), 6(γ-CD)

Figura 2.8 Estrutura química da β-ciclodextrina e representação esquemática das ciclodextrinas.

Obtenção de amido ramificado. Conforme discutido anteriormente, no tópico "Panificação", amidos naturais, quando cozidos e resfriados, podem facilmente sofrer retrogradação, com consequências indesejadas em diversos produtos alimentícios: perda de frescor, sinérese etc. A retrogradação acontece de forma mais intensa entre as cadeias de amilose e é significativamente reduzida quanto mais ramificado for o amido em questão. Assim, as enzimas ramificantes podem ser utilizadas para obtenção de amidos ramificados, capazes de gerar soluções viscoestáveis, que não sofrem retrogradação – ou a sofrem de forma muito reduzida – uma vez que as cadeias laterais transferidas são curtas e incapazes de fazer interações fortes. A aplicação de enzimas ramificantes pode ainda melhorar outras propriedades de géis de amido, como a cor, o brilho e a textura.

> *Enzimas ramificantes são usadas para obtenção de amidos ramificados que sofrem menos retrogradação e formam géis com melhores cor, brilho e textura.*

▶ Métodos de detecção da atividade

Os principais métodos para determinação da atividade de amilases se baseiam em: perda de viscosidade da solução de amido, perda da capacidade de formar complexos azuis na presença de iodo, surgimento de grupos redutores no meio reacional. De acordo com o resultado obtido por esses ensaios, pode-se determinar que tipo de amilase está presente na amostra, como apresentado na Tabela 2.3.

> *Os métodos para determinação da atividade de amilases se baseiam em: perda de viscosidade da solução de amido, perda da capacidade de formar complexos azuis na presença de iodo e surgimento de grupos redutores no meio reacional.*

Para que se possa distinguir entre as β-amilases e glicoamilases é necessário um ensaio para verificação do principal produto de reação – glicose (glicoamilase) ou maltose (β-amilase). Um método prático consiste na cromatografia em papel do produto de reação, em comparação com padrões. Pode-se ainda determinar a liberação de glicose por métodos enzimáticos específicos.

Tabela 2.3 Comportamento do meio reacional (solução/suspensão de amido) após ação de diferentes amilases.

	α-amilase	β-amilase	Glicoamilase
Perda de viscosidade	Rápida	Lenta	Lenta
Perda de cor azul (com iodo)	Rápida	Lenta	Lenta
Formação de grupos redutores	Lenta	Rápida	Rápida

A atividade de CGTases pode ser avaliada em placas de Petri pela capacidade das ciclodextrinas formadas de incluir indicadores como fenolftaleína e alaranjado de metila em sua cavidade, provocando a perda da coloração. Essa mesma redução da cor pode ser utilizada para quantificação espectrofotométrica da presença de ciclodextrinas. A principal desvantagem desse método é o uso de pH alcalino para garantir a formação de cor pelos indicadores usados.

> *A atividade de CGTases pode ser avaliada pela capacidade das ciclodextrinas formadas de incluir indicadores de pH em sua cavidade, provocando a perda da coloração.*

Pectinases

Pectinases são enzimas capazes de reconhecer ligações glicosídicas do tipo α-1,4 entre unidades de ácido galacturônico ou seu derivado metoxilado (Figura 2.9). São produzidas por vegetais e microrganismos, e seu substrato são os polissacarídeos constituintes da lamela média e da parede primária de células vegetais. Em virtude disso, pectinases endógenas podem causar importantes alterações na textura de frutas e hortaliças. Sua aplicação na indústria de alimentos, no entanto, pode trazer uma série de benefícios na obtenção de produtos de origem vegetal. Nesses casos, geralmente são aplicadas pectinases microbianas.

> *Pectinases são enzimas capazes de reconhecer ligações glicosídicas do tipo α-1,4 entre unidades de ácido galacturônico ou seu derivado metoxilado. Seu substrato são os polissacarídeos constituintes da lamela média e da parede primária de células vegetais.*

> *Pectinases endógenas podem causar importantes alterações na textura de frutas e hortaliças. Sua aplicação na indústria de alimentos pode trazer benefícios na obtenção de produtos de origem vegetal.*

▶ Substrato

As substâncias pécticas, carboidratos poliméricos componentes da parede celular e da lamela média de vegetais, são um grupo bastante heterogêneo de polissacarídeos com diferentes massas moleculares e graus de esterificação.

> *As substâncias pécticas são um grupo heterogêneo de polissacarídeos encontrados na parede celular de vegetais.*

A parede celular confere rigidez e proteção à célula vegetal sem, no entanto, interferir na permeabilidade da

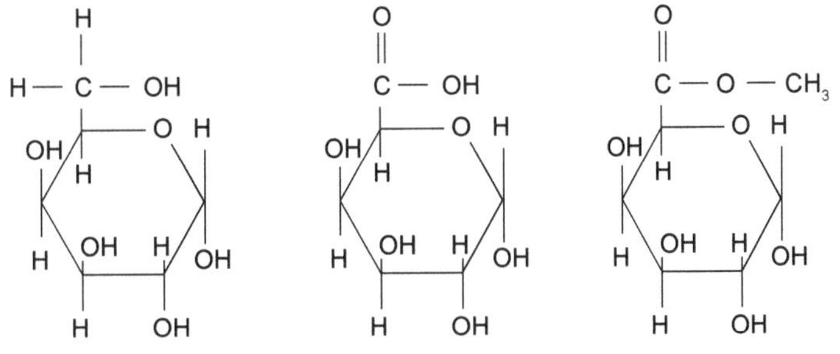

Figura 2.9 Galactose, ácido galacturônico e ácido galacturônico metoxilado.

membrana. É a responsável pela manutenção da turgidez do tecido vegetal. Em células jovens, ainda em crescimento, encontra-se apenas uma parede primária envolvendo a membrana plasmática. Essa parede primária é formada principalmente por celulose (na forma de microfibrilas) envolvida por matriz de substâncias pécticas (cerca de 35%) e de hemicelulose. A parede primária, por sua vez, é envolvida pela lamela média (formada principalmente por substâncias pécticas), que é a responsável por manter as células unidas umas às outras (como um cimento) (Figura 2.10).

Quando para de crescer e entra no estádio de amadurecimento, a célula passa a depositar material entre a membrana plasmática e a parede primária, formando a chamada parede secundária. Esta é mais rígida e mais espessa que a primária, pois contém maiores proporções de celulose e menores de substâncias pécticas e hemicelulose. É comum, na parede secundária, a deposição de lignina (conjunto de compostos fenólicos complexos), o que confere muito maior rigidez e impermeabilidade ao tecido vegetal. A estrutura da parede secundária pode ser dividida em duas partes, de acordo com a orientação das microfibrilas de celulose que a formam.

Em frutos verdes, a substância péctica predominante é chamada de protopectina e consiste em cadeias de ácidos galacturônicos metoxilados (esterificados com metanol) ligadas entre si por íons metálicos divalentes (Ca^{2+}; Mg^{2+}), por cadeias de outros carboidratos (arabinose, galactose, ramnose e xilose, principalmente), por grupos fosfatados, além de ligações de hidrogênio. A protopectina é insolúvel

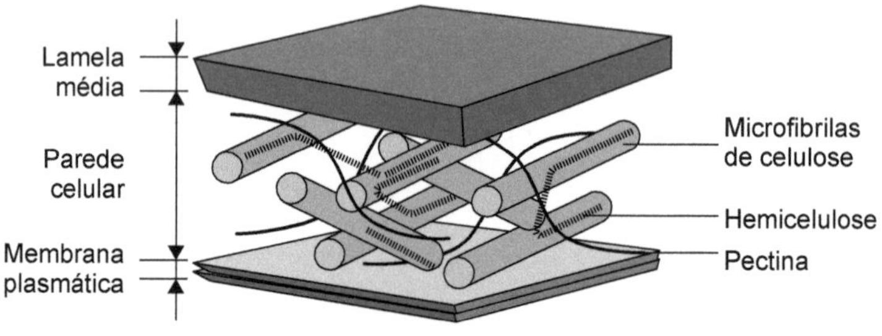

> Em frutos verdes, a substância péctica predominante é a protopectina, que é insolúvel em água e responsável pela textura firme desses frutos.

Figura 2.10 Esquema da estrutura da parede celular primária e da lamela média.

em água e uma das responsáveis pela textura firme dos frutos verdes. Ao longo da maturação, pectinases endógenas (protopectinases) modificam a protopectina, gerando pectinas solúveis e contribuindo para o amaciamento do fruto. O processo de maceração, no qual são aplicadas poligalacturonases fúngicas, funciona de forma bastante semelhante.

> Em frutos maduros, a maior parte das substâncias pécticas consiste em pectina linear: cadeias de ácidos galacturônicos e seus derivados metoxilados unidos por ligações α-1,4.

Em frutos maduros, a maior parte das substâncias pécticas (de 60 a 90%) consiste na chamada pectina linear (*smooth-region pectin*) composta por cadeias de ácidos galacturônicos e por seus derivados metoxilados ligados entre si por ligações glicosídicas do tipo α-1,4. Em geral essas substâncias são altamente esterificadas (de 65 a 98% das unidades) e apresentam grau de polimerização entre algumas dezenas até várias centenas de unidades monoméricas.

> Uma menor fração das substâncias pécticas dos vegetais consiste em regiões ramificadas compostas por açúcares neutros.

De 10 a 40% das substâncias pécticas dos vegetais consistem em regiões ramificadas (*hairy region pectin*) compostas por açúcares neutros (arabinose, xilose, ramnose e galactose, principalmente), que se ligam às cadeias de ácidos galacturônicos (nas posições 2 e/ou 3) e à hemicelulose presente nas paredes celulares de vegetais. No entanto, geralmente, as formas de extração das substâncias pécticas para aplicação industrial promovem a hidrólise e a solubilização da fração neutra ramificada, liberando a fração linear, que fica concentrada no produto final.

> Pectina: termo geral para substâncias pécticas capazes de formar géis.

Outras denominações são ainda aplicadas às substâncias pécticas: pectina – termo geral para substâncias pécticas capazes de formar géis. Normalmente se refere ao produto extraído comercial e pode apresentar diferentes graus de metoxilação no polímero, o que interfere na sua capacidade de gelificar. Pectinas com alto teor de metoxilação (ATM) formam gel na presença de alta concentração de açúcares em meio ácido, enquanto pectinas com baixo teor de metoxilação (BTM) tendem a gelificar na presença de íons divalentes. Pectinas ATM são também conhecidas como ácido pectínico (Figura 2.11), enquanto pectinas BTM podem ser denominadas ácido poligalacturônico, ácido péctico ou pectato (Figura 2.12).

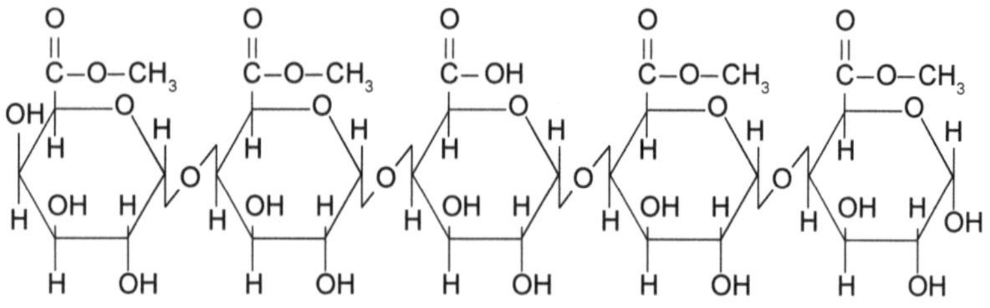

Figura 2.11 Estrutura da pectina com alto teor de metoxilação.

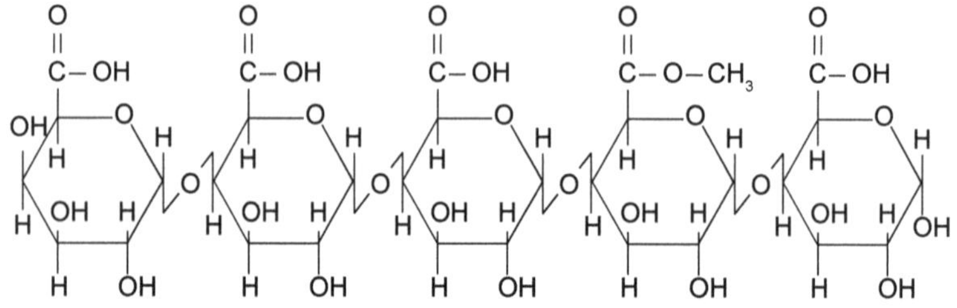

Figura 2.12 Estrutura da pectina com baixo teor de metoxilação.

Pectinases são classificadas de acordo com seu modo de ação, substrato preferencial e reação catalisada em dois grupos: enzimas desmetoxilantes e enzimas despolimerizantes.

▶ **Fontes e principais características**

As pectinases são classificadas de acordo com seu modo de ação, substrato preferencial e reação catalisada. Inicialmente, elas podem ser divididas em: enzimas desmetoxilantes e enzimas despolimerizantes (Tabela 2.4).

Tabela 2.4 Resumo das pectinases, seus substratos e produtos.

	Enzima	Substrato	Produto da reação	Fonte
Desmetoxilante 1	Pectinaesterase EC 3.1.1.11	Pectina	Ácido poligalacturônico + metanol	Vegetais e microrganismos
Despolimerizante 1	Endopoligalacturonase EC 3.2.1.15	Ácido poligalacturônico	Oligossacarídeos (ação aleatória)	Vegetais e microrganismos
	Exopoligalacturonase EC 3.2.1.67		Mono e dissacarídeos (extremidade não redutora)	
2	Endopectatoliase EC 4.2.2.2	Ácido poligalacturônico	Oligossacarídeos (ação aleatória)	Microrganismos
	Exopectatoliase EC 4.2.2.9		Mono e dissacarídeos (extremidade redutora)	
3	Endopectinaliase EC 4.2.2.10	Pectina	Oligossacarídeos (ação aleatória)	Microrganismos

Enzimas desmetoxilantes

São conhecidas como pectinaesterases ou pectinametilesterases. São hidrolases que clivam a ligação éster, desmetoxilando ácidos galacturônicos esterificados com metanol. O resultado de sua ação são pectinas com baixo teor de metoxilação ou ácido poligalacturônico, além de metanol (Figura 2.13). A ação das pectinaesterases sobre a pectina tem duas importantes consequências, em razão da geração de pectato:

- Aumento da suscetibilidade do polissacarídeo ao ataque de certas enzimas despolimerizantes

- Suscetibilidade do polissacarídeo à precipitação na presença de Ca^{2+}, pela geração de pectato de cálcio (Figura 2.14). A presença de grupos carboxílicos sucessivos ao longo do polímero permite a formação de ligações cruzadas mediadas por cálcio (e outros íons divalentes), que provoca sua insolubilização/precipitação.

Pectinaesterases são produzidas tanto por vegetais quanto por microrganismos. As de origem vegetal atacam a extremidade não redutora da cadeia de polissacarídeo (no caso das exoenzimas) ou regiões próximas a grupos carboxílicos livres (endoenzimas) e seguem a desmetoxilação ao longo da molécula por mecanismo de cadeia simples (ou única), o que gera longos trechos de ácidos galacturônicos na molécula, deixando-a altamente sensível à precipitação por cálcio. Irregularidades na cadeia (como a presença de regiões ramificadas, acetilações etc.) inibem a ação dessa enzima. Sua atividade é maior em substratos de alto grau de

> Pectinaesterases são hidrolases que clivam a ligação éster, desmetoxilando ácidos galacturônicos esterificados com metanol. Geram pectinas com baixo teor de metoxilação ou ácido poligalacturônico, além de metanol. São produzidas por vegetais e microrganismos.

> A formação de ácido péctico tem como consequências: o aumento da suscetibilidade ao ataque por enzimas despolimerizantes; a possibilidade de precipitação com Ca^{2+} na forma de pectato de cálcio.

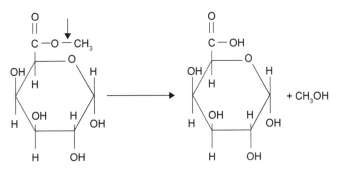

Figura 2.13 Ação das pectinaesterases.

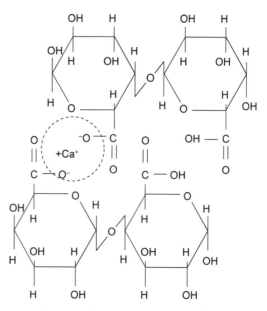

Figura 2.14 Formação de pectato de cálcio.

polimerização, sendo inativas sobre substratos de três unidades monoméricas ou menos. São enzimas altamente específicas que hidrolisam outros ésteres em taxas extremamente lentas. As pectinaesterases fúngicas diferem das vegetais por agirem por mecanismo multicadeia, promovendo a desmetoxilação totalmente ao acaso e, portanto, gerando pectinas com baixo teor de metoxilação, porém bastante resistentes à precipitação por cálcio, aplicadas na confecção de geleias com baixo teor de açúcares.

Enzimas despolimerizantes

Clivam as ligações glicosídicas α-1,4 entre as unidades constituintes das substâncias pécticas, podendo agir como hidrolases ou como liases (lisando a ligação glicosídica no carbono 4 com a eliminação de um hidrogênio no carbono 5, via β-eliminação, com formação de dupla ligação entre os carbonos 4 e 5 do uronídeo). Ambas as enzimas podem apresentar modo de ação de endo- ou exocarboidrases.

Quanto ao substrato, as enzimas despolimerizantes são diferenciadas por atacarem preferencialmente as ligações entre ácidos galacturônicos (em pectinas com baixo teor de metoxilação ou ácido péctico) ou entre ácidos

> As enzimas despolimerizantes clivam as ligações α-1,4 entre os constituintes das substâncias pécticas, podendo ser hidrolases ou liases.

> A hidrólise de pectinas altamente metoxiladas pode ser facilmente alcançada pela ação combinada de pectinaesterases e poligalacturonases e/ou pectatoliases.

galacturônicos metoxilados (pectinas de alto teor de metoxilação). No primeiro caso, encontram-se as poligalacturonases e as pectatoliases, cuja atividade decresce com o aumento no grau de metoxilação do substrato (Figura 2.15). A exceção são as pectatoliases bacterianas, que apresentam maior atividade sobre pectinas de baixo teor de metoxilação e não sobre o ácido poligalacturônico. No segundo caso são conhecidas apenas pectinaliases, fortemente ativadas na presença de cálcio e de outros íons divalentes (Figura 2.16). A existência de polimetilgalacturonases ainda não foi demonstrada. No entanto, a hidrólise de pectinas altamente metoxiladas pode ser facilmente alcançada pela ação combinada de pectinaesterases e poligalacturonases e/ou pectatoliases.

> Ramnogalacturonases são pectinases capazes de hidrolisar as regiões ramificadas das substâncias pécticas.

Um terceiro grupo de enzimas pode ser incluído entre as pectinases: são as ramnogalacturonases, capazes de hidrolisar as ligações glicosídicas entre ramnose e ácidos galacturônicos nas regiões ramificadas das substâncias pécticas. Sua ação libera oligômeros formados por ácido galacturônico e açúcares neutros como a ramnose, mas também arabinose, galactose e xilose, entre outros. Esse tipo de atividade foi

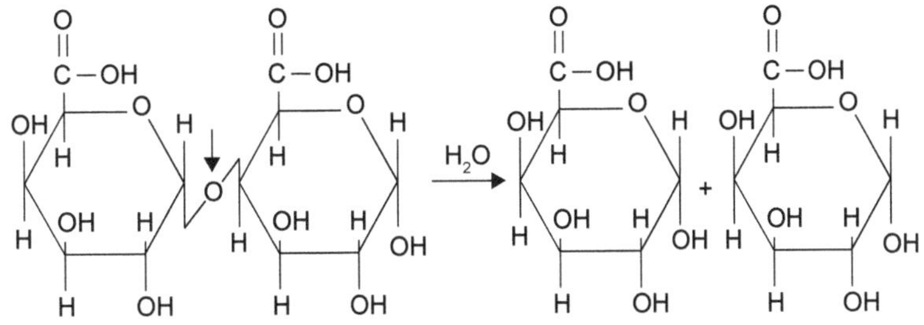

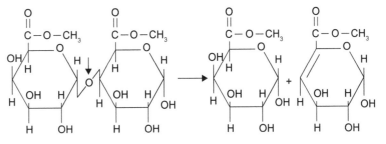

Figura 2.15 Ação das poligalacturonases.

Figura 2.16 Ação das pectinaliases.

50 Bioquímica de Alimentos | Teoria e Aplicações Práticas

detectado em preparados de pectinases comerciais produzidos por fungos filamentosos.

As enzimas pectinolíticas podem ser obtidas a partir de diferentes microrganismos como leveduras, bactérias, actinomicetos e principalmente fungos filamentosos, que estão entre os mais eficazes produtores de pectinases. *Aspergillus niger* é a espécie mais comum de fungo utilizado para a produção industrial dessas enzimas (Tabela 2.5).

As enzimas microbianas possuem diferentes características com base no mecanismo de ação, propriedades biológicas e físico-químicas. As poligalacturonases possuem o pH e a temperatura ótimos variando de 3,5 a 6,0 e de 30 a 50°C, respectivamente. No entanto, foram encontradas enzimas obtidas de *B. licheniformis* e *Fusarium oxysporum*

> As enzimas pectinolíticas podem ser obtidas a partir de diferentes microrganismos, sobretudo fungos filamentosos.

Tabela 2.5 Principais fontes de pectinases.

Enzima	Vegetais	Microrganismos	
Pectinaesterase	Maçã, banana, cítricos, cereja, uva, manga, mamão, maracujá, pera, cenoura, couve-flor, abóbora, cebola, batata, tomate	**Fungos:** *Aspergillus niger, Penicillium* sp., *Fusarium* sp., *Rhizopus* sp., *Sclerotia* sp.	**Bactérias:** *Clostridium* sp.
Poligalacturonase	Maçã,[1] abacate,[2] banana,[1] cereja,[1] manga,[1] mamão,[3] maracujá,[3] pêssego,[3] pera,[3] cenoura,[1] abóbora,[2] batata,[1] tomate[3]	**Fungos:** *Aspergillus niger,*[3] *Penicillium* sp.,[2] *Fusarium* sp.,[2] *Rhizopus* sp.,[2] *Sclerotia* sp.,[3] *Collecotrichum* sp.[3]	**Leveduras:** *Aureobasidium pullulans,*[2] *Kluyveromyces* sp.[2] **Bactérias:** *Bacillus* sp.,[1] *Erwinia* sp.,[3] *Streptomyces* sp.
Pectatoliase		**Fungos:** *Fusarium* sp.[2]	**Bactérias:** *Bacillus polymyxa,*[2] *Erwinia* sp.,[3] *Pseudomonas* sp.,[2] *Arthrobacter* sp.,[2] *Clostridium* sp.[1]
Pectinaliase		**Fungos:** *Aspergillus niger, Penicillium* sp., *Sclerotia* sp.	**Leveduras:** *Aureobasidium pullulans* **Bactérias:** *Pseudomonas* sp.

[1]Exoenzimas, [2]endoenzimas, [3]endo- e exoenzimas.

> Pectinases comerciais são preparados contendo uma variedade de enzimas fúngicas (em geral de *Aspergillus* sp.) que apresentam atividade de pectinaesterase, poligalacturonase e pectinaliase, além de atividade celulolítica e hemicelulolítica.

com pH ótimo de 11. As pectatoliases possuem pH ótimo entre 8 e 10, mas em alguns casos as obtidas de *Erwinia* sp. são ativas em pH 6, e as de *B. licheniformis*, em pH 11. Pectinaliases possuem pH ótimo de 4,0 a 5,0. As esterases microbianas apresentam temperatura ótima entre 40°C e 60°C e pH ótimo variando de 4,0 a 8,0.

Pectinases comerciais. São preparados contendo uma variedade de enzimas fúngicas (em geral de *Aspergillus* sp.) que apresentam atividade de pectinaesterase, poligalacturonase e pectinaliase, além de atividade celulolítica (pela presença de β-endoglicanases) e hemicelulolítica, todas enzimas produzidas pelo mesmo microrganismo. Em alguns casos são adicionadas exocelulases de outras fontes microbianas.

▶ Aplicação industrial de pectinases

Enzimas endógenas

Pectinaesterase. Um problema recorrente na produção de sucos cítricos (de frutos que apresentam alta atividade de pectinaesterase e atividade pouco significativa de enzimas despolimerizantes) é a perda da turbidez e separação de fases no suco. Isso acontece quando pectinaesterases desesterificam a pectina em suspensão no suco, gerando ácido poligalacturônico, que, na presença de cálcio natural dos sucos, precipita, causando clarificação. Em sucos concentrados a formação de géis de pectato de cálcio impede a reconstituição satisfatória do suco.

> Um problema na produção de sucos cítricos é a separação de fases causada pela ação de pectinaesterases nativas.

Esse fenômeno é especialmente importante em suco de laranja, uma vez que este é produzido e comercializado em grande volume, e tem sido bastante estudado. A maior parte das variedades de laranja contém cerca de 12 isoformas de pectinaesterase, em todos os tecidos do fruto. Essas isoenzimas diferem entre si por sua estabilidade térmica, afinidade por pectinas de baixo teor de metoxilação (o que determina o grau de desesterificação que podem provocar) e por sua capacidade de clarificação, que está diretamente ligada ao modo de ação da enzima (unicadeia ou multicadeia). A principal dificuldade no controle do problema reside na existência de uma isoforma termorresistente, que depende de tratamentos térmicos drásticos para inativação, o que, por sua vez, leva a alterações no sabor do suco obtido.

Uma possibilidade de se contornar esse problema é a adição de pectinaliases ou poligalacturonases ao suco. Na presença dessas enzimas, a pectina ou ácido poligalacturônico são hidrolisados a oligômeros não sensíveis ao cálcio. Essa hidrólise contribui para a redução da viscosidade do suco e aumenta o teor de sólidos solúveis, proporcionando sucos concentrados com valores de °Brix mais elevados.

> Uma possibilidade de se contornar esse problema é a adição de pectinaliases ou poligalacturonases ao suco. Na presença dessas enzimas, as substâncias pécticas são hidrolisadas e não precipitam.

Atualmente, a concentração de suco de laranja é feita em evaporadores multiestágio cuja temperatura é suficiente para inativação das pectinaesterases nativas. Alterações de sabor causadas pelo uso de altas temperaturas são contornadas pela recuperação e reincorporação de aromas ao suco concentrado. Desse modo é possível garantir a estabilidade da turbidez do suco sem maiores danos às suas propriedades sensorias.

A atividade de pectinaesterase é explorada durante a secagem do bagaço (principalmente do albedo) da laranja, para aproveitamento como ração animal. Nestes casos, o bagaço é tratado com uma solução de hidróxido de cálcio, que ativa as enzimas nativas (pelo ajuste do pH e pela adição de cálcio), causando rápida desesterificação e formação de pectato de cálcio. Nesse processo, boa parte da água contida no bagaço é expulsa e pode ser facilmente removida por prensagem, reduzindo a quantidade de água que deverá ser retirada pelo custoso processo de secagem.

> A atividade de pectinaesterase é explorada para aproveitamento do albedo como ração. A precipitação do pectato de cálcio expulsa a água contida no bagaço, reduzindo custos de secagem.

Processo semelhante é utilizado para gerar pectato de cálcio no interior de diversas frutas e vegetais processados, com o objetivo de preservar ou aumentar sua firmeza (textura). Em alguns casos a atividade de pectinaesterases nativas não é suficiente para o efeito desejado e pode-se introduzir enzimas exógenas (em geral pectinaesterases purificadas de *Aspergillus niger*) nas frutas íntegras ou em pedaços, por injeção de solução enzimática. A difusão/penetração das enzimas pode ser muito aumentada quando o processo é conduzido sob vácuo. Esse processo já foi aplicado com sucesso em morangos, maçãs e pêssegos em calda (autoclavados e misturados em iogurtes).

> O mesmo princípio é usado no interior de frutas e vegetais processados, com o objetivo de preservar ou aumentar sua firmeza.

Capítulo 2 / Carboidrases

> A ação de pectinaesterases e poligalacturonases influencia significativamente a conservação pós-colheita de tomate, reduzindo a vida de prateleira pela perda da textura.

Pectinaesterase e poligalacturonase. Entre os produtos de importância comercial, o que apresenta maior atividade de ambas as enzimas combinadas é o tomate. A presença dessas enzimas influencia significativamente a conservação pós-colheita e o processamento do fruto.

No caso do produto *in natura*, a atividade combinada de pectinaesterases e poligalacturonases nativas reduz a vida de prateleira da maior parte das variedades de tomate, por provocar rápido amaciamento do fruto (perda da textura desejável) e aumentar sua suscetibilidade a danos mecânicos durante transporte e comercialização. Uma solução para essa dificuldade foi o desenvolvimento de variedades geneticamente modificadas de tomate, produtoras de menores teores dessas enzimas, que também sintetizam menos etileno que as variedades não modificadas.

Na obtenção de produtos de tomate são utilizados dois tipos básicos de processamento, de acordo com o efeito a ser provocado sobre a atividade das pectinases nativas.

> O processamento industrial varia de acordo com o efeito sobre as pectinases do tomate: *hot break* promove a inativação térmica das pectinases e *cold break* permite a atividade das enzimas nativas.

Hot break (90°C). Processo que promove a inativação térmica das pectinases imediatamente após o despolpamento. Garante a manutenção do conteúdo de pectina da polpa, gerando pastas altamente viscosas, aplicadas na produção de *ketchup*, sopas e molhos.

Cold break (40°C). Processo que promove um período de repouso após o despolpamento, garantindo a atividade das enzimas nativas. Proporciona a obtenção de sucos pouco viscosos. Estes, quando concentrados, são usados como flavorizantes e corantes em produtos cuja consistência é garantida por outro ingrediente (amido, gomas, gelatina etc.). As pastas produzidas por esse processo, quando reconstituídas, não apresentam viscosidade característica de molho de tomate.

Enzimas exógenas

> A clarificação de sucos de frutas é a maior e mais antiga aplicação de pectinases comerciais.

Clarificação de sucos de frutas. É a maior e mais antiga aplicação de pectinases comerciais. Após a extração, a maior parte dos sucos de frutas é turva e apresenta alta viscosidade. Em alguns sucos como os de laranja e de toranja, por exemplo, a turbidez é desejada e deve ser preservada, porém sucos de uva, maçã e pera são comercializados clarificados e devem passar por um processo de filtração ou centrifugação para remoção da turbidez. A adição de pectinases reduz a viscosidade e provoca precipitação das partículas de turvação, facilitando sua remoção pelos processos de filtração e centrifugação, aumentando o rendimento do suco clarificado e a vida útil de equipamentos como filtros e *finishers*.

A turvação em sucos é causada basicamente por proteínas do citoplasma vegetal, carregadas positivamente no pH ácido dos sucos, envoltas por substância péctica de carga negativa. Essas partículas se mantêm em suspensão (Figura 2.17) devido à repulsão de sua carga superficial (negativa). A degradação parcial da pectina dessas partículas permite a exposição do núcleo proteico (carga positiva), possibilitando a atração do núcleo de algumas partículas pela capa de outras, o que acaba por gerar partículas de tamanho muito grande, que precipitam. A viscosidade do suco é causada por pectina e hemicelulose dissolvidas (não comprometidas com as partículas proteicas). Quando estas são hidrolisadas

> A turbidez é causada por proteínas com carga positiva, envoltas por substância péctica de carga negativa. A ação de pectinases expõe o núcleo positivo, que atrai a capa negativa de outras partículas, aglomerando partículas grandes, que precipitam.

> A viscosidade do suco é causada por pectina e hemicelulose dissolvidas. A despolimerização por pectinases leva à redução da viscosidade.

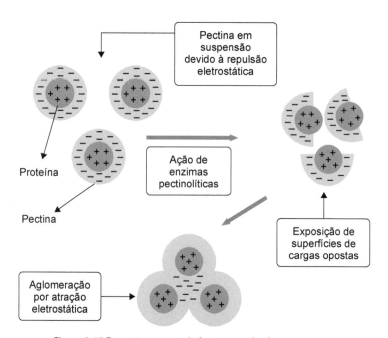

Figura 2.17 Turvação em sucos de frutas e sua clarificação por enzimas.

a cadeias menores (despolimerização), a viscosidade fica significativamente reduzida.

A clarificação e a redução da viscosidade podem ser alcançadas pelo uso combinado de pectinaesterases e poligalacturonases – indicado para todos os sucos e principalmente para suco de uva, cuja pectina tem baixo teor de metoxilação – ou pela adição de pectinaliases – indicado basicamente para maçãs, cuja pectina é altamente esterificada. É importante notar que o pH do suco deve ser tal que as partículas de proteína assumam carga positiva. Em sucos com pH artificialmente elevado, a ação das pectinases não apresenta efeito na remoção da turvação.

Extração de sucos. A obtenção de um suco de fruta consiste na separação da parte líquida da polpa da fruta – formada basicamente pelo conteúdo vacuolar das células – de sua parte sólida insolúvel – os componentes das paredes celulares, principalmente celulose e pectina. Essa separação, em geral, é alcançada por prensagem da polpa da fruta: neste caso, a saída da parte líquida depende do rompimento mecânico das paredes e membranas celulares. O uso de pectinases auxilia nesse processo, facilitando o rompimento das paredes e aumentando o rendimento da extração.

> O uso de pectinases auxilia no processo de extração de sucos pelo rompimento das paredes celulares.

Algumas polpas de frutas, principalmente as com alto conteúdo de pectina solúvel, são especialmente difíceis de prensar, o que ocasiona muito baixo rendimento em suco. Nesses casos, a adição de pectinases à polpa promove a hidrólise da pectina, gerando sucos menos viscosos, mais fáceis de extrair, melhorando as características de prensagem e aumentando em muitas vezes o rendimento.

Em frutas vermelhas a hidrólise de componentes da parede celular auxilia a liberação de pigmentos para o suco. Esse efeito é especialmente desejado na produção de vinho tinto, reduzindo o tempo de maceração da casca no mosto (necessário para a extração das antocianinas).

> Em frutas vermelhas a hidrólise da parede celular libera pigmentos para o suco, o que é desejado na produção de vinho tinto.

Nesses procedimentos a combinação de enzimas aplicada pode ser a mesma utilizada para clarificação, devendo, da mesma forma, ser levado em consideração o grau de esterificação da pectina da fruta em questão.

Pectinases auxiliam ainda na extração de azeites – óleos obtidos de frutos.

Liquefação é a transformação da polpa em suco, independentemente de prensagem. Ocorre pela hidrólise da parede celular da matéria-prima.

Vantagens da liquefação: aumenta o teor de sólidos do suco, não há bagaço e pode ser aplicada em frutos que não se adaptam ao processo por prensagem.

Maceração é a solubilização da lamela média dos tecidos vegetais que gera polpas contendo células intactas.

Vantagens da maceração: ausência de reações degenerativas e manutenção de alto conteúdo de fibras.

O uso de pectinases tem sido aplicado ainda na extração de azeites de diversos produtos: azeitonas, dendê, babaçu, coco etc.

Liquefação. É o processo que independe de prensagem para a transformação da polpa em suco. Nesse caso, a polpa é toda liquefeita pela hidrólise dos componentes da parede celular dos vegetais. Para que o processo seja eficiente, devem ser usadas, em conjunto, pectinases e celulases que, devido ao efeito sinérgico de suas atividades, são capazes de hidrolisar até 80% dos polissacarídeos presentes na polpa. O grau de hidrólise atingido – produção de sucos límpidos, turvos ou viscosos – é dependente do acesso das enzimas ao substrato e está sobretudo relacionado com a presença e a concentração de lignina no produto. Sucos de mamão assim obtidos são totalmente límpidos, enquanto os de maçã são turvos e os de cenoura são viscosos.

A liquefação é um processo interessante sob diversos aspectos: aumenta o teor de sólidos do suco (que é de interesse para a indústria de sucos concentrados), reduz a próximo de zero a produção de resíduos (não há bagaço) e pode ser aplicado com sucesso em frutos que não se adaptam bem ao processo de extração convencional por prensagem (banana, manga, goiaba etc.). No entanto, sua aplicação não é muito difundida principalmente por problemas legais: sucos obtidos desta forma não se encaixam no padrão de identidade da maioria dos países (principalmente na União Europeia, onde o uso de celulases é proibido em produtos de frutas).

Maceração. É o processo de hidrólise e solubilização da lamela média dos tecidos vegetais, gerando polpas de frutas e vegetais contendo células intactas. Essas polpas, aplicadas na produção de alimentos infantis, pudins, iogurtes e purês, apresentam uma série de vantagens sobre os produtos convencionais (polpas homogeneizadas mecanicamente): ausência de reações degenerativas – como escurecimento enzimático e destruição de aromas e vitaminas – causadas pela ação de enzimas endógenas liberadas pelo rompimento celular; manutenção de alto conteúdo de fibras – apenas a lamela média é hidrolisada, as paredes celulares permanecem como parte integrante do produto.

Para obtenção dessas polpas, o vegetal sofre uma desintegração mecânica suave e é adicionado de poligalacturonases ou pectatoliases purificadas. Na ausência de pectinaesterases, a ação dessas enzimas é bastante limitada, causando apenas a solubilização da lamela média. Ocorre assim a perda de coesão entre as células – formação de polpa, além da geração de oligômeros, que contribuem para dar cremosidade ao produto.

Este processo é aplicado na produção de purê de cenoura para formulação de alimentos infantis e na produção de purê de batata instantâneo. Neste caso, o amido deve ser previamente gelatinizado e o uso de maceração impede que ele vaze das células, evitando a textura grudenta no produto reconstituído.

Descascamento enzimático. Consiste na hidrólise do albedo de frutas cítricas (principalmente laranjas e toranjas) entre a casca e a polpa e entre segmentos da polpa, de modo a separar a fruta em gomos. O processo depende da aplicação de pectinases, sob pressão ou vácuo, nas frutas íntegras. Após o tempo de hidrólise a casca deve ser retirada manualmente. Os gomos da fruta são, então, resfriados e embalados para comercialização como produtos minimamente processados. Esse tipo de produto é bastante difundido nos EUA e no Japão.

> Descascamento enzimático é a hidrólise do albedo de frutas cítricas, separando a fruta em gomos.

Liberação de precursores de aroma em vinhos. Três enzimas exógenas principais, pectinases, β-glicanases e hemicelulases, têm sido amplamente utilizadas para hidrolisar os polissacarídeos na parede celular a fim de melhorar o processo de maceração e extração da cor natural da casca da uva, para otimizar os processos de clarificação e filtração e, finalmente, melhorar a qualidade e a estabilidade do vinho. Alcoóis monoterpênicos são considerados substâncias de extrema importância na formação do aroma de diversos tipos de vinhos. Sua liberação depende da hidrólise dos terpenos glicosilados presentes no mosto fermentado e que é atingida pela ação de β-glicosidases e hemicelulases (arabinosidase, ramnosidase etc.). Essas enzimas devem ser adicionadas ao mosto, logo após a fermentação, para agir de 15 dias a 1 mês. A duração do tratamento deve ser determinada sensorialmente por provador especializado. Uma vez atingido o

> Liberação de precursores de aroma em vinhos – hidrólise dos terpenos glicosilados por β-glicosidases e hemicelulases.

aroma desejado, o mosto deve ser adicionado de bentonita (auxiliar de clarificação/filtração) que interrompe a atividade enzimática por precipitação. Atualmente, as pectinases (*Aspergillus niger* e *Penicillium notatum*) estão sendo usadas em 3 etapas durante a preparação do vinho: para melhorar a condição de opacidade e a capacidade de extração dos componentes solúveis das uvas, para reduzir o tempo de filtração e para aumentar o volume de mosto. Consequentemente, a adição de pectinases aumenta a quantidade de componentes fenólicos extraíveis, tais como antocianinas e taninos, que são responsáveis por melhorar o sabor e a intensidade da cor nos vinhos.

Eliminação de amargor em sucos cítricos. O amargor em sucos cítricos se deve sobretudo à presença de naringina, uma flavanona glicosilada por um dissacarídeo composto de uma unidade de ramnose ligada a uma unidade de glicose por uma ligação α-1,2. A liberação da aglicona por carboidrases específicas promove a eliminação do sabor amargo e é alcançada pela remoção sucessiva dos resíduos de L-ramnose e de D-glicose através da ação de um complexo heterodimérico composto de duas subunidades com atividades específicas de α-ramnosidade (EC 3.2.1.40) e β-glicosidase (EC 3.2.1.21), conforme ilustrado na Figura 2.18. A remoção da ramnose gerando prunina já reduz significativamente o amargor, uma vez que a prunina é cerca de três vezes menos amarga que a naringina. A maioria dos preparados comerciais, geralmente denominados naringinases, apresentam atividade tanto de α-ramnosidase quanto de β-glicosidade e são produzidos principalmente por fungos filamentosos, especialmente do gênero *Aspergillus* (*A. niger* e *A. aculeatus*).

Outra flavanona de importância em sucos cítricos concentrados é a hesperidina. A forma glicosilada (pelo mesmo dissacarídeo da naringina) pode cristalizar em sucos concentrados, sobretudo de tangerina, causando alterações indesejáveis de aparência e sensação bucal. No entanto, a aglicona (hesperetina) é muito mais solúvel e não cristaliza nas condições normais de processamento e armazenamento desses produtos. Naringinases comerciais

---

A aplicação de pectinases na produção de vinhos melhora a extração dos componentes solúveis das uvas, reduz o tempo e os custos de filtração e aumenta o volume de mosto.

Eliminação de amargor em sucos cítricos – hidrólise de naringina amarga por naringinases (α-ramnosidase + β-glicosidade). A aglicona não é amarga.

Eliminação de cristais em sucos concentrados – hidrólise de hesperidina por naringinases. A aglicona é muito mais solúvel.

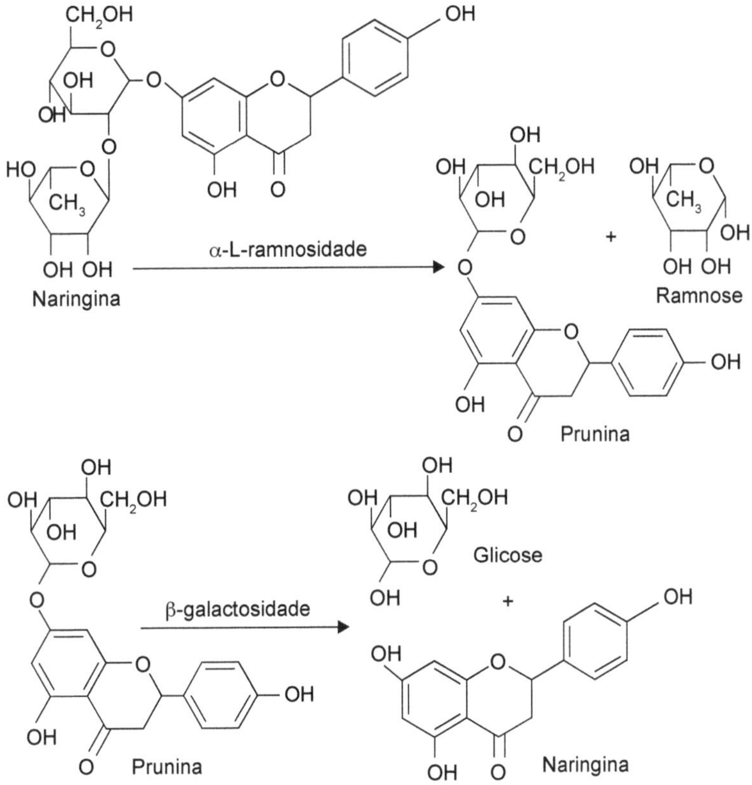

Figura 2.18 Liberação de naringenina pela ação de naringinase.

são eficientemente aplicadas na hidrólise de hesperidina, evitando a ocorrência de cristais.

▶ Métodos de detecção da atividade

A atividade das pectinases é determinada sobre soluções de ácido poligalacturônico ou pectina, de acordo com a especificidade da enzima em estudo. São parâmetros a serem determinados: a perda de viscosidade da solução e o surgimento de grupos redutores no meio reacional. A combinação desses dois métodos de avaliação permite verificar se a enzima em questão tem padrão endo- ou exo- de atividade.

A atividade de pectinaesterase é geralmente avaliada pela formação de grupamentos ácidos como consequência da desmetoxilação dos resíduos de uronídeos. Isso pode ser avaliado titulometricamente, pela adição estequiométrica de NaOH ao meio reacional, ou espectrofotometricamente, por alteração da coloração de indicadores de pH adicionados ao meio, como azul de bromotimol, por exemplo.

> A atividade das pectinases é determinada sobre ácido poligalacturônico ou pectina, de acordo com a enzima em estudo. Por sua vez, a atividade de pectinaesterase é avaliada pela formação de grupamentos ácidos como consequência da desmetoxilação dos uronídeos. A atividade de hidrolases e liases pode ser diferenciada por espectrometria de luz UV, uma vez que os uronídeos insaturados absorvem a 235 nm.

A atividade de hidrolases e liases pode ser diferenciada por espectrometria de luz UV, uma vez que os uronídeos insaturados, formados pela ação de liases, absorvem na faixa entre 220 e 260 nm, com pico em aproximadamente 235 nm, que pode variar de acordo com o pH do meio, entre outros fatores. Por isso, é aconselhável determinar a absorção do produto de reação dentro dessa faixa, para detecção da atividade de liases. Uma metodologia auxiliar é o uso do método periodato-TBA. Nesse método, o produto da reação deve ser oxidado na presença de ácido periódico em ácido sulfúrico. Havendo monouronídeos insaturados na amostra, eles se degradarão, gerando malonaldeído, que reagirá com o ácido tiobarbitúrico para formar uma coloração avermelhada, que absorve a 532 nm. Esse método é aplicável mesmo quando o resultado da reação não absorve a 235 nm, possivelmente porque se apresenta na forma linear (ácido 5-ceto-4-desoxigalacturônico) e não cíclica.

Celulases, hemicelulases e ligninases

▶ Substrato

A biomassa lignocelulósica é composta principalmente por celulose (35 a 50%), hemicelulose (25 a 30%) e lignina (25 a 30%).

A celulose é um homopolímero linear formado por inúmeras unidades de glicose, ligadas entre si por ligações glicosídicas β-1,4. A unidade básica de repetição, a celobiose (Figura 2.19), é um dímero de glicose. As cadeias lineares de glicose podem estar ligadas entre si por ligações de hidrogênio, formando regiões cristalinas, ou podem não estar ligadas, formando regiões amorfas (que representam apenas cerca de 15% do total). O conjunto das cadeias de

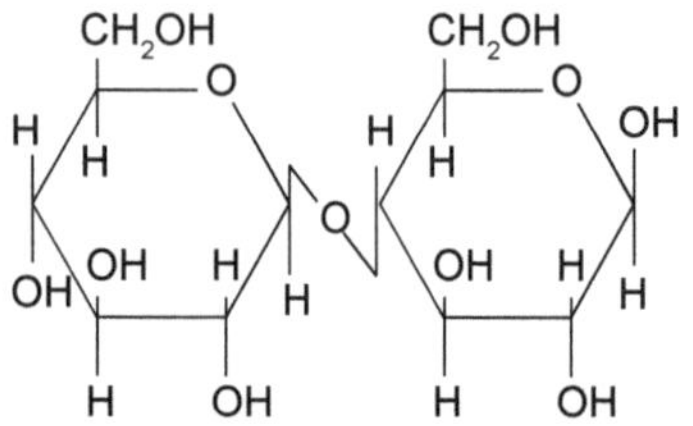

> A biomassa lignocelulósica é composta principalmente por celulose, hemicelulose e lignina.

> A celulose é um homopolímero linear formado por unidades de glicose, unidas por ligações β-1,4. Para hidrólise da celulose, três grupos de enzimas precisam atuar sinergicamente: exoglicanases, endoglicanases e β-glicosidases.

Figura 2.19 Ligação β-1,4. Celobiose.

glicose (regiões cristalinas e amorfas) forma as fibrilas da celulose, que unidas formam as microfibrilas (com diâmetro de aproximadamente 30 Å). Para uma eficiente hidrólise da celulose, três enzimas precisam atuar sinergicamente: exoglicanases, endoglicanases e β-glicosidases.

Nas paredes celulares a celulose se liga às substâncias pécticas e à lignina por polímeros de hemicelulose (Figura 2.20). O substrato hemicelulósico é uma estrutura amorfa e complexa de carboidratos, consistindo em diferentes polímeros formados por pentoses (xilose e arabinose) e hexoses (manose, glucose e galactose). As hemiceluloses possuem ainda cadeias laterais constituídas de ácido acético, pentoses, ácidos hexurônicos e desoxi-hexoses (α-L-raminose, α-L-fucose), que são responsáveis pela solubilidade do polissacarídeo em água e/ou em álcalis. A hemicelulose é uma estrutura mais sensível, térmica e quimicamente, que a celulose, mas confere maior estabilidade mecânica, flexibilidade e elasticidade à estrutura celulose-hemicelulose-lignina. As principais hemicelulases são as xilanases, as glicuronidases, as arabinofuranosidases, as galactosidases e as mananases que hidrolisam ligações glicosídicas, enquanto acetil- ou feruloil-esterases hidrolisam ligações éster de grupos laterais de acetato ou ácido ferúlico na estrutura da parede celular dos vegetais. Hemicelulases são produzidas sobretudo por fungos filamentosos, especialmente por *Aspergillus nidulans*, *Aspergillus niger*, *Trichoderma* sp., entre outros.

> Hemicelulose é uma estrutura formada por diferentes polímeros de pentoses e hexoses. As principais hemicelulases são as xilanases, as glicuronidases, as arabinofuranosidases, as galactosidases e as mananases.

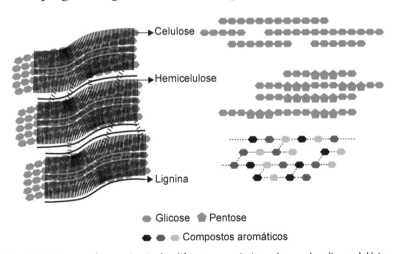

Figura 2.20 Esquema da organização dos diferentes constituintes do complexo lignocelulósico.

A lignina é um polímero aromático heterogêneo, com estrutura tridimensional, composta em grande parte de unidades de fenilpropano (álcool coniferílico, álcool sinapílico e álcool *p*-cumarílico) geralmente unidas por ligações éter, que não são hidrolisáveis sob condições biológicas. O acoplamento dessas unidades não ocorre de maneira regular e repetitiva, ao contrário, a união ocorre de forma aleatória por meio de reações radicalares entre os seus três alcoóis precursores. A lignina age como material ligante preenchendo o espaço ao redor e entre a celulose e hemicelulose, complexando-se com os polímeros e conferindo rigidez e proteção à degradação enzimática, microbiana e oxidativa da parede celular.

> *A lignina é um polímero aromático heterogêneo, com estrutura tridimensional de unidades de fenilpropano unidas por ligações éter, não hidrolisáveis sob condições biológicas.*

A degradação da celulose do material lignocelulósico enfrenta muitos obstáculos, atribuídos a fatores morfológicos e físico-químicos, com consequente resistência à hidrólise enzimática. A acessibilidade das microfibrilas internas e a porosidade do material, o teor de umidade e o tamanho de partícula do substrato, assim como o teor de lignina, o grau de cristalinidade e de polimerização das fibras de celulose e o revestimento de hemicelulose estão entre os principais fatores a serem considerados. A hidrólise requer, portanto, múltiplas enzimas com diferentes especificidades (Tabela 2.6) para desconstruir a complexa estrutura lignocelulósica, mais especificamente, uma ação sinérgica de ligninocelulases: celulases, hemicelulases e ligninases.

> *A degradação da celulose em matrizes lignocelulósicas depende de: acesso às microfibrilas, teor de umidade e tamanho de partícula, teor de lignina, grau de cristalinidade e de polimerização da celulose e grau de revestimento por hemicelulose.*

▶ Fontes e principais características

Celulases são enzimas hidrolíticas (carboidrases) capazes de romper as ligações glicosídicas β-1,4 entre unidades de glicose. Existem 4 tipos de celulases:

Endo-1,4-β-ᴅ-glicanases (EC 3.2.1.4 – Cx celulase). Rompem a celulose, desordenadamente, no meio da molécula, liberando oligossacarídeos β-1,4. Muitas endoglicanases não são capazes de atacar celulose cristalina, agindo apenas sobre a fração amorfa do polímero e fazendo uma hidrólise incompleta. Glicanases capazes de atacar celulose cristalina são bem raras e, em geral, de ação muito lenta.

> *Celulases são carboidrases que clivam ligações β-1,4 entre unidades de glicose. São elas: Cx celulase (endoenzima que libera oligossacarídeos), celobio-hidrolase (exoenzima que libera glicose e celobiose), celobiase (exoenzima que cliva celobiose) e glico-hidrolase (que remove unidades de glicose das extremidades de polímeros).*

Capítulo 2 / Carboidrases **63**

Tabela 2.6 Enzimas que agem sobre material lignocelulósico.

Enzima	Substrato preferencial	Resultado da hidrólise	Microrganismos produtores
Celulases			
Endoglicanase EC 3.2.1.4	Região interna amorfa da celulose	Oligossacarídeos	*Aspergillus niger, Bacillus* sp., *Streptomyces* sp., *Trichoderma viride*
Exoglicanase (celobio-hidrolase) EC 3.2.1.91	Extremidade da celulose	Glicose e celobiose	*Aspergillus niger, Trichoderma viride, Trichoderma reesei*
β-glicosidase EC 3.2.1.21	Celobiose	Glicose	*Aspergillus niger, Trichoderma viride, Trichoderma reesei*
Hemicelulases			
Endo-β-1,4-xilanase EC 3.2.1.8	Região interna da xilana	Oligossacarídeos	*Aspergillus niger, Aureobasidium pullulans, Penicillium chrysogenum, Bacillus subtilis, Trichoderma viride*
β-xilosidase EC 3.2.1.37	Oligossacarídeos de xilana	Monossacarídeos	*Aspergillus oryzae, Aspergillus japonicus, Aspergillus awamori*

Exo-1,4-β-ᴅ-glicanases (EC 3.2.1.91 – Celobio-hidrolase). Rompem a celulose a partir da extremidade, liberando glicose e celobiose (dissacarídeo de glicoses β-1,4).

β-glicosidases (EC 3.2.1.21 – Celobiase). Rompem a celobiose liberando glicoses. Atuam também como exoenzimas sobre oligossacarídeos β-1,4.

Glico-hidrolases (EC 3.2.1.74). Removem unidades de glicose da extremidade de polímeros (celulose) e oligômeros de alta massa molecular.

As celulases são produzidas por diferentes gêneros de microrganismos: bactérias anaeróbias do trato digestivo de ruminantes (*Ruminococcus* sp.) e outros herbívoros; bactérias aeróbias (*Bacillus subtilis, Cellulomonas* sp., *Pseudomonas fluorescens*); fungos filamentosos do solo (*Aspergillus nidulans, A. niger, A. oryzae*), degradadores de madeira ou fitopatogênicos; e actinomicetos (*Streptomyces* sp.). Os principais microrganismos produtores são os fungos filamentosos *Aspergillus niger, Penicillium oxalicum, Trichoderma viride* e *Trichoderma reesei*.

Embora, na natureza, esses microrganismos sejam extremamente eficientes na degradação da celulose, os extratos

> Celulases são produzidas por microrganismos, sobretudo pelos fungos filamentosos *Aspergillus niger, Penicillium oxalicum, Trichoderma viride* e *Trichoderma reesei*.

Para hidrólise de celulose cristalina na matriz ligninocelulósica é indispensável um pré-tratamento, como choque ácido ou alcalino, moagem, explosão de vapor, uso de solventes orgânicos, incubação com fungos ou aplicação de enzimas ligninolíticas.

Celulases são usadas, em conjunto com enzimas pectinolíticas e com hemicelulases, na extração/liquefação de sucos e no tratamento do café.

Hemicelulases são enzimas capazes de hidrolisar os polissacarídeos da hemicelulose. As mais importantes são xilanases e xilosidases.

As hemicelulases são produzidas em conjunto com as pectinases por diversos fungos filamentosos aplicados na sua produção comercial, por exemplo: *Aspergillus niger*.

enzimáticos produzidos por eles não apresentam a mesma eficiência *in vitro*. Para resultados satisfatórios é indispensável um pré-tratamento da celulose, para destruição das porções cristalinas do polímero. Os tratamentos mais testados envolvem choque ácido ou alcalino, moagem, explosão de vapor, uso de solventes orgânicos, incubação com fungos e aplicação de enzimas ligninolíticas. No entanto, em virtude dessas dificuldades, a obtenção de glicose e outros açúcares (xilose, por exemplo) a partir de material ligninocelulósico ainda é um processo comparativamente muito caro.

Celulases são usadas, em conjunto com enzimas pectinolíticas e com hemicelulases, na extração de sucos e no tratamento do café.

Hemicelulases são um grupo de enzimas capazes de hidrolisar os polissacarídeos classificados como hemicelulose. Em razão da complexidade e da heterogeneidade de sua estrutura, a completa degradação da hemicelulose requer a ação de várias hemicelulases. Entre elas as mais importantes são xilanases (endoenzimas) e xilosidases (exoenzimas que hidrolisam ligações do tipo β-1,4 entre unidades de xilose). Existem ainda enzimas acessórias ou desramificantes, que removem grupos laterais ou substituintes, como as α-L-arabinofuranosidases (EC 3.2.1.55), as α-D-glicuronidases (EC 3.2.1.139), as acetil-xilana esterases (EC 3.1.1.72) e esterases de ácidos fenólicos (ácido ferúlico – feruloilesterase EC 3.1.1.73 – e ácido *p*-cumárico esterases). As xilanases de origem fúngica são geralmente mais ativas em pH entre 3,5 e 6,5 e entre 40 e 60°C. As xilanases de origem bacteriana são mais ativas em pH entre 5,0 a 8,0 e entre 50 e 80°C. A maioria das xilanosidases de fungos apresenta um pH ótimo de atividade entre 4,0 e 5,0 e uma temperatura ótima que pode variar de 40 a 80°C. As hemicelulases são produzidas em conjunto com as pectinases por diversos fungos filamentosos aplicados na sua produção comercial, por exemplo: *Aspergillus niger*.

A biodegradação da lignina é um processo oxidativo que envolve um complexo sistema enzimático de baixa especificidade, geralmente produzido por fungos que vivem em

A biodegradação da lignina é um processo oxidativo que envolve um complexo sistema enzimático de baixa especificidade. As principais enzimas envolvidas são lignina peroxidase, manganês peroxidase e lacase.

madeiras, designados fungos de decomposição (*Phanaerochatae chrysosporium*, por exemplo). As principais enzimas envolvidas são lignina peroxidase, manganês peroxidase e lacase.

▶ Aplicação de xilanases

Oligossacarídeos obtidos a partir de xilana

Os xiloligossacarídeos, oligômeros formados por unidades de xilose, são utilizados como aditivos em alimentos, principalmente como edulcorantes, e são considerados prebióticos, fornecendo substrato seletivo para o crescimento de probióticos como *Lactobacillus* sp. e *Bifidobacterium bifidum* e de inibição à proliferação de bactérias patogênicas no intestino. A obtenção de xiloligossacarídeos a partir de materiais lignocelulósicos pode ser feita diretamente por hidrólise ácida e posterior purificação, ou ainda em duas etapas: extração da hemicelulose do material lignocelulósico por processos de auto-hidrólise, hidrólise ácida e pré-tratamento alcalino; e hidrólise ácida ou tratamento enzimático da hemicelulose pela utilização de xilanases. A endo β-1,4-D-xilanase atua na cadeia principal das xilanas gerando xiloligossacarídeos de baixo grau de polimerização.

Xiloligossacarídeos são utilizados como edulcorantes e prebióticos em alimentos. Podem ser obtidos por tratamento enzimático da hemicelulose aplicando endo β-1,4-D-xilanases.

A via enzimática, por ação de endoxilanases, é a mais desejável – uma vez que não há subprodutos gerados durante a hidrólise e a formação de monômeros de açúcares é baixa, independe do uso de equipamentos especiais, além de se tratar de um processo limpo que ocorre em condições amenas de pH e temperatura. Além disso, é possível reduzir os custos de produção pelo reúso de enzimas imobilizadas. No entanto, o processo enzimático é facilmente inibido por compostos presentes na biomassa lignocelulósica, o que demanda aplicação de pré-tratamento para a remoção desses compostos geralmente relacionados à defesa das plantas.

Enzimas xilanolíticas na panificação

O trigo tem a capacidade de formar massa viscoelástica, e as proteínas formadoras do glúten, a gliadina (que confere alta extensibilidade e baixa elasticidade da massa) e a glutenina (que confere baixa extensibilidade e alta elasticidade) são as principais responsáveis pela formação desse filme. A massa, então, retém o gás produzido durante o processo de fermentação, e nos primeiros estágios do cozimento no forno, e o pão é capaz de crescer. A farinha de trigo geralmente contém aproximadamente 80% de amido, 12% de proteínas e 2 a 3% de arabinoxilana. A arabinoxilana da farinha consiste em uma fração solúvel em água e outra fração não solúvel, formada pela combinação de interações covalentes e não covalentes com outros componentes da parede celular, tais como proteínas ou celulose. A fração não solúvel apresenta efeito negativo na qualidade da massa, interferindo na formação da rede de glúten: essa fração tem grande capacidade de retenção de água, competindo pela umidade com outros componentes da farinha e a deixando indisponível para o desenvolvimento do glúten. Além disso, forma barreiras físicas ao glúten durante o desenvolvimento da massa, o que desestabiliza as bolhas de gás e resulta na diminuição do volume do pão.

> Endoxilanases atuam sobre a fração insolúvel de arabinoxilana da farinha, promovendo sua solubilização com melhoria da qualidade da massa. Em excesso, sua ação pode gerar produtos defeituosos.

Endoxilanases atuam sobre as frações não solúveis de arabinoxilana, promovendo sua solubilização. Isso leva à redução da capacidade de retenção de água e ao aumento da viscosidade, da flexibilidade e da estabilidade do sistema da massa. No entanto, o uso de endoxilanases em excesso pode resultar na perda da capacidade de retenção de água da massa e, assim, gerar produtos defeituosos: massas fracas e inconsistentes e pães com estrutura do miolo, distribuição de bolhas de gás e cor da crosta indesejáveis.

▶ Métodos de detecção da atividade

> A capacidade das enzimas de hidrolisar ligações envolvendo diferentes resíduos de monossacarídeos pode ser avaliada pelo uso de substratos sintéticos específicos do tipo p-nitrofenil-glicosídeo.

A capacidade das enzimas de hidrolisar ligações envolvendo diferentes resíduos de monossacarídeos (glicose, xilose, galactose) pode ser avaliada pelo uso de substratos sintéticos específicos. São encontrados substratos do tipo p-nitrofenil-glicosídeo que podem apresentar ligações do tipo α ou β. Nesses casos, observa-se a liberação do p-nitrofenol a 405 a 410 nm.

A atividade de celulase pode ser determinada sobre celulose insolúvel (utiliza-se um pedaço de papel-filtro como

A atividade de celulase pode ser determinada sobre celulose insolúvel ou sobre celulose modificada: carboximetilcelulose altamente solúvel ou Avicel® de alta cristalinidade.

A atividade de xilanases e xilosidases pode ser determinada sobre xilana extraída de alguns tipos de madeira.

substrato) ou sobre celulose modificada: usando carboximetilcelulose altamente solúvel ou Avicel®, marca comercial de um produto de alta cristalinidade. Esse último substrato é hidrolisado particularmente por exocelulases – também conhecidas como avicelases – em virtude da predominância de regiões cristalinas.

A atividade de xilanases e xilosidases pode ser determinada sobre xilana extraída de alguns tipos de madeira (faia e bétula, por exemplo).

Em todos os casos, após a paralisação da reação, o meio deve ser centrifugado para precipitação do material não hidrolisado, e o sobrenadante avaliado quanto ao surgimento de açúcares redutores.

Lactases

β-galactosidases são enzimas capazes de clivar ligações glicosídicas do tipo β envolvendo galactoses e arabinoses. Seu principal substrato é a lactose.

Lactases ou β-galactosidases (EC 3.2.1.23) são enzimas capazes de clivar ligações glicosídicas do tipo β envolvendo galactoses e arabinoses, sendo a reação com esta última bem mais lenta. Seu principal substrato é a lactose (Figura 2.21), açúcar típico do leite, mas também estão envolvidas na modificação de gomas e hemicelulose, o que explica sua produção por diversos vegetais. Industrialmente são aplicadas lactases de origem microbiana para a hidrólise da lactose do leite e do soro, gerando glicose e galactose, e na produção de galactoligossacarídeos.

▶ Substrato

A lactose é o dissacarídeo formado por uma unidade de glicose e uma unidade de galactose ligadas entre si por ligação glicosídica do tipo β-1,4. É o carboidrato predominante

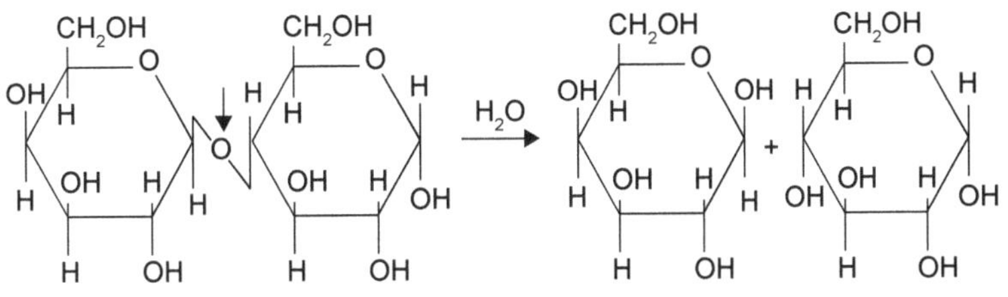

Figura 2.21 Ação da lactase sobre a lactose.

68 Bioquímica de Alimentos | Teoria e Aplicações Práticas

A lactose é o dissacarídeo formado por uma unidade de glicose e uma unidade de galactose unidas por ligação β-1,4. É o carboidrato predominante no leite.

no leite, representando cerca de 5% do leite bovino e até 7% do leite humano. É um açúcar pouco solúvel, que cristaliza em concentrações superiores a 18% (enquanto a sacarose é solúvel em concentrações até 64%), formando cristais "pontudos" capazes de provocar a sensação bucal de arenosidade (quando maiores que 20 mm). A lactose é muito pouco doce (apenas 16% da doçura da sacarose) e altamente higroscópica, logo, pode ser responsável pelo empedramento em produtos lácteos em pó. Por isso, altas concentrações de lactose podem gerar defeitos em produtos desidratados, congelados e concentrados à base de leite.

Fontes e principais características

Lactases são produzidas no intestino de mamíferos e atingem sua maior concentração logo após o nascimento.

Lactases são produzidas no intestino de mamíferos e atingem sua maior concentração logo após o nascimento. Na maioria das populações a concentração de lactase cai drasticamente na fase adulta (em geral já após os 3 anos de idade), o que dificulta a hidrólise da lactose ingerida. Apenas certas populações do norte e do leste da Europa e de algumas regiões da África e seus descendentes são capazes de manter produção satisfatória de lactase no intestino na idade adulta. O acúmulo de lactose não digerida no intestino permite a multiplicação de microrganismos e leva à produção de gases e à diarreia (favorecida pela desidratação osmótica no local). Embora esses danos possam ser minimizados pelo consumo constante de pequenas quantidades de lactose, acredita-se que a ingestão de produtos lácteos isentos desse açúcar favoreça a absorção dos demais nutrientes do alimento. É importante ressaltar que uma pequena fração das crianças no mundo nasce com intolerância à lactose. Esta pode vir de uma inabilidade de digerir a lactose (insuficiente produção de lactase) ou da dificuldade de metabolizar a galactose. A lactase humana é secretada pelas células do jejuno (no intestino delgado) e tem ótima atividade em pH = 6,0 e temperatura entre 30 e 40°C.

A intolerância à lactose pode derivar da insuficiente produção de lactase ou da dificuldade de metabolizar a galactose. A lactase humana é secretada pelas células do jejuno e tem ótima atividade em pH = 6,0 e temperatura entre 30 e 40°C.

Vários vegetais são produtores de lactases, entre eles se destacam pêssego, damasco, café e amêndoa. A lactase de amêndoa, conhecida como emulsina, apresenta também atividade de β-glicosidase. Lactases de origem vegetal geralmente não são comercializadas para uso industrial.

As principais fontes de lactase são os fungos filamentosos Aspergillus niger e A. oryzae e as leveduras Candida pseudotropicalis e Kluveromyces lactis.

Atualmente as lactases de uso comercial são de origem microbiana, sendo as principais fontes os seguintes microrganismos: *Aspergillus niger, A. oryzae, Candida pseudotropicalis* e *Kluveromyces lactis*. A lactase microbiana mais conhecida e estudada é produzida por *Escherichia coli*, uma vez que o gene promotor dessa proteína é largamente utilizado em experimentos de clonagem. Entretanto, seu uso em alimentos não é permitido (em virtude da possibilidade de patogenicidade) e seu interesse para a indústria de alimentos se restringe à quantificação enzimática de lactose. De uma forma geral, pode-se dizer que enzimas de origem fúngica têm pH ótimo ácido (entre 2,5 e 4,5), sendo indicadas para hidrólise de lactose do soro, tipicamente um produto ácido; enquanto lactases de origem bacteriana têm pH ótimo em torno de 7,0, e as produzidas por leveduras têm ótima atividade em pH entre 6,0 e 7,0, sendo, portanto, indicadas para uso no leite (pH em torno de 6,7). Lactases de fungos filamentosos apresentam ótima atividade em temperatura em torno de 50°C, enquanto as produzidas por leveduras têm temperatura ótima entre 30 e 40°C.

Lactases fúngicas têm pH ótimo ácido – usadas para hidrólise de lactose do soro. Lactases bacterianas têm pH ótimo 7,0, e lactases de leveduras têm pH ótimo entre 6,0 e 7,0 – indicadas para uso no leite.

Lactases apresentam ainda atividade de transferase, podendo ligar uma unidade de galactose a outra unidade de galactose livre por uma ligação β-1,6 (gerando o dissacarídeo lactobiose), a galactose pertencente a uma lactose (gerando o trissacarídeo lactotriose) (Figura 2.22) ou ainda a uma lactobiose (gerando o trissacarídeo galactotriose).

Lactases apresentam atividade de transferase, podendo gerar os oligossacarídeos lactobiose, lactotriose e galactotriose.

▶ Aplicação industrial

Produtos para consumidores intolerantes à lactose

Ingestão ou aplicação doméstica da enzima. Existem no mercado cápsulas contendo lactase, para serem ingeridas por

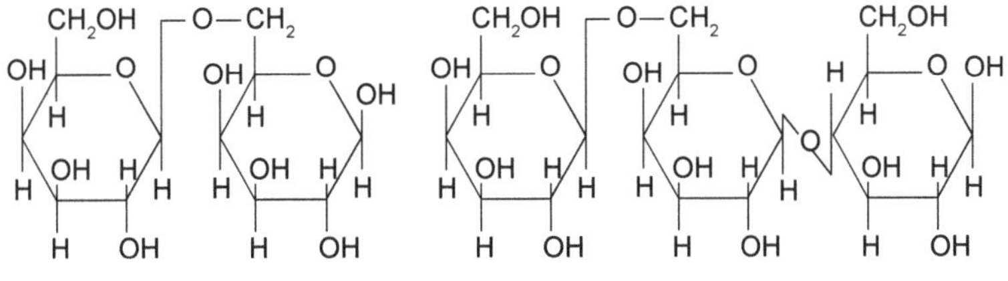

Figura 2.22 Lactobiose e lactotriose.

Estão disponíveis no mercado lactases para serem ingeridas ou adicionadas aos produtos lácteos, com o objetivo de hidrolisar a lactose e evitar os danos associados à intolerância.

indivíduos intolerantes à lactose, que aumentam a atividade dessa enzima no intestino, aliviando os sintomas causados pelo acúmulo do açúcar. Alternativamente, o consumidor pode adicionar ao leite ou produto lácteo um preparado enzimático em pó ou líquido, antes do consumo, com o objetivo de hidrolisar a lactose e evitar os danos associados à intolerância.

Leites com baixo teor de lactose. São encontrados no mercado leites, principalmente do tipo UHT ou em pó, com reduzido teor de lactose, previamente tratados com lactase, destinados a consumidores portadores de intolerância. Entretanto, esses produtos custam consideravelmente mais que os tradicionais. Como estratégia para redução do preço desse produto, uma empresa na Suécia tem aplicado quantidades extremamente reduzidas de enzima aos produtos longa vida, de modo que, ao longo de extenso período de armazenamento, seja possível atingir alto grau de hidrólise a custo reduzido. Para o tratamento de leites, seja industrial ou doméstico, a lactase comercial mais indicada é produzida por *Kluveromyces lactis*, em virtude de seu pH ótimo de ação.

Vale ressaltar que a hidrólise da lactose aumenta a doçura do leite, uma vez que a mistura de glicose e galactose é cerca de 4 a 5 vezes mais doce que a lactose. Essa mistura é ainda mais reativa que a lactose na reação de Maillard, gerando produtos mais escuros, quando submetidos a tratamentos térmicos.

Uma destinação alternativa para o soro de queijo, em diversos países, é a alimentação animal. No entanto, o alto teor de lactose desse subproduto limita as quantidades de administração sob pena de interferir negativamente no ganho de peso do animal. O tratamento enzimático do soro para esse fim é economicamente inviável, porém uma possibilidade é o uso de leveduras fermentadoras de lactose (p. ex., *Kluveromyces fragilis*). O produto obtido, além de reduzido teor de lactose, apresenta alto teor de proteína microbiana.

Também são encontrados leites previamente tratados com lactase, destinados a consumidores portadores de intolerância.

Para o tratamento de leites a lactase comercial mais indicada é a de *Kluveromyces lactis*.

A hidrólise da lactose aumenta a doçura do leite e sua susceptibilidade ao escurecimento pela reação de Maillard.

Pré-tratamento do leite para obtenção de diversos produtos

A produção de qualquer produto lácteo livre de lactose depende da hidrólise prévia desse dissacarídeo da

A produção de qualquer produto lácteo livre de lactose depende da hidrólise prévia desse dissacarídeo da matéria-prima. Produtos livres de lactose não são menos calóricos nem possuem menor teor de carboidratos; o que muda é a forma do carboidrato presente (lactose ou glicose + galactose).

A hidrólise da lactose em leites a serem fermentados pode reduzir o tempo de fermentação, melhorar a textura e reduzir a dessora.

Em panificação, o leite hidrolisado com lactase fornece glicose para fermentação e galactose para a reação de Maillard.

Leites tratados com lactase podem ser congelados com significativa redução de danos à qualidade.

Em doce de leite e sorvete, a lactose tende a cristalizar. O uso de leites tratados com lactase evita a formação de arenosidade.

matéria-prima. Assim, os diversos produtos disponíveis para consumidores com intolerância ou que simplesmente preferem produtos sem lactose (*lacfree*) passa pela etapa de hidrólise enzimática com lactases, para o preparo do leite como matéria-prima. No entanto, em alguns produtos esse tipo de tratamento pode trazer benefícios tecnológicos adicionais.

Iogurte. A hidrólise da lactose em leites a serem fermentados aumenta a doçura do produto final sem aumentar o valor calórico. Além disso, o uso de leites tratados com lactase pode reduzir o tempo de fermentação, melhorar a textura e reduzir a dessora. Alguns autores relatam o surgimento de *off-flavor* nesses produtos.

Queijo. O pré-tratamento do leite para produção de queijo tipo *cheddar* parece reduzir seu tempo de produção e, principalmente, de maturação. Alguns autores acreditam que esses efeitos se devam não à lactase mas à presença de proteases contaminantes no preparado enzimático comercial.

Produtos de panificação. O leite em pó, previamente hidrolisado, fornece glicose para fermentação de produtos de panificação enquanto a galactose, não fermentável, contribui para formação da cor e do aroma através da reação de Maillard.

Leite congelado. O congelamento não é um método muito aplicado de conservação de leite bovino, pois provoca desestabilização da emulsão (com a destruição das micelas de caseína e rompimento dos glóbulos de gordura). Boa parte desses efeitos é creditada à formação de cristais de lactose durante o congelamento. Portanto, leites tratados com lactase podem ser congelados com significativa redução desses danos.

Doce de leite e sorvete. Nesses produtos, devido à concentração e à temperatura de armazenamento, respectivamente, a lactose tende a cristalizar. A formação destes cristais gera arenosidade, sensação bucal que leva à rejeição do consumidor. O uso de leites tratados com lactase evita a formação de arenosidade. É importante destacar que o controle do processo, na obtenção destes produtos com leite natural, é capaz de evitar a cristalização indesejada da lactose e que esta ocorre, em geral, como consequência de falha no processamento ou no armazenamento.

Produção de xarope de glicose-galactose

O soro de queijo já foi considerado um resíduo altamente poluente da indústria queijeira. Atualmente, no entanto, sobretudo graças à alta qualidade nutricional das proteínas do soro, boa parte desse coproduto é totalmente aproveitada.

O processo que garante maior aproveitamento comercial do soro envolve uma etapa de ultrafiltração, na qual a maior parte das proteínas presentes é retida e posteriormente transformada em pó (por secagem em *spray-dryer*, por exemplo). Esse produto é utilizado na suplementação de sólidos para produção de iogurte (melhoria da textura e redução da dessora) e como ingrediente em diversos produtos lácteos e de panificação (substituindo os sólidos do leite).

O permeado da ultrafiltração do soro contém principalmente lactose (que corresponde a até 75% dos sólidos do soro) e sais. Esses últimos podem ser removidos por colunas de troca iônica, semelhantes às utilizadas na dessalinização de água. O restante, basicamente lactose, é utilizado na produção de xarope de glicose-galactose. Para tanto, a solução de lactose é tratada com lactase fúngica imobilizada, que pode atingir entre 70 e 90% de hidrólise, gerando uma solução com até 80% da doçura da sacarose. Essa solução é então concentrada, formando uma solução viscosa ou xarope, que pode ser adicionado à formulação de doce de leite, sorvete e sobremesas lácteas congeladas para evitar a cristalização da lactose presente em tais produtos. Além dessa propriedade, a adição do xarope de glicose-galactose reduz a necessidade de adição de sacarose ou de outro edulcorante na formulação.

Uma alternativa mais barata é a dessalinização do soro integral, seu tratamento com lactases e posterior concentração. O produto obtido, rico em proteínas, pode ser utilizado como ingrediente, substituto do leite, em diversas formulações.

O permeado da ultrafiltração do soro pode ser usado para produção de xarope de glicose-galactose por tratamento com lactase fúngica imobilizada.

A adição do xarope de glicose-galactose reduz a necessidade de adição de sacarose ou de outro edulcorante nas formulações.

O poder edulcorante do xarope de glicose-galactose pode ser muito aumentado pela tranformação da glicose em frutose através de isomerização, gerando um xarope de frutose-galactose.

Produção de galactoligossacarídeos

Em geral, a hidrólise completa da lactose utilizando β-galactosidase é conseguida quando a água atua como nucleófilo para as frações galactosil produzidas. A hidrólise produz uma molécula de galactose e uma de glicose para cada molécula de lactose. Durante a hidrólise, no entanto, a própria lactose também pode atuar como um aceptor, produzindo, assim, galactoligossacarídeos. A competição entre água e lactose pode influenciar notavelmente a seletividade da reação: em direção à hidrólise ou à transgalactosilação. A capacidade das enzimas para transferir resíduos de galactosil (transgalactosilação) para outros nucleófilos contendo hidroxila pode ser explorada para produzir galactoligossacarídeos, que podem variar de tri a decassacarídeos, contendo uma unidade de glicose da lactose original, e de duas a nove unidades de galactose, respectivamente. Esses compostos, por não serem digeridos no trato digestivo humano, são capazes de atingir o cólon sem terem sofrido alterações. Nesse local a presença dos galactoligossacarídeos é capaz de favorecer o crescimento de populações microbianas benéficas (como *Bifidobacterium* e *Lactobacillus*) em detrimento de bactérias do tipo putrefativo (da família Enterobacteriacea, por exemplo), o que os caracteriza como substâncias prebióticas. Galactoligossacarídeos são produzidos, por via enzimática, em larga escala, por empresas japonesas e holandesas, com uso de lactases. No Japão e na Europa, esses oligossacarídeos são os principais ingredientes prebióticos utilizados, depois da lactulose (ver tópico adiante).

A conversão da lactose em galactoligossacarídeos por ação da enzima β-galactosidase é uma reação cineticamente controlada e responde a um modelo de competição entre a reação de transgalactosilação e hidrólise. O primeiro passo é a formação de um complexo enzima-galactosil e a simultânea liberação da glicose. Em uma segunda etapa, o

O poder edulcorante do xarope de glicose-galactose pode ser muito aumentado pela isomerização da glicose em frutose, gerando xarope de frutose-galactose.

Na produção de galactoligossacarídeos a lactose atua como um aceptor, gerando de tri a decassacarídeos com atividade prebiótica.

complexo enzima-galactosil é transferido para um aceptor que contenha um grupo hidroxila. Em uma solução diluída de lactose, a água é o aceptor mais competitivo, o que leva à liberação de galactose. Se a concentração de lactose no sistema for alta, as moléculas de lactose e demais mono-, di- e oligossacarídeos têm mais chances de atuarem como aceptores do complexo enzima-galactosil, formando os galactoligossacarídeos. Esses prebióticos são produzidos comercialmente por β-galactosidases de *Kluyveromyces lactis*, *Bacillus circulans*, *Bifidobacterium bifidum*, *Aspergillus oryzae* e *Streptococcus thermophilus*.

> A presença de altas concentrações de galactoligossacarídeos em produtos lácteos, como consequência da ação de lactases, pode levar a distúrbios intestinais, como flatulência.

A presença de altas concentrações de galactoligossacarídeos (derivadas da ação de transferase das lactases) em leites ou produtos lácteos tratados enzimaticamente pode levar a distúrbios intestinais, principalmente flatulência.

Lactulose. Esse dissacarídeo, formado por uma unidade de galactose e uma de frutose, é o principal produto de ação prebiótica aplicado em alimentos e comercializado isoladamente em diversas partes do mundo. Em 2010 foi estimada uma produção mundial de 36.000 a 42.000 toneladas de lactulose, dos quais três quartos da produção foram destinados para a indústria de alimentos e o restante para a indústria farmacêutica, pois, além de ser um ingrediente funcional, a lactulose é utilizada em diversos medicamentos contra constipação intestinal encontrados também no Brasil. Trata-se de um produto obtido sobretudo pelo processo de isomerização alcalina do resíduo de glicose, componente da lactose. A síntese química pode, entretanto, gerar a presença de monossacarídeos e lactose residual, que são indesejáveis para aplicações com fins terapêuticos, e requer etapas adicionais de separação. Como consequência, a gestão dos resíduos e a purificação de produtos dos processos químicos implicam custos relativamente altos.

> A lactulose é o principal produto de ação prebiótica aplicado em alimentos e comercializado no mundo. É também utilizada em diversos medicamentos contra constipação intestinal encontrados no Brasil.

> Vantagens da obtenção de lactulose pelo método enzimático: o produto requer pouca purificação e é classificado como natural. O processo de produção de lactulose usa transgalactosilação com β-galactosidases na presença de lactose e frutose.

A produção de lactulose pelo método enzimático, embora ainda significativamente mais cara, apresenta vantagens importantes: o produto obtido praticamente não requer purificação e recebe classificação de produto natural para uso na indústria alimentícia. A síntese enzimática da lactulose é comumente realizada com β-galactosidases pela transgalactosilação na presença de lactose (como doadora de galactosil) e frutose (como aceptora/nucleófila). No entanto, quando em concentrações muito altas, a lactulose pode sofrer hidrólise pela ação da enzima, resultando na reversão a galactose e frutose, com perda de rendimento.

A lactulose estimula a proliferação de bactérias colônicas desejáveis, como lactobacilos e bifidobactérias, em adultos e lactentes, sendo fermentada por essas bactérias e resultando na formação de ácidos graxos de cadeia curta. Em consequência da redução desejável do pH intestinal, ocorre inibição do crescimento de bactérias potencialmente prejudiciais (bacteroides, *E. coli* e *Clostridia*). Por esse efeito promotor da saúde, a lactulose é um ingrediente prebiótico indicado para o desenvolvimento de diferentes alimentos funcionais: a incorporação de 0,5% de lactulose em fórmulas infantis é considerada adequada para estimular a população de bifidobactérias, enquanto o aumento da concentração para 1% pode fornecer um efeito laxativo parcial.

> Em fórmulas infantis, a adição de 0,5% de lactulose funciona como prebiótico e de 1% tem leve efeito laxativo.

A lactulose pode, posteriormente, ser hidrolisada a galactose e frutose por lactases de *Kluyveromyces lactis* comerciais (porém não pela lactase humana), o que pode ser uma via alternativa para obtenção do xarope de frutose-galactose.

▶ Métodos de detecção da atividade

A atividade de β-galactosidase não deve ser avaliada com base em ensaios de geração de açúcares redutores, uma vez que o substrato da enzima – lactose – é um dissacarídeo redutor. Um método possível é o uso de *kits* enzimáticos para determinação da glicose liberada, durante a reação. Uma alternativa bastante interessante é o uso de substratos sintéticos do tipo *orto-* (ou *para-*) nitrofenil-galactose. Esses substratos são prontamente hidrolisados pela enzima (em geral até mais rapidamente que a lactose), liberando galactose e *orto-* (ou *para-*) nitrofenol, compostos com absorção máxima em torno de 400 nm, que podem ser quantificados por espectrofotometria.

> A atividade de β-galactosidase não deve ser avaliada por ensaios que quantifiquem a geração de açúcares redutores. É recomendado o uso de substratos sintéticos do tipo *orto-* (ou *para-*) nitrofenilgalactose.

> β-frutofuranosidases são enzimas capazes de hidrolisar a sacarose em glicose e frutose.

> O "açúcar invertido" tem maior poder edulcorante, maior possibilidade de concentração, ponto de ebulição mais alto e ponto de congelamento mais baixo que o xarope de sacarose.

> A obtenção de açúcar invertido é facilmente alcançada pela aplicação de resinas catalíticas.

> Invertases com atividade de transferases são aplicadas na obtenção de oligossacarídeos bifidogênicos.

A atividade de transferase da enzima pode ser avaliada qualitativamente, por cromatografia em papel, do produto de reação.

Invertases

Invertases ou β-frutofuranosidases (EC 3.2.1.26) são enzimas capazes de hidrolisar a sacarose em glicose e frutose. Seu nome comum – invertase – se deve ao fato de que a hidrólise da sacarose leva à inversão da rotação óptica do meio reacional, basicamente devido ao surgimento de frutose, quando observado em polarímetro (Figura 2.23).

O produto da hidrólise da sacarose, o xarope de glicose-frutose, conhecido como "açúcar invertido", apresenta diversas características interessantes em relação ao xarope de sacarose – maior poder edulcorante (pela presença da frutose), maior possibilidade de concentração (os monossacarídeos formados são mais solúveis que o dissacarídeo original), ponto de ebulição mais alto e ponto de congelamento mais baixo (em virtude da maior pressão osmótica do produto) – e tem várias aplicações na indústria de alimentos. No entanto, a obtenção de açúcar invertido é mais facilmente alcançada pela aplicação de resinas catalíticas (hidrólise ácida), sendo a hidrólise enzimática pouco utilizada para esse fim. Atualmente, são utilizadas invertases microbianas, em virtude de sua atividade de transferases, na obtenção de oligossacarídeos bifidogênicos.

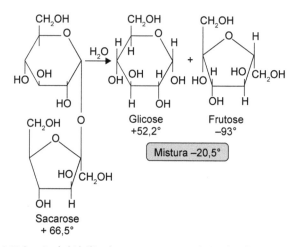

Figura 2.23 Reação de hidrólise da sacarose e rotação óptica de substrato e produtos.

Substrato

A sacarose é um dissacarídeo não redutor formado por uma unidade de glicose e uma unidade de frutose (fruto-furanose) ligadas entre si por uma ligação glicosídica α-1,2 ou β-2,1. É o principal açúcar comercializado no mundo e suas maiores fontes são a cana-de-açúcar e a beterraba. A sacarose é considerada o padrão de doçura na indústria de alimentos, sendo o poder edulcorante de outras substâncias determinado em relação a ela.

> *A sacarose é um dissacarídeo não redutor formado por uma unidade de glicose e uma unidade de frutose unidas por ligação α-1,2 ou β-2,1. É considerada o padrão de doçura, e o poder edulcorante de outras substâncias é determinado em relação a ela.*

▶ Fontes e principais características

Invertases são enzimas bastante distribuídas na natureza, pois são produzidas por animais, vegetais e microrganismos. Industrialmente as invertases mais importantes são as produzidas por leveduras (*Saccharomyces* sp. e *Kluveromyces* sp., principalmente), embora invertases de fungos filamentosos (*Aspergillus* sp.) e de origem vegetal (aspargo, beterraba, cebola, chicória, entre outras) venham sendo utilizadas na obtenção de frutoligossacarídeos.

> *As invertases mais importantes são as produzidas por leveduras Saccharomyces sp. e Kluveromyces sp. Apresentam pH ótimo entre 4,0 e 5,5 e temperatura ótima de 55°C para soluções diluídas de sacarose e de 70°C para soluções com concentração entre 10 e 20%.*

Leveduras produzem diferentes tipos de invertases: intracelulares, ligadas à parede, e, mais raramente, extracelulares. As enzimas ligadas à parede apresentam uma grande fração glicosídica através da qual se acredita que se liguem a mananas da parede celular. Apresentam pH ótimo entre 4,0 e 5,5, sendo inativadas em meios com pH superior a 6,0 e inferior a 3,0. Sua temperatura ótima de atuação é 55°C para soluções diluídas de sacarose e entre 65 e 70°C para soluções com concentração superior a 10%. Soluções acima de 20% de sacarose apresentam taxas decrescentes de hidrólise em virtude da reduzida disponibilidade de água no meio reacional.

As invertases bacterianas podem ser intracelulares (*Bacillus cereus, Bacillus macerans, Bifidobacterium infantis*) ou extracelulares (*Lactobacillus brevis, Streptomyces* sp., *Zymomonas mobilis*) e são capazes de atuar em condições de pH ácido, neutro ou alcalino.

Há ainda um segundo tipo de enzima capaz de hidrolisar a sacarose: as α-glicosidases. Elas reconhecem a ligação α-glicosidases também são capazes de hidrolisar a sacarose. Elas reconhecem a ligação glicosídica ao se ligarem à glicose, enquanto invertases se ligam à frutose.

glicosídica ao se ligarem à glicose do substrato, enquanto invertases se ligam à frutose. Essa diferença em seu modo de ação permite verificar a ocorrência de α-glicosidase ou de β-frutofuranosidase pela aplicação de substratos específicos: os trissacarídeos rafinose e melezitose. Devido à presença de um terceiro componente na molécula, dependendo da sua localização, uma das duas enzimas é incapaz de promover a reação de hidrólise. Assim, a β-frutofuranosidase é capaz de hidrolisar a rafinose (Figura 2.24) mas não a melezitose (Figura 2.25), e a α-glicosidase é capaz de hidrolisar a melezitose mas não a rafinose.

Além da atividade hidrolítica, invertases podem apresentar atividade de transfrutosilação, sendo capazes de remover a unidade de frutose do substrato (sacarose) e de a ligar a diferentes aceptores em diferentes posições.

Além da atividade hidrolítica, invertases podem apresentar atividade de transfrutosilação, sendo capazes de remover a unidade de frutose do substrato (sacarose) e de a ligar a diferentes aceptores em diferentes posições. Os tipos preferenciais de aceptor e de ligação formada são dependentes do meio reacional e, principalmente, da fonte da enzima. A concentração de sacarose na reação também afeta a atividade enzimática, especialmente nos casos em que ambas as atividades, hidrolítica e de transferase, são possíveis para a mesma enzima.

▶ Aplicação industrial

Como mencionado anteriormente, o uso de invertases na obtenção de açúcar invertido não é muito difundido, uma

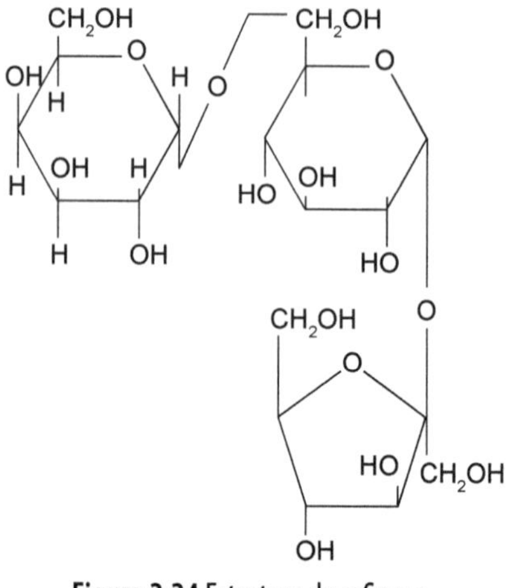

Figura 2.24 Estrutura da rafinose.

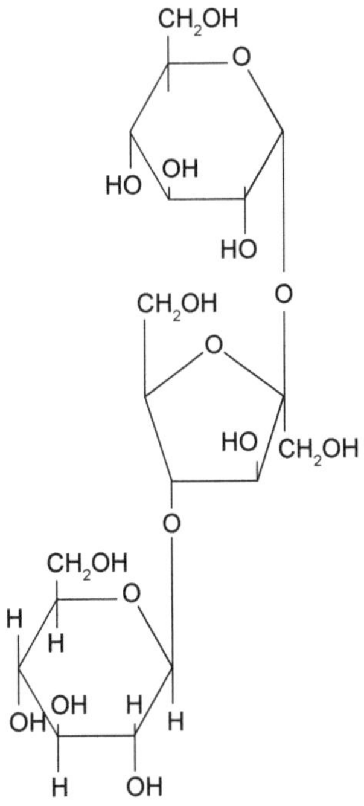

Figura 2.25 Estrutura da melezitose.

vez que é possível obter-se o mesmo resultado com aplicação de resinas catalíticas. É importante observar que a aplicação de tais resinas só é possível uma vez que o substrato (solução de sacarose) é bastante puro. Em casos semelhantes, como na obtenção de xarope de glicose e galactose a partir de lactose do soro, por exemplo, o uso de resinas é muito prejudicado pela presença de outros componentes do soro, tornando necessária a hidrólise enzimática. Embora pouco aplicada, a hidrólise enzimática de sacarose é um processo bastante viável e eficiente, podendo ser utilizadas enzimas imobilizadas ou mesmo células de leveduras.

> A hidrólise enzimática de sacarose é um processo bastante viável e eficiente, podendo ser utilizadas enzimas ou mesmo células imobilizadas de leveduras.

Obtenção de oligossacarídeos funcionais

A principal aplicação industrial de invertases depende de sua atividade como transferases. Os oligossacarídeos obtidos dessa forma estão entre os principais ingredientes bifidogênicos comercializados.

> A principal aplicação industrial de invertases depende de sua atividade como transferases. Os oligossacarídeos obtidos dessa forma estão entre os principais ingredientes bifidogênicos comercializados.

Lactossacarose. É composto de galactose, glicose e frutose com ligações glicosídicas β-1,4 e α-1,2 (Figura 2.26). O trissacarídeo é sintetizado por reação de transfrutosilação

80 Bioquímica de Alimentos | Teoria e Aplicações Práticas

A lactossacarose é formada por galactose-β-1,4-glicose-α-1,2-frutose. É obtida pela transfrutosilação da lactose, usando sacarose como doador de frutose, catalisada por levana-sacarase ou β-frutofuranosidase.

catalisada pelas enzimas levana-sacarase ou β-frutofuranosidase, utilizando lactose e sacarose como substrato. É obtida pela transferência de uma unidade de frutose para o aceptor lactose (a frutose se liga à glicose da lactose por uma ligação β-1,2), formando um trissacarídeo. A lactossacarose tem sido amplamente utilizada na preparação de alimentos funcionais, principalmente no Japão, onde também foi incluída na lista de alimentos para usos específicos para a saúde (Food for Specified Health Uses – FOSHU), em 2005. A procura pela lactossacarose aumentou desde então, e em 2007 o tamanho do mercado de lactossacarose foi estimado em aproximadamente 3.000 toneladas por ano, com uma taxa de crescimento anual de 10%.

Frutoligossacarídeos são oligômeros prebióticos de frutose encontrados em pequena quantidade em vegetais. Podem ser obtidos por conversão enzimática e adicionados em diferentes formulações.

Frutoligossacarídeos. São carboidratos complexos, oligômeros de frutose, considerados prebióticos, pois estimulam o crescimento de bifidobactérias e inibem o crescimento de bactérias nocivas (p. ex., *Clostridium* sp.). Os frutoligossacarídeos não são digeridos no intestino delgado, mas são metabolizados em ácidos graxos de cadeia curta (acetato, propionato e butirato), L-lactato e outras moléculas bioativas benéficas para a saúde humana, pela microbiota intestinal, além de aumentarem a absorção de minerais como Mg^{+2} e Ca^{+2}. São encontrados naturalmente, em pequena quantidade, em vegetais como aspargo, beterraba, cebola, alcachofra, chicória, alho-poró entre outros; no entanto, podem ser obtidos por

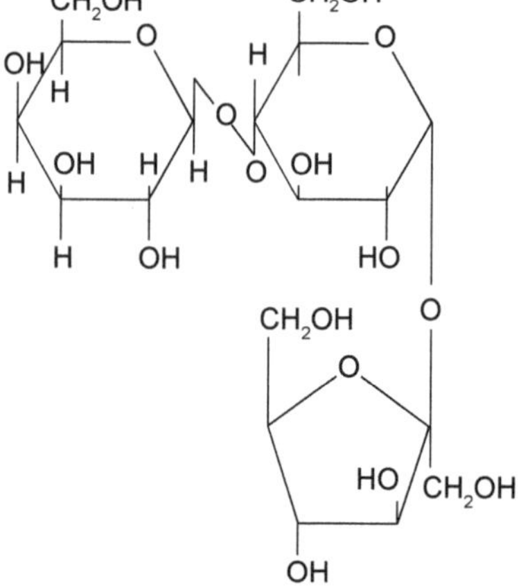

Figura 2.26 Estrutura da lactossacarose.

Existem três grupos diferentes de frutoligossacarídeos: dois obtidos por transfrutosilação e um obtido por hidrólise de frutosanas.

conversão enzimática e adicionados em diferentes formulações. São produzidos por diversas empresas europeias e japonesas e, em 2015, foi estimada uma produção mundial de 31.000 toneladas desses oligossacarídeos, principalmente utilizados pelas indústrias de alimentos e bebidas. Existem três grupos diferentes de frutoligossacarídeos, sendo dois obtidos por transfrutosilação pela ação de invertases e outro por hidrólise de frutosanas. Por transfrutosilação pela ação de invertases, a obtenção se dá da seguinte maneira:

- A atividade de transfrutosilação ou frutosiltransferase (EC 2.4.1.9) inicia-se com a hidrólise da molécula de sacarose seguida pela transferência da unidade de frutose liberada para uma molécula aceptora, como a sacarose, ou outra molécula, como frutoligossacarídeo. A enzima cliva a ligação α-1,2 na sacarose e transfere a molécula de frutose liberada para a posição β-2,1 da unidade de frutose de outra molécula de sacarose. Muitos fungos (*Aureobasidium* sp., *Aspergillus japonicus*, *Penicillium citrinum*) e bactérias (*Arthrobacter* sp., *Bacillus subtilis*, *Lactobacillus reuteri*) produzem enzimas com atividade de frutosiltransferase, porém sua ação é inibida na presença de glicose, um subproduto. A temperatura ótima relatada para a atividade da enzima varia de 50 a 60°C, enquanto o pH ótimo varia amplamente de 4,5 a 8,0. São formados frutoligossacarídeos de cadeia curta, constituídos por unidades de sacarose, ligadas por ligação β-1,2, a 1, 2 ou 3 unidades de frutose, gerando 1-kestose (trissacarídeo), 1-nistose (tetrassacarídeo) (Figura 2.27) e 1-frutofuranosil nistose (pentassacarídeo). Misturas contendo diferentes proporções desses oligossacarídeos, além de resíduos de sacarose, glicose e frutose (traços), são comercializadas no Japão com o nome comercial de "Neosugar" e "Meioligo". O processo pode ser conduzido com uso de invertase de *Aspergillus niger* (pH = 5,0, temp. = 40°C, por 72 h) partindo-se de uma solução a 50% de sacarose e gerando cerca de 15% de 1-kestose, 33% de nistose, 7% de frutofuranosil nistose, 30% de glicose e 5% de sacarose

Por transfrutosilação: 1-kestose, nistose, frutofuranosil nistose com ligações β-1,2, e 6-kestose e neokestose com ligações diferentes de β-1,2.

- Em casos mais raros, algumas invertases são capazes de sintetizar 6-kestose (trissacarídeo formado por uma

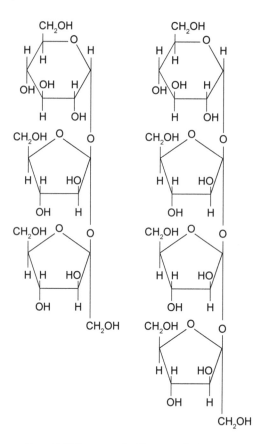

Figura 2.27 Estruturas da 1-kestose e da 1-nistose.

unidade de frutose ligada ao carbono 6 da frutose pertencente a uma sacarose) e neokestose (Figura 2.28). No caso da neokestose, a frutose transferida se liga à glicose da sacarose, ao contrário do que acontece nos outros oligossacarídeos, formando com esta uma ligação β-2,6.

A obtenção de frutoligossacarídeos por hidrólise de frutosanas é feita da seguinte forma: alguns vegetais acumulam um polímero de frutoses unidas por ligações β-2,1 chamado de inulina. Diversas empresas produzem frutoligossacarídeos a partir de inulina, por hidrólise, aplicando a enzima específica inulinase. A diferença desses oligossacarídeos para os obtidos por transfrutosilação da sacarose é que eles não possuem unidades de glicose em sua estrutura.

Com base no padrão de clivagem, as inulinases podem ser divididas em: exoinulinase (EC 3.2.1.80), que libera frutoses a

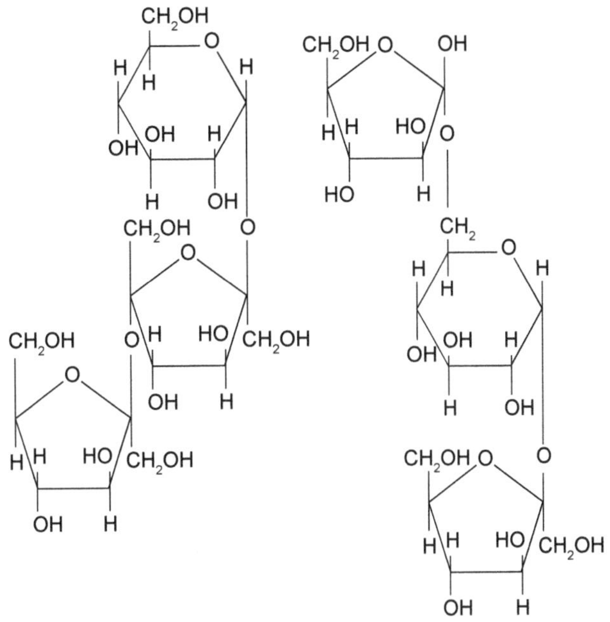

Figura 2.28 Estruturas da 6-kestose e da neokestose.

partir da extremidade da cadeia, e endoinulinase (EC 3.2.1.7), que catalisa a clivagem aleatória de ligações glicosídicas na inulina, gerando assim frutoligossacarídeos de diferentes massas moleculares, por exemplo, inulotriose (F3), inulotetrose (F4) e inulopentose (F5). Embora não sejam aplicáveis à produção de frutoligossacarídeos, as exoinulinases são úteis na produção de xarope de alta concentração de frutose. Inulinases, tanto extracelulares como intracelulares, já foram obtidas a partir de um grande número de microrganismos, incluindo bactérias, fungos e leveduras. Industrialmente, a inulina nativa (extraída de raízes de chicória) é processada e transformada em frutoligossacarídeos ou frutanos de cadeia curta com grau de polimerização entre 2 e 10 (normalmente 5), como resultado da hidrólise enzimática parcial com inulinase. Comercialmente são aplicadas inulinases de *Kluyveromyces marxianus* (pH = 5,0, temp. = 50°C).

> Inulina nativa – extraída de raízes de chicória – é hidrolisada por endoinulinase de *Kluyveromyces marxianus* (pH = 5,0, temp. = 50°C).

Métodos de detecção da atividade

A atividade hidrolítica de β-frutofuranosidases pode ser determinada de diversas formas:

- Por acompanhamento da inversão de rotação óptica do meio reacional, em polarímetro

> Atividade hidrolítica de β-frutofuranosidases pode ser determinada: em polarímetro, por quantificação da glicose liberada e por quantificação dos açúcares redutores formados.

- Por quantificação da glicose liberada durante a reação, utilizando *kits* de determinação de glicose – este método tem a vantagem de detectar toda a atividade hidrolítica, independentemente de haver posterior transferência de unidades de frutose para outros aceptores

- Por quantificação dos açúcares redutores liberados – método bastante prático, uma vez que a sacarose é um açúcar não redutor.

A atividade de transferase deve ser acompanhada através da detecção dos oligossacarídeos formados, o que pode ser facilmente alcançado por cromatografia em papel dos produtos de reação (detecção qualitativa).

Outras carboidrases de interesse em alimentos

Quitinases, quitosanases e lisozima

> Quitinases clivam ligações β-1,4 entre os resíduos de N-acetil-glicosamina de quitina ou quitosana. São conhecidos três tipos de quitinases: quitinase A (endoenzima), quitinase B (exoenzima que gera quitobiose) e N-acetil-glicosaminidase.

As quitinases (EC 3.2.1.14) catalisam a clivagem das ligações β-1,4-glicosídicas entre os resíduos de N-acetil-glicosamina que formam as cadeias de quitina e quitosana. Há 3 tipos diferentes de enzimas quitinolíticas:

- Quitinase A, uma endoquitinase que rompe as ligações entre as unidades de N-acetil-glicosamina de forma desordenada, gerando uma mistura de quitinoligossacarídeos de diferentes massas moleculares

- Quitinase B, uma exoquitinase que age a partir da extremidade não redutora do polissacarídeo, liberando sempre unidades de quitobiose (dissacarídeo de N-acetil-glicosamina)

- N-acetil-glicosaminidase, exoenzima capaz de hidrolisar poli- e oligossacarídeos (inclusive a quitobiose) de quitina, gerando sempre unidades de N-acetil-glicosamina.

Geralmente, microrganismos produtores de quitinase produzem as três variantes da enzima, em diferentes proporções, de acordo com a espécie. Na natureza, quitinases bacterianas desempenham funções relacionadas com parasitismo ou nutrição do organismo, enquanto em fungos, protozoários e invertebrados estão também envolvidas na morfogênese. Em vegetais e vertebrados, a atividade quitinolítica está relacionada com mecanismos de defesa contra patógenos, atividade também identificada em humanos.

Outra enzima capaz de hidrolisar a quitina é a *lisozima* (EC 3.2.1.17). Essa enzima é específica para peptídeo-glicanos formadores da parede celular de bactérias gram-positivas, cujo esqueleto básico é composto por quitina modificada (contendo peptídeos ligados à posição 3 da N-acetil-glicosamina), e é encontrada na saliva dos mamíferos, na clara de ovo (sua principal fonte comercial) e em sementes (durante o processo de germinação).

> A lisozima, enzima específica para peptídeo-glicanos da parede celular de bactérias, também é capaz de hidrolisar quitina e quitosana.

Quitosanases (EC 3.2.1.132) são produzidas por microrganismos e vegetais, em menor escala que as quitinases. Há dois tipos de quitosanases, enzimas capazes de hidrolisar as ligações β-1,4 entre unidades de glicosamina, presentes em quitina e quitosana:

> Quitosanases clivam as ligações β-1,4 entre unidades de glicosamina, presentes em quitina e quitosana. São conhecidos dois tipos de quitosanases: endoquitosanases e exoquitosanases.

- Endoquitosanase: rompe as ligações β-1,4 entre unidades de glicosamina, de forma desordenada dentro do polímero, gerando quitosanoligossacarídeos. Sua atividade é fortemente influenciada pelo grau de desacetilação do polímero

- Exoquitosanase: rompe as ligações β-1,4 de forma organizada, a partir da extremidade da molécula, gerando principalmente quitosanobiose. A extremidade de início pode ser a redutora ou a não redutora, dependendo da fonte da enzima.

Vários microrganismos podem produzir quitinases (tais como *Aeromonas* sp., *Bacillus cereus*, *Cellulosimicrobium cellulans*, *Paenibacillus illinoisensis*) e quitosanases (*Aspergillus* sp., *Bacillus* sp.)

▶ Substrato

> Quitina é um polímero linear de unidades de N-acetil-glicosamina e glicosamina ligadas por ligações β-1,4 que contém majoritariamente N-acetil-glicosamina. A quitina é o segundo polímero mais abundante do planeta e é encontrada no exoesqueleto de artrópodes.

A quitina é um polímero linear constituído por unidades de N-acetil-glicosamina e de glicosamina ligadas entre si por ligações glicosídicas β-1,4 (Figura 2.29), que apresenta, em mais de 50% do polímero, unidades de N-acetil-glicosamina. A quitina é, depois da celulose, o polímero mais abundante do planeta. Ela é o constituinte principal do exoesqueleto de todos os artrópodes (crustáceos, insetos, aracnídeos) e está presente na parede celular de fungos e bactérias. A quitina é altamente hidrofóbica, insolúvel em água e na maioria dos solventes orgânicos. Acredita-se que sua solubilidade limitada se deva às fortes ligações de hidrogênio intermoleculares que fazem da quitina um material de alta rigidez.

A quitosana é um polímero linear constituído por unidades de N-acetil-glicosamina e de glicosamina ligadas entre si por ligações glicosídicas β-1,4 (Figura 2.30), apresentando, em mais de 50% do polímero, unidades de glicosamina. É obtida por desacetilação da quitina (método químico ou enzimático – uso de quitino-desacetilases), mas é também produzida por algumas espécies de fungos filamentosos, podendo ser comercialmente obtida do micélio. A quitosana é o único polímero catiônico natural comercialmente disponível. Ao contrário da quitina, a quitosana apresenta solubilidade em água devido às cargas positivas presentes em seus grupamentos amino não acetilados.

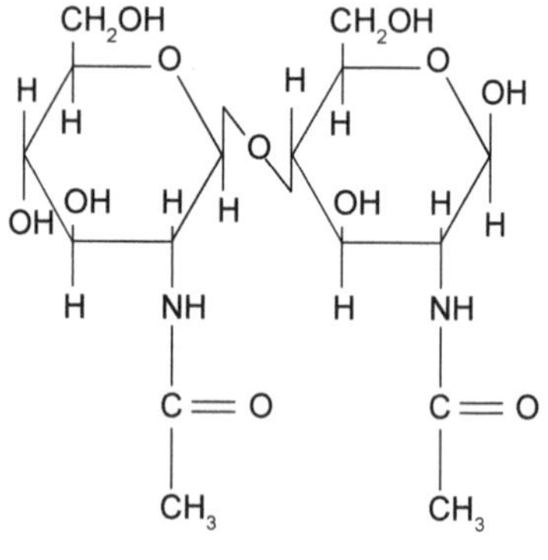

> Quitosana é um polímero linear de unidades de N-acetil-glicosamina e glicosamina ligadas por ligações β-1,4 que contém majoritariamente glicosamina. É obtida por desacetilação da quitina ou produzida por fungos filamentosos.

Figura 2.29 Quitobiose.

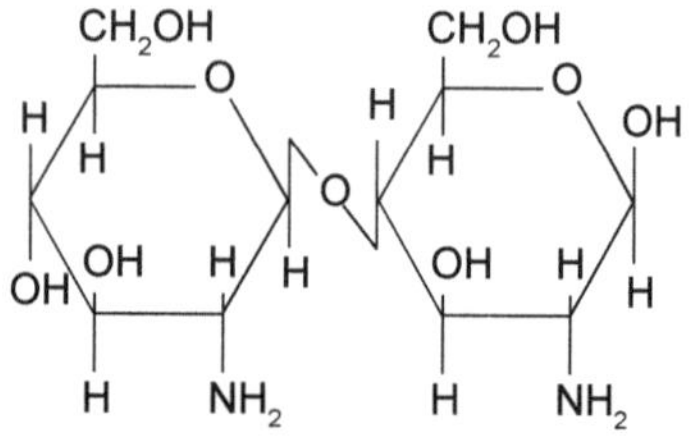

Figura 2.30 Quitosanobiose.

Tanto a quitina quanto a quitosana apresentam menor viscosidade e maior solubilidade em água do que polímeros de monossacarídeos não nitrogenados, devido ao menor comprimento de suas cadeias e pela presença de grupamentos amino livres nas unidades de glicosamina.

▶ Aplicação industrial

Complexos quitinolíticos ricos em quitinase B e N-acetil-glicosaminidase são utilizados na obtenção de N-acetil-glicosamina, ingrediente ativo em fármacos antiartrite, de administração oral favorecida por seu sabor adocicado. A ação anti-inflamatória desse composto verifica aplicação também em casos de colite ulcerativa e várias outros distúrbios gastrintestinais. A N-acetil-glicosamina pode ainda ser aplicada como fonte de carbono e nitrogênio para fermentações diversas.

Os aminoglicanoligossacarídeos – quitinoligossacarídeos e os quitosanoligossacarídeos – são produzidos por meio da hidrólise das ligações glicosídicas existentes entre as unidades que compõem quitina e quitosana, respectivamente. É importante notar que a produção de N-acetil-glicosamina e mesmo de quitinoligossacarídeos pode ser alcançada por hidrólise ácida, com uso de HCl concentrado. O processo químico é o mais utilizado em escala industrial; entretanto, além de gerar subprodutos indesejados e efluentes de difícil tratamento, apresenta ainda grande dificuldade para ser controlado, de modo a se obter um produto final com as características desejadas para diferentes aplicações.

O uso de quitinase A favorece a obtenção de quitinoligossacarídeos, atualmente comercializados para diversos fins (principalmente nas indústrias farmacêutica e alimentícia) pela Seikagaku Corporation, do Japão. Entre as propriedades funcionais comprovadamente atribuídas aos quitinoligossacarídeos está a ação antitumor (*in vitro*) de compostos com 6 e 7 unidades monoméricas. Segundo estudos realizados, oligossacarídeos com grau de polimerização entre 2 e 8 apresentaram atividade prebiótica para os gêneros *Bifidobacterium* e *Lactobacillus* superior à de frutoligossacarídeos, substâncias com atividade vastamente reconhecida.

Aminoglicanoligossacarídeos podem ser produzidos por hidrólise de quitina ou quitosana.

Quitoligossacarídeos de massa molar controlada são obtidos com uso de quitinase A e apresentam ação antitumoral e atividade prebiótica.

Bioquímica de Alimentos | Teoria e Aplicações Práticas

> Quitosanoligossacarídeos apresentam ainda ação anticolesterolêmica e de modulação do sistema imunológico.

A aplicação de quitosanoligossacarídeos como ingredientes funcionais em alimentos tem os mesmos objetivos que a aplicação de derivados de quitina e, em geral, com melhores resultados: a ação prebiótica e antitumoral de oligossacarídeos de quitosana é mais eficiente e comprovada que a da quitina, e esses compostos ainda apresentam ação anticolesterolêmica e de modulação do sistema imunológico.

Mais recentemente, essas enzimas citadas, principalmente quitinases e lisozima, vêm sendo testadas como possíveis conservantes de alimentos. Dada a sua capacidade de romper a parede celular de diversos microrganismos, elas apresentam potencial para impedir o estabelecimento e a multiplicação de microrganismos deteriorantes em produtos alimentícios. As quitinases podem atuar na inibição das bactérias *Escherichia coli*, *Staphylococcus aureus*, *Bacillus cereus*; da levedura *Saccharomyces cerevisiae*; e dos fungos *Fusarium* sp., *Aspergillus niger* e *Aspergillus flavus*. Lisozimas são usadas, desde a década de 1970, em queijos, para controlar o crescimento de bactérias propiônicas indesejadas. Atualmente, a maior dificuldade para essa aplicação reside na alta concentração de enzimas necessária para o efeito desejado. Diferentes formas de aplicação, como enzimas imobilizadas em filmes comestíveis, vêm sendo avaliadas para sanar esse problema.

> Quitinases e lisozima vêm sendo testadas como possíveis conservantes de alimentos.

▶ Métodos de detecção da atividade

Como ocorre com diversas carboidrases, a atividade de quitinases e quitosanases pode ser medida pela liberação de unidades redutoras do substrato polimérico (quitina ou quitosana). Entretanto, os métodos mais aplicados para quantificação de açúcares redutores não são indicados para medida de N-acetil-glicosamina, por não fornecerem respostas lineares. Nestes casos, agentes cromogênicos como dimetil-aminobenzaldeído garantem resultados mais precisos e confiáveis.

> A atividade de quitinases e quitosanases pode ser medida pela liberação de unidades redutoras, mas devem ser quantificadas com agentes cromogênicos específicos, para garantir resultados mais confiáveis.

Dextrana-sacarase (EC 2.4.1.5) e dextranase (EC 3.2.1.11)

A dextrana é um polissacarídeo, produzido por microrganismos e formado por unidades de glicose unidas entre

Dextrana é um polissacarídeo formado por unidades de glicose conectadas entre si, por ligações α-1,6 sintetizado pela enzima dextrana-sacarase.

si por ligações glicosídicas α-1,6. Sua produção depende da presença da enzima dextrana-sacarase, uma glicosil-transferase capaz de hidrolisar sacarose (seu único substrato) e transferir uma unidade de glicose para diferentes aceptores (glicose, maltose e pequenos oligossacarídeos de dextrana), sintetizando o polímero. Industrialmente a dextrana é produzida por células ou enzimas isoladas da bactéria *Leuconostoc mesenteroides*. Dependendo de sua massa molecular, a dextrana apresenta diferentes aplicações:

- Dextrana de massa molecular abaixo de 25 kDa: encontra diversas aplicações na indústria de alimentos como goma espessante e estabilizante

- Dextrana da massa molecular entre 25 e 75 kDa: uso terapêutico, como substituinte de plasma sanguíneo em transfusões

- Dextrana de massa molecular acima de 75 kDa: usada como auxiliar da extração de petróleo em poços exauridos.

Além disso a dextrana é ainda aplicada na produção de resinas de cromatografia de exclusão (tipo Sephadex®).

A produção de dextranas, entretanto, pode ser considerada prejudicial e indesejada em alguns casos:

Dextranas produzidas por microrganismos da microbiota bucal são responsáveis pela formação da placa bacteriana e, em usinas de açúcar, podem interferir com a cristalização da sacarose.

- Dextranas produzidas por bactérias da microbiota bucal (*Streptococcus mutans*, por exemplo) são responsáveis pela formação da placa bacteriana, que pode favorecer a formação de cáries

- Em usinas de açúcar e álcool, a contaminação do caldo por bactérias secretoras de dextrana-sacarase (*Leuconostoc mesenteroides* e algumas espécies do gênero *Lactobacillus*) leva à produção de dextranas, que podem interferir com a cristalização da sacarose, causando queda no rendimento e entupimento de filtros.

Dextranases são hidrolases produzidas por fungos do gênero Penicillium capazes de clivar as ligações α-1,6 presentes em dextranas.

A hidrólise eficiente de dextranas pode ser alcançada pela aplicação da enzima dextranase. Essa hidrolase, produzida por fungos do gênero *Penicillium*, pode ter atividade de endo- ou exoenzima e é capaz de romper as ligações α-1,6 da dextrana, liberando pequenos oligossacarídeos e glicose, respectivamente.

A levana-sacarase é uma enzima microbiana capaz de transferir unidades de frutose da sacarose e produzir levana.

Alguns microrganismos são ainda capazes de secretar a enzima levana-sacarase (EC 2.4.1.10), de atividade semelhante à dextrana-sacarase, porém que transfere unidades de frutose, produzindo levana – polímero de frutoses ligadas entre si por ligações β-2,6. Exemplos de organismos produtores são as bactérias *Aerobacter levanicum*, algumas espécies do gênero *Bacillus* e a levedura *Zymomonas mobilis*.

Bibliografia

Leitura recomendada: Ali; Hassan, 2016; Chen; Ganzle, 2017; Liaqat; Eltem, 2018; Obeng *et al.*, 2017; Park *et al.*, 2018; Saqib *et al.*, 2017; Singh *et al.*, 2017; Urlaub, 2002; Whitaker, 1994; Yadav *et al.*, 2010.

ALI, S.; HASSAN, B. A review on biotechnological impact of pectinases in industries. *Journal of Scientific Research in Pharmaceutical, Chemical & Biological Sciences*. 1(2): 1-16. 2016.

BARRET, F. F. Enzyme uses in milling and baking industries. In: REED, G. *Enzymes in Food Processing*, p. 302-331. Academic Press, New York. 1975.

BASS, E. J.; CAYLE, T. Beer. In: REED, G. *Enzymes in Food Processing*, p. 455-472. Academic Press, New York. 1975.

BELDMAN, G.; ROMBOUTS, F. M.; VORAGEN, A. G. J.; PILNIK, W. Application of cellulase and pectinase from fungal origin for the liquefaction and saccharifaction of biomass. *Enzyme and Microbial Technology*, 6: 503-507. 1984.

BHAT, M. K.; BHAT, S. Cellulose degrading enzymes and their potential industrial applications. *Biotechnology Advances*, 15: 583-620. 1997.

BRANDT, D. A. Distilled alcoholic beverages. In: REED, G. *Enzymes in Food Processing*, p. 443-454. Academic Press, New York. 1975.

CHEN, X. Y.; GANZLE, M. G. Lactose and lactose-derived oligosaccharides: more than prebiotics? *International Dairy Journal*. 67:61-72. 2017.

CRITTENDEN, R. G.; PLAYNE, M. J. Production, properties, and application of food-grade oligosaccharides. *Trends in Food Science and Technology*. 7: 353-361. 1996.

FENNEMA, O. R. *Food Chemistry*. Marcel Dekker, New York. 1996.

GRASSIN, C.; FAUQUEMBERGUE, P. Enzymes in fruit processing. In: WHITEHURST, R. J.; LAW, B. A. *Enzyms in Food Technology*, p. 184-199. Sheffield Academic Press (CRC Press), Sheffield. 2002.

HAMER, R. J. Enzymes in the baking industry. In: TUCKER, G. A.; WOODS, L. F. J. *Enzymes in Food Processing*, p. 191-222. Blackie Academic & Professional (Chapman & Hall), London. 1995.

KULP, K. Carbohydrases. In: REED, G. *Enzymes in Food Processing*, p. 54-123. Academic Press, New York. 1975.

LEA, A. G. H. Enzymes in the production of beverages and fruit juices. In: TUCKER, G.A.; WOODS, L. F. J. *Enzymes in Food Processing*, p. 223-249. Blackie Academic & Professional (Chapman & Hall), London. 1995.

LEJEUNE, A.; SAKAGUCHI, K.; IMANAKA, T. A spectrophotometric assay for the cyclization activity of cyclomaltohexaose (α-cyclodextrin) glucanotransferase. *Analytical Biochemistry*, v. 181, issue 1, 15 Aug. 1989, p. 6-11.

LIAQAT, F.; ELTEM, R. Chitooligosaccharides and their biological activities: a comprehensive review. *Carbohydrate Polymers*. 184: 243-259. 2018.

LINCOLN, L.; MORE, S. S. Bacterial invertases: occurrence, production, biochemical characterization, and significance of transfructosylation. *Journal of Basic Microbiology*. 57:803-813. 2017.

MACALLISTER, R. V.; WARDRIP, E. K.; SCHNYDER, B. J. Modified starches, corn syrups containing glucose and maltose, corn syrups containing glucose and fructose, and crystalline dextrose. In: REED, G. *Enzymes in Food Processing*, p. 332-361. Academic Press, New York. 1975.

MONSAN, P.; PAUL, F. Novel enzymatic synthesis of oligosaccharides and polysaccharides. In: FOX, P. F. Food Enzymology, v. II, p. 69-82. Elsevier, London. 1991.

MORACCI, M.; TRINCONE, A.; ROSSI, M. Glycosynthases: new enzymes for oligosaccharide synthesis. *Journal of Molecular Catalysis B: Enzymatic*. 11: 155-163. 2001.

NEUBECK, C. E. Fruits, fruit products, and wines. In: REED, G. *Enzymes in Food Processing*, p. 397-442. Academic Press, New York. 1975.

OBENG, E. M.; ADAM, S. S. N.; BUDIMAN, C.; ONGKUDON, C. M.; MAAS, R.; JOSE, J. Lignocellulases: a review of emerging and developing enzymes, systems, and practices. *Bioresource and Bioprocess*. 4(16):1-22. 2017.

OLSEN, H. S. Enzymes in starch modification. In: WHITEHURST, R. J.; LAW, B. A. *Enzyms in Food Technology*, p. 200-228. Sheffield Academic Press (CRC Press), Sheffield. 2002.

PARK, S. H.; NA, Y.; KIM, J.; KANG, S.W.; PARK, K. H. Properties and applications of starch modifying enzymes for use in the baking industry. *Food Science and Biotechnology*. 27(2):299-312. 2018.

PATIL, R. S.; GHORMADE, V.; DESHPANDE, M. V. Chitinolytic Enzymes: an Exploration. *Enzyme and Microbial Technology*. 26: 473-483. 2000.

PILNIK, W.; VORAGEN, A. G. J. The significance of endogenous and exogenous pectic enzymes in fruit and vegetable processing. In: FOX, P. F. *Food Enzymology*, v. I, p. 303-336. Elsevier, London. 1991.

SAQIB, S.; AKRAM, A.; HALIM, S. A.; TASSADUQ, R. Sources of β-galactosidase and its applications in food industry. *Biotechnology*. 7(79): 1-17. 2017.

SASHIWA, H.; FUJISHIMA, S.; YAMANO, N. *et al.* Enzymatic production of N-acetyl-D-glucosamine from chitn. Degradadtion study of N-acetylchitooligosaccharide and the effect of mixing crude enzymes. *Carbohydrate Polymers*. 51: 391-395. 2003.

SCHMEDDING, D. J. M; VAN GESTEL, M. J. M. C. Enzymes in Brewing. In: WHITEHURST, R. J.; LAW, B.A. *Enzyms in Food Technology*, p. 57-75. Sheffield Academic Press (CRC Press), Sheffield. 2002.

SHARROC, K. R. Cellulase assay methods: a review. *Journal of Biochemical and Biophysical Methods*. 17: 81-106. 1998.

SI, J. Q.; DROST-LUSTENBERGER, C. Enzymes for bread, pasta, and noodle products. In: WHITEHURST, R. J.; LAW, B. A. *Enzyms in Food Technology*, p. 19-56. Sheffield Academic Press (CRC Press), Sheffield. 2002.

SINGH, R. S.; CHAUHAN, K.; PANDEY, A.; LARROCHE, C. Biocatalytic strategies for the production of high fructose syrup from inulin. *Bioresource Technology*, 260: 395-403. 2018.

SINGH, S. P.; JADAUN, J. S.; NARNOLIYA, L. K.; PANDEY, A. Prebiotic oligosaccharides: special focus on fructooligosaccharides, its biosynthesis and bioactivity. *Applied Biochemistry and Biotechnology*. 183: 613-635. 2017.

SITANGGANG, A. B.; DREWS, A.; KRAUME, M. Recent advances on prebiotic lactulose production. *World Journal of Microbiology and Biotechnology*. 2:154-164. 2017.

SLAUGHTER, J. C.; PRIEST, F. G. Significance and use of enzymes in brewing. In: FOX, P. F. *Food Enzymology*, v. II, p. 47-68. Elsevier, London. 1991.

SYNOWIECKI, J.; AL-KHATEEB, N. A. Production, properties, and some new applications of chitin and its derivatives. *Critical Reviews in Food Science and Nutrition*. 43(2): 145-171. 2003.

SZETJLI, J. Introduction and general overview of ciclodextrin chemistry. *Chemical Reviews*, 98: 1743-1753. 1998.

URLAUB, R. Enzymes in fruit and vegetable juice extraction. In: WHITEHURST, R. J.; LAW, B. A. *Enzyms in Food Technology*, p. 144-183. Sheffield Academic Press (CRC Press), Sheffield. 2002.

VAN OORT, M; CANAL-LLAUBÈRES, R.-M. Enzymes in wine production. In: WHITEHURST, R. J.; LAW, B. A. *Enzyms in Food Technology*, p. 76-89. Sheffield Academic Press (CRC Press), Sheffield. 2002.

WHITAKER, J. R. Pectic enzymes. In: *Principles of Enzymology for the Food Sciences*, p. 425-436. Marcel Dekker, New York. 1994.

WHITAKER, J. R. The glycoside hidrolases. In: *Principles of Enzymology for the Food Sciences*, p. 391-424. Marcel Dekker, New York. 1994.

WOODS, L. F. J.; SWINTON, S. J. Enzymes in the starch and sugar industries. In: TUCKER, G. A.; WOODS, L. F. J. *Enzymes in Food Processing*, p. 250-267. Blackie Academic & Professional (Chapman & Hall), London. 1995.

YADAV, V.; YADAV, P.; YADAV, S.; YADAV, K. α-L-Rhamnosidase: A review. *Process Biochemistry* 45: 1226-1235. 2010.

YUN, J. W. Fructooligosaccharides. Occurence, preparation, and application. *Enzyme and Microbial Technology*, 19: 107-117. 1996.

Capítulo 3

Proteases

Luciana Ferracini dos Santos • Maria Gabriela Bello Koblitz

- ▶ Introdução, *96*
- ▶ Características gerais e modo de ação, *97*
- ▶ Fontes e principais características, *100*
- ▶ Aplicações industriais, *104*
- ▶ Métodos de detecção da atividade, *126*
- ▶ Bibliografia, *127*

As autoras agradecem a Sofia Mazzini Bruschi, pela ajuda na elaboração das Figuras 3.1, 3.2, 3.6 e 3.7, e a Thaís Carolina Ferracini dos Santos, pelo auxílio na Figura 3.9.

Introdução

As indústrias de alimentos e detergentes empregam uma grande variedade das enzimas proteases. Na maioria dos casos, elas são essenciais para modificação intencional das proteínas dos alimentos. Do ponto de vista nutricional, a hidrólise de proteínas, antes do consumo, favorece sua digestão e absorção pelo organismo. A ação de proteases sobre as proteínas de um alimento pode ter como consequências a formação de compostos responsáveis por aroma e textura específicos, a alteração da funcionalidade das proteínas e a formação de peptídeos que apresentam atividade biológica, entre outras.

As proteases (EC 3.4) são enzimas que pertencem ao grupo das hidrolases. Elas catalisam a reação de hidrólise das ligações peptídicas das proteínas (Figura 3.1) e podem ainda apresentar atividade sobre ligações éster e amida. São também conhecidas como peptidases ou proteinases. Sua principal função biológica é a hidrólise de proteínas e estão envolvidas nos processos de digestão, ativação de enzimas, coagulação do sangue e no transporte de proteínas através de membranas. Todas as proteases apresentam algum grau de especificidade de substrato, em geral relacionado aos aminoácidos envolvidos na ligação peptídica a ser hidrolisada e àqueles adjacentes a eles. A posição da ligação na cadeia polipeptídica e o tamanho da cadeia podem influenciar a atividade das proteases.

De todas as enzimas produzidas e utilizadas em escala comercial, 75% são hidrolases e, destas, 60% são proteases (25% proteases alcalinas, 10% quimosina, 3% tripsina e 21%

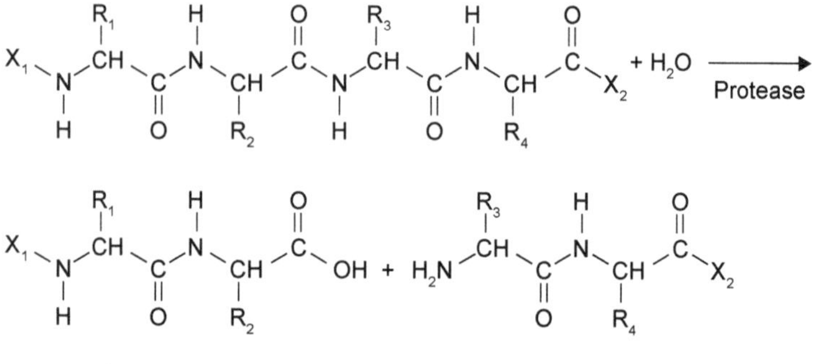

> Proteases catalisam a reação de hidrólise da ligação peptídica de proteínas. Apresentam sempre um certo grau de especificidade em relação aos aminoácidos envolvidos na ligação e à sua posição na molécula. Representam a maior parte das enzimas comerciais, sendo aplicadas, principalmente, nas indústrias de detergentes e de alimentos.

> Proteases representam 60% de todas as hidrolases comercializadas. A indústria de detergentes é sua maior consumidora, seguida pela indústria de alimentos.

Figura 3.1 Ação da protease (X_1, X_2: cadeias peptídicas; R_1, R_2, R_3, R_4: cadeias laterais dos aminoácidos).

outras proteases). Em 1960, a protease alcalina produzida por *Bacillus licheniformis*, conhecida por subtilisina Carlsberg, foi incorporada a detergentes em pó; desde então, a indústria de detergentes é a maior consumidora de proteases.

A indústria de alimentos é a segunda maior consumidora de proteases e suas aplicações serão discutidas neste capítulo. Além das indústrias mencionadas, as proteases são também aplicadas na produção de couros, para a remoção de pelos e promoção de flexibilidade e maciez; nesse caso, são frequentemente usadas enzimas pancreáticas. As proteases são usadas também em diversas outras aplicações (Tabela 3.1); além de serem úteis em pesquisa básica para a elucidação da estrutura de proteínas.

> Proteases são classificadas em exopeptidases (amino- e carboxipeptidases) e endopeptidases, de acordo com seu modo de ação, e em serina-proteases, proteases sulfidrílicas, proteases aspárticas e metalo-proteases, de acordo com a natureza de seu sítio ativo.

Características gerais e modo de ação

As proteases são classificadas por sua estrutura e por critérios evolutivos e, atualmente, são representadas por 244 famílias e 55 clãs.[1] Alternativamente, proteases podem ser classificadas conforme seu modo de ação e/ou a

Tabela 3.1 Algumas aplicações de proteases.

Indústria	Protease	Aplicação
Bebidas	Papaína	Remoção de turvação
Detergentes	Protease alcalina, subtilisina	Fabricação de detergentes para lava-roupa, para remoção de manchas
Couro	Tripsina, outras proteases	Amaciamento do couro, remoção de pelos
Medicina	Tripsina Papaína	Remoção de tecidos necrosados, agente fibrinolítico. Tratamento de feridas
Fotografia	Várias proteases	Recuperação da prata usada em filmes fotográficos e de raios X
Têxtil	Queratinase	Possível substituição de método físico-químico convencional poluente para prevenção do encolhimento em lã
Farmacêutica	Protease de *Bacillus lentus*, *B. subtilis*; *Bacillus* sp.	Prevenção da formação de misturas racêmicas na síntese de medicamentos
Cosméticos	Bromelina Queratinase	Tratamento anti-idade. Depilação

Adaptada de Santos *et al.*, 2017; Contesini *et al.*, 2017.

[1]As informações estão disponíveis em http://merops.sanger.ac.uk/index.htm.

natureza química do seu sítio catalítico (Tabela 3.2). De acordo com o modo de ação as proteases são divididas em dois grandes grupos: exopeptidases, que atuam nas extremidades da cadeia polipeptídica, e endopeptidases (ou proteinases), que agem em ligações no interior da cadeia proteica.

É importante ressaltar que enzimas classificadas no mesmo grupo, como a enzima subtilisina, que é uma serina-protease secretada por uma bactéria, tem seu mecanismo de ação igual ao de uma serina-protease de mamífero, mas as estruturas primária e terciária dessas enzimas são diferentes.

Exopeptidases

São classificadas de acordo com a extremidade da proteína a que se ligam para efetuar a hidrólise.

Aminopeptidases. Proteases que agem na extremidade N-terminal da cadeia polipeptídica; liberam aminoácidos livres, dipeptídeos ou tripeptídeos (Figura 3.2). Geralmente são metalo-proteases.

Carboxipeptidases. Proteases que agem na extremidade C-terminal da cadeia polipeptídica; liberam aminoácidos livres ou dipeptídeos (Figura 3.2). Podem ser serina-proteases, metalo-proteases ou cisteína-proteases.

Tabela 3.2 Classes de proteases.

Classe	Exemplo	Aminoácidos do sítio ativo
Serina-protease	Quimotripsina	His^{57}, Asp^{102}, Ser^{195}
	Subtilisina	Asp^{32}, His^{64}, Ser^{221}
Cisteína-protease	Papaína	Cys^{25}, His^{159}, Asp^{158}
Protease aspártica	Pepsina de *Penicillium* sp.	Asp^{33}, Asp^{213}
Metalo-protease	Carboxipeptidase A bovina	Zn, Glu^{270}, Try^{248}

Asp: ácido aspártico; Ser: serina; His: histidina; Cys: cisteína; Glu: glutamina; Try: triptofano; Zn: zinco.

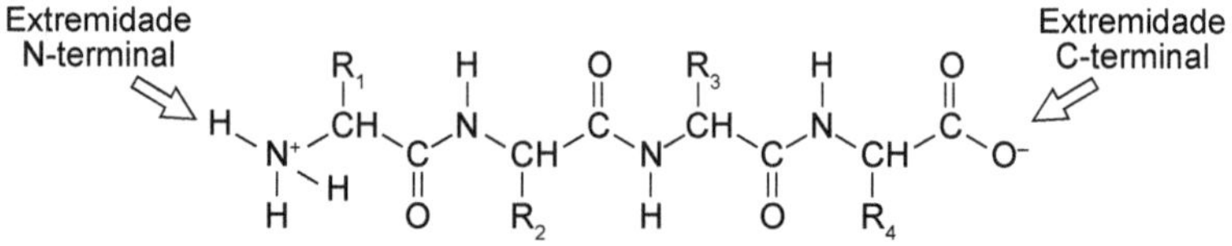

Figura 3.2 Extremidades C-terminal e N-terminal (R_1, R_2, R_3, R_4: cadeias laterais dos aminoácidos).

Endopeptidases

São normalmente classificadas pela natureza química de seu sítio ativo e por seu mecanismo de ação em quatro grupos distintos.

Serina-proteases (EC 3.4.21). São caracterizadas pela presença do aminoácido serina no sítio ativo. São inibidas irreversivelmente por 3,4-dicloroisocumarina (3,4-DCI), di-isopropilfluorofosfato (DFP), e fluoreto de fenilmetilsulfonila (PMSF), entre outros. São, em geral, ativas em pH de 7,0 a 11,0 e podem apresentar atividade sobre ligações éster e amida. O principal grupo desse tipo de proteases é formado pelas serina-proteases alcalinas como tripsina, quimotripsina e subtilisina, que apresentam baixa especificidade de substrato. Dentre as serina-proteases, as de maior importância comercial são as subtilisinas, em especial a subtilisina Carlsberg, comercializada com o nome de alcalase.

> Serina-proteases são ativas em pH neutro e alcalino. Principais exemplos: tripsina, quimotripsina e subtilisina.

Cisteína-proteases ou proteases sulfidrílicas (EC 3.4.22). Apresentam em seu sítio ativo os aminoácidos cisteína e histidina conjugados. São, normalmente, mais ativas em meios de pH neutro, podendo apresentar atividade em valores de pH ácidos. São ativadas na presença de agentes redutores e inativadas por agentes oxidantes, além de substâncias que reagem com grupo sulfidril, como p-cloromercuriobenzoato (PCMB). As proteases vegetais como papaína, bromelina e ficina são as principais cisteína-proteases.

> Proteases sulfídricas são ativas em pH neutro, principalmente. As proteases vegetais papaína, bromelina e ficina são os exemplos mais importantes.

Proteases aspárticas ou ácidas (EC 3.4.23). Contêm ácido aspártico em seu sítio ativo. São inibidas por 1,2-epóxi-3-p-nitrofenoxi propano (EPNP), na presença de íons de cobre. Em geral, apresentam maior atividade em valores de pH ácido e têm maior afinidade por ligações que envolvem aminoácidos apolares e aromáticos. Entre as principais proteases ácidas estão a pepsina e a renina, assim como proteases microbianas, sobretudo fúngicas (dos gêneros *Aspergillus*, *Penicillium*, *Rhizopus*, *Neurospora*, *Endothia* e *Rhizomucor*).

> Proteases aspárticas atuam em pH ácido. Dentre elas, as mais importantes são a pepsina e a renina.

Metalo-proteases (EC 3.4.24). São enzimas que dependem de íons metálicos divalentes (sobretudo Zn^{+2}, Co^{+2} e Mn^{+2}) para sua atividade. São inibidas na presença de agentes quelantes como ácido etilenodiaminotetra-acético (EDTA).

> Metalo-proteases podem ser neutras ou alcalinas. A principal representante dessa classe é a termolisina.

As metalo-proteases podem ser neutras ou alcalinas. Entre as neutras encontram-se as colagenases de *Clostridium histolyticum* e elastases de *Pseudomonas aeruginosa*, além da termolisina, uma protease neutra comercial de alta termorresistência, produzida por *Geobacillus stearothermophilus*. Entre as alcalinas, estão as proteases do gênero *Serratia*, por exemplo, com atividade em pH de 7,0 a 9,0.

Fontes e principais características

Por serem indispensáveis à vida, proteases são produzidas por todos os seres vivos: animais, vegetais e microrganismos.

Proteases vegetais

As proteases vegetais estão entre as mais empregadas na indústria de alimentos por serem consideradas seguras para o consumo humano e por serem tradicionalmente empregadas no preparo de diversos alimentos. Em geral, a atividade dessas proteases é maior nos vegetais verdes (imaturos), em comparação com as mesmas espécies em estado mais avançado de maturação. A papaína, a bromelina e a ficina estão entre as mais importantes cisteína-proteases e representam cerca de 5% do mercado mundial de proteases. Além dessas, que serão descritas e detalhadas a seguir, também são conhecidas a zingipaína (EC 3.4.22.67), extraída do rizoma de gengibre (*Zingiber officinale*), e a actinidina (EC 3.4.22.14), do kiwi (*Actinidia deliciosa*).

Papaína (EC 3.4.22.2). É uma cisteína-protease extraída do látex dos frutos do mamoeiro (*Carica papaya*). Geralmente é comercializada na forma de extrato bruto que contém diferentes proteases, entre as quais as mais importantes são a papaína e a quimopapaína (QP-A e QP-B), com características bastante semelhantes e que variam ligeiramente com a variedade plantada, o clima e o manejo, além do processo de extração/concentração utilizado. Normalmente, a papaína apresenta atividade proteolítica em valores de pH de 5,0 a 9,0. Para os substratos caseína e albumina, seu pH ótimo de atuação é 7,0. Sua atividade ótima é observada em temperaturas de 60 a 70°C; essa enzima permanece estável em

> Proteases vegetais são muito usadas na indústria de alimentos por serem consideradas seguras para consumo. São mais abundantes nos frutos verdes que nos maduros.

temperaturas até 90°C. A papaína apresenta ainda atividade sobre ligações éster e amida, e tem boa atuação na síntese de peptídeos. Apresenta baixa especificidade de substrato e hidrolisa, preferencialmente, ligações envolvendo aminoácidos básicos (arginina, lisina e histidina), leucina e glicina em P1 (Figura 3.3), especialmente quando se encontra um aminoácido contendo um grupamento lateral apolar volumoso (valina, leucina e isoleucina) em P2. Além disso, a papaína não cliva ligações envolvendo o aminoácido valina em P1.

Bromelina (EC 3.4.22.4). Nome atribuído a duas cisteína-proteases semelhantes extraídas do pedúnculo e do fruto do abacaxizeiro (*Ananas comosus*), respectivamente. Têm atividade ótima em pH de 6,0 a 8,0, sendo menos termoestáveis que a papaína, perdendo rapidamente sua atividade em temperaturas superiores a 70°C.

Ficina (EC 3.4.22.3). É uma cisteína-protease menos disponível comercialmente que a papaína e a bromelina; é extraída do látex de diversas espécies do gênero *Ficus*. Apresenta maior atividade em valores de pH de 6,0 a 8,0 e em temperatura de 60°C. Assim como as outras proteases vegetais, a ficina apresenta baixa especificidade de substrato e hidrolisa ligações que envolvem diversos aminoácidos.

> Papaína, bromelina e ficina são proteases obtidas de frutos do mamoeiro, do abacaxizeiro e de espécies do gênero *Ficus*, respectivamente, que apresentam baixa especificidade. A papaína tem alta estabilidade térmica e é a de maior disponibilidade no mercado.

Proteases animais

As proteases animais estão entre as enzimas mais estudadas por seu interesse para a área de saúde. As mais importantes comercialmente são as proteases gástricas (quimosina ou renina e pepsina) e as pancreáticas (tripsina e quimotripsina).

> As proteases animais mais importantes são as gástricas (renina e pepsina) e as pancreáticas (tripsina e quimotripsina).

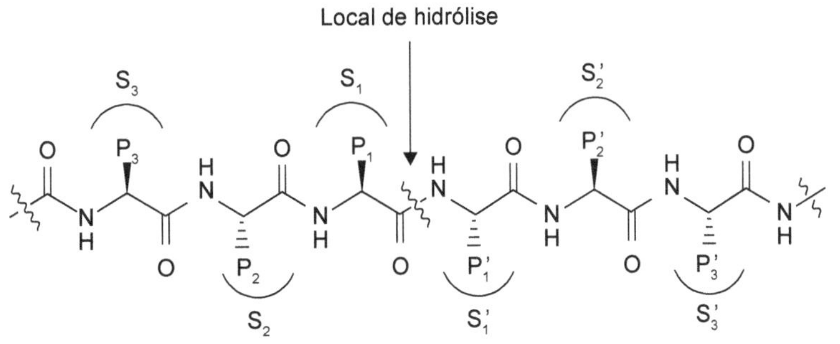

Figura 3.3 Representação esquemática e nomenclatura padrão para os substratos das proteases.

Renina é a protease animal de maior aplicação comercial. Apresenta alta especificidade e é obtida do quarto estômago de bezerros. Pepsina é a protease digestiva do estômago, cujo pH ótimo é de 1,8.

Quimosina (EC 3.4.23.4) ou renina. É uma das proteases que apresenta maior valor para a indústria de alimentos. É uma protease aspártica extraída do quarto estômago (abomaso) de bezerros não desmamados. A renina é extraída do estômago fresco ou seco, com o auxílio de solução de cloreto de sódio e de outros aditivos. Após a extração, a solução enzimática obtida pode ser adicionada de conservantes, precipitada e seca ou liofilizada. O método de extração utilizado é tradicional e característico de cada região produtora.

Como outras enzimas gástricas, a renina é sintetizada na forma de pró-renina inativa. A pró-renina é convertida em renina por hidrólise parcial, que libera um peptídeo de sua cadeia proteica. Essa hidrólise é espontânea em pH ácido (abaixo de 2,0) e acontece por autólise em pH em torno de 5,0, podendo ser catalisada também pela pepsina. A renina é inativada em pH neutro ou alcalino e perde gradualmente sua atividade em pH de 3,5 a 4,5 por autodigestão.

Pepsina (EC 3.4.23.1). Protease aspártica produzida pela mucosa do estômago na forma inativa de pepsinogênio. Em pH abaixo de 5,0 torna-se ativa por autólise. Em pH acima de 5,0, as partes do peptídeo que foram removidas para sua ativação funcionam como inibidores alostéricos reversíveis da pepsina, sendo removidos quando o pH cair novamente. Apresenta maior atividade na faixa de pH de 1,0 a 4,0, e seu pH ótimo é 1,8. Inativa-se completamente em pH superior a 6,0. Sua atividade é bastante influenciada pelo substrato. Apresenta baixa especificidade, no entanto prefere ligações peptídicas que envolvam aminoácidos hidrofóbicos, preferencialmente aromáticos em P1 e P1'.

Tripsina e quimotripsina são produzidas no pâncreas e agem no intestino. Sua atividade é controlada por inibidores de tripsina encontrados em diversos alimentos.

Tripsina (EC 3.4.21.4). Serina-protease secretada pelo pâncreas, é uma das enzimas digestivas mais importantes. É sintetizada na forma inativa de tripsinogênio no pâncreas de animais superiores e é ativada por hidrólise no duodeno. Essa hidrólise é catalisada por outras enteropeptidases ou pela própria tripsina. Sua regulação é feita pela síntese de inibidores de tripsina, também sintetizados pelo pâncreas e que controlam a ação dessa enzima quando ela está presente em pequenas quantidades. São endopeptidases altamente específicas que só hidrolisam ligações que envolvem o grupo carboxílico dos aminoácidos lisina e arginina. São estáveis em pH abaixo de 6,0 e sofrem autólise a partir desse valor. Sua atividade ótima ocorre em pH de 7,0 a 9,0, característico do intestino.

Inibidores de tripsina são peptídeos produzidos pelo pâncreas, mas também presentes na soja, no trigo e outros alimentos, e que impedem a digestão de proteínas ingeridas com eles. Esses inibidores contidos em diversos alimentos e em rações devem ser considerados, pois eles reduzem expressivamente o valor nutricional do alimento.

Quimotripsina (EC 3.4.21.1). É uma serina-protease bastante semelhante à tripsina e também é sintetizada como zimogênio pelo pâncreas. Apresenta duas frações de propriedades semelhantes. Hidrolisa preferencialmente ligações que envolvem grupo carboxílico dos aminoácidos tirosina, triptofano, fenilalanina e leucina. É estável em pH ácido e neutro e apresenta pH ótimo de atividade de 7,0 a 9,0.

Catepsinas e calpaínas. São cisteína-proteases intracelulares relacionadas à resolução do *rigor mortis*. Serão discutidas em maiores detalhes no capítulo sobre a bioquímica da carne.

> Catepsinas e calpaínas são proteases intracelulares importantes para a transformação do músculo em carne após o abate.

Proteases microbianas

Os microrganismos são excelentes fontes de enzimas, em razão da grande diversidade e relativa facilidade de produção em larga escala, além da possibilidade de secreção de enzimas extracelulares, de mais fácil recuperação e purificação. No passado, todas as enzimas comercializadas eram de origem animal ou vegetal. As enzimas microbianas vêm sendo introduzidas no mercado e, atualmente, estima-se que a maior parte das enzimas utilizadas seja de origem microbiana. As proteases microbianas são produzidas basicamente por bactérias ou fungos.

> Microrganismos são excelentes fontes de enzimas, em virtude de sua diversidade e possibilidade de produção em larga escala. Atualmente, a maior parte das enzimas comerciais é de origem microbiana.

Origem bacteriana. A maior parte das proteases comerciais é produzida por bactérias dos gêneros *Bacillus* e *Geobacillus*. As proteases bacterianas neutras são ativas em valores de pH de 5,0 a 8,0 e apresentam baixa estabilidade térmica. Embora geralmente apresentem baixíssima especificidade

Proteases bacterianas comerciais são, geralmente, neutras ou alcalinas, sendo estas últimas as principais enzimas utilizadas em detergentes. Uma única espécie de fungo filamentoso pode produzir proteases ácidas neutras e alcalinas (isoenzimas).

de substrato, o grau de hidrólise pode ser controlado por alterações no pH e na temperatura da reação proteolítica. As proteases bacterianas alcalinas apresentam maior atividade em pH de 8,0 a 11,0 e em temperaturas de 50 a 60°C. Em geral, têm baixa especificidade de substrato e são mais aplicadas na indústria de detergentes, por apresentarem estabilidade na presença de surfactantes.

Origem fúngica. Uma única espécie de fungo pode produzir diferentes proteases (alcalinas, neutras e ácidas). É o caso do *Aspergillus oryzae* que produz três proteases extracelulares, de modo que o extrato obtido por fermentação apresenta atividade proteolítica em valores de pH de 4,0 a 11,0. Sua temperatura ótima de atividade é observada em torno de 40°C e essas proteases são inativadas em temperaturas acima de 50°C. Em geral, as proteases fúngicas são ativas em pH de 4,0 a 4,5 e as neutras em pH 7,0; e essas são, geralmente, metalo-proteases.

Aplicações industriais

Clarificação de cerveja

Após a fermentação, a cerveja passa por um período de maturação a frio para destruição de diacetil. Nesse período e depois, no resfriamento pré-consumo, pode ocorrer turvação por insolubilização de peptídeos de alta massa molecular.

Após a fermentação alcoólica, a cerveja passa por um período de maturação a baixa temperatura (cerca de 0°C). A duração da maturação depende do tipo de cerveja, varia de poucos dias a várias semanas e sua principal finalidade é a destruição de diacetil, uma substância de sabor indesejado, que se acumula no produto durante a fermentação. Ao longo da maturação, o diacetil é transformado em acetoína, que não apresenta sabor. Esse processo pode ser acelerado pela adição de enzimas, como acetolactato-descarboxilases e diacetil-redutases.

Outro fenômeno que ocorre durante a maturação é a turvação da cerveja. Ela acontece pela interação de compostos fenólicos e polipeptídeos, provenientes do malte e de cereais não maltados, que se insolubilizam em temperatura baixa. A simples filtração desse precipitado não garante que não ocorra nova precipitação posteriormente, portanto é necessário um tratamento adicional com proteases. As proteases hidrolisam os polipeptídeos presentes e impedem que eles

Chillproofing é o processo de estabilização de cervejas para evitar a turvação pelo frio. Consiste na hidrólise dos peptídeos, provenientes do malte e de cereais não maltados, por proteases de baixa especificidade. O resultado da hidrólise, de baixa massa molecular, permanece solúvel mesmo em baixas temperaturas.

se insolubilizem, evitando a turvação. Em geral, no processo de clarificação são usadas papaínas, que são proteases com baixa especificidade e hidrolisam peptídeos de diferentes fontes. A papaína tem bom preço no mercado e seu uso é permitido em alimentos. Além disso, a papaína apresenta alta termoestabilidade, permanecendo ativa após a operação de pasteurização e também ao longo da vida de prateleira do produto. A operação de *chillproofing* é utilizada pela maior parte das cervejarias que comercializam cerveja clarificada. Em alguns casos, o uso de papaína vem sendo substituído pela aplicação de proteases microbianas.

É importante notar que a presença de proteínas é vital para a formação da espuma em cervejas e, em geral, essas moléculas devem apresentar alta massa molecular. Segundo Slaughter e Priest (1991), a adição de papaína à cerveja não afeta a formação de espuma, pois as substâncias envolvidas nesse processo são moléculas complexas, formadas por resíduos de polipeptídeos, polifenóis e carboidratos além de fosfato, não constituindo substrato para a papaína.

Amaciamento da carne (tenderização enzimática)

Maciez é a característica mais desejada em carnes e diferencia a carne "de primeira" da carne "de segunda". Pode ser alcançada por longos períodos de maturação, que elevam o custo da carne.

A maciez é a característica mais desejada em carnes. É definida como o "atributo da carne cozida de ter fácil mastigabilidade sem perder sua textura característica". O método convencional de se atingir a maciez é através da maturação prolongada. O tempo normal de comercialização de carcaças bovinas é de 3 a 5 dias após o abate. Para uma tenderização satisfatória são necessários de 10 dias a 4 semanas de maturação dependendo da peça, da qualidade da carcaça, da idade do animal abatido, entre outros fatores. O custo eleva-se em decorrência do longo tempo de armazenamento a frio, da redução do peso por ressecamento e da possibilidade de desenvolvimento de características organolépticas indesejadas.

Tenderização enzimática é o processo de amaciamento da carne pela ação de proteases de baixa especificidade. A hidrólise das proteínas dos tecidos conjuntivo e miofibrilar garante a alteração necessária na textura.

Uma possibilidade de acelerar esse processo é a aplicação de proteases que irão hidrolisar as proteínas da carne, tornando-a mais macia. Dentre as enzimas proteolíticas, as de origem vegetal são as mais utilizadas para esse fim. Entre essas proteases, a mais aplicada é a papaína. Apesar de apresentar menor atividade sobre o colágeno que a bromelina e a ficina, a papaína é bastante eficiente por sua alta afinidade pela actina e boa atividade sobre o colágeno desnaturado pelo calor. A papaína apresenta ainda as seguintes vantagens: fornecimento regular no mercado a preços acessíveis, temperatura de atividade entre 60 e 70°C, o que evita haver hidrólise durante o armazenamento da carne a frio, e alta estabilidade térmica, garantindo o amaciamento durante o cozimento, pois a enzima mantém-se ativa por longo período a altas temperaturas.

A dosagem de enzima deve ser avaliada de acordo com a finalidade do corte. Peças que serão assadas passam mais tempo na temperatura de atividade da enzima durante o cozimento e devem, portanto, receber menores quantidades da enzima. Os cortes destinados à fritura, que atingem temperaturas muito altas em menores intervalos de tempo, devem receber maiores quantidades de enzima para um amaciamento satisfatório.

> A dosagem de enzima depende da finalidade do corte: peças assadas devem receber menos enzimas que as destinadas à fritura.

Nas carnes destinadas a restaurantes e serviços de alimentação, que sofrem longo tempo de aquecimento, é usada uma mistura de papaína e bromelina. A bromelina é bem menos termorresistente e é inativada após certo período de aquecimento, o que evita a hidrólise excessiva.

A maior dificuldade apresentada pela tenderização enzimática é a distribuição uniforme da enzima na peça de carne. Algumas metodologias foram desenvolvidas para esse fim: o método clássico, a imersão, a injeção e a injeção no animal vivo.

> A maior dificuldade apresentada pela tenderização enzimática está na difusão da enzima pela peça de carne. A metodologia de aplicação da enzima deve visar sua distribuição uniforme.

Método clássico. Aplicação superficial da enzima em veículo de sal. É um método barato e de baixo custo, mas apresenta problemas de difusão da enzima no corte e necessita do uso de sal ou de outro veículo sólido. É o método utilizado para produtos de uso doméstico de amaciamento de carnes (Figura 3.4).

Por imersão. Os cortes de carne são submersos na solução de enzima. É um método bastante prático e que permite automação. Apresenta problemas de difusão, contaminação cruzada e a possibilidade de diluição da solução enzimática pelos sucos da carne.

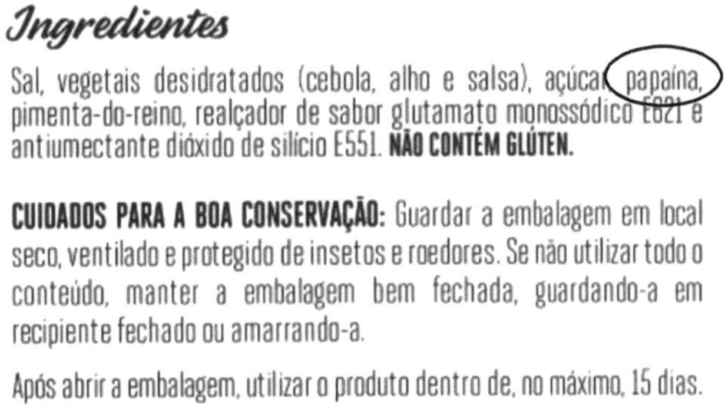

Ingredientes

Sal, vegetais desidratados (cebola, alho e salsa), açúcar, papaína, pimenta-do-reino, realçador de sabor glutamato monossódico E621 e antiumectante dióxido de silício E551. **NÃO CONTÉM GLÚTEN.**

CUIDADOS PARA A BOA CONSERVAÇÃO: Guardar a embalagem em local seco, ventilado e protegido de insetos e roedores. Se não utilizar todo o conteúdo, manter a embalagem bem fechada, guardando-a em recipiente fechado ou amarrando-a.

Após abrir a embalagem, utilizar o produto dentro de, no máximo, 15 dias.

Figura 3.4 Rótulo de produto comercial para amaciamento de carne com o ingrediente ativo (papaína) em destaque.

Por injeção. Uso de seringas ou pistolas para aplicação de solução enzimática na peça de carne. Pode ser usado em peças maiores, destinadas ao preparo de assados. A injeção malfeita pode ocasionar a formação de bolsas mais macias dentro da peça.

Por injeção no animal vivo. Essa técnica, também chamada pré-tenderização, consiste na injeção feita na jugular do animal de 10 a 30 min antes do abate. Proporciona distribuição uniforme da enzima em todos os tecidos, através da corrente sanguínea. Depende de pessoal especializado e do uso de enzima purificada para evitar resposta imunológica no animal vivo. Em princípio, a enzima não apresenta atividade na temperatura do corpo do animal e só seria ativada quando o corte da carne fosse aquecido durante o cozimento. No entanto, para garantir que não haja nenhuma possibilidade de hidrólise dos tecidos do animal vivo, a enzima é inativada antes da injeção por meio de um tratamento prévio com peróxido de hidrogênio. Esse reagente oxida o sítio ativo da enzima e impossibilita qualquer atividade catalítica no animal vivo. O excesso de peróxido de hidrogênio deve ser removido antes da injeção pela ação de catalases. Quando o animal é abatido, a tensão de oxigênio nos tecidos cai muito, favorecendo a redução do sítio ativo da papaína, que volta a ser ativa. Entretanto, atividade de hidrólise significativa só ocorre quando a peça de carne é aquecida acima de 60°C. Esse processo é utilizado em alguns países produtores, em uma pequena porção do rebanho, para produção de carne de maciez certificada.

O futuro da tenderização enzimática reside, muito provavelmente, na aplicação de colagenases e elastases recombinantes. A ação conjunta dessas enzimas sobre o tecido conjuntivo dos cortes de dianteiro bovino poderia transformar a carne "de segunda" em carne "de primeira".

A distribuição uniforme por todo o corpo do animal tem também efeitos indesejados: pode provocar a perda de órgãos de interesse comercial, como fígado e rins, pela tenderização desses tecidos. Para minimizar esse problema, alguns autores sugeriram o uso de colagenases microbianas nesse tipo de amaciamento. Essas enzimas apresentam atividade quase que exclusiva sobre o colágeno, favorecendo o amaciamento de peças cuja dureza é causada por excesso de tecido conjuntivo intramuscular, porém não são capazes de acelerar a tenderização do tecido miofibrilar. No entanto, colagenases não estão disponíveis comercialmente para uso em alimentos por serem secretadas, em sua maioria, por gêneros de bactérias potencialmente patogênicas (*Vibrio* e *Clostridium*), sendo consideradas um fator de virulência.

Coagulação do leite

A produção de queijos baseia-se, inicialmente, na separação das caseínas e gordura do leite da fração que constitui o soro. O soro é formado, em sua maior parte, por água, lactose, sais e outras proteínas não caseínas. Para maior compreensão dos métodos de separação da caseína, será inicialmente discutido o modelo de estrutura micelar proposto para a caseína do leite.

A caseína, uma mistura de fosfoproteínas (α_{S1}-, α_{S2}-, β- e κ-caseínas), está organizada em micelas que se mantêm em suspensão coloidal.

Segundo o modelo de estrutura mais aceito, chamado de "bola de macarrão" ou "novelo de lã", a caseína do leite está organizada em micelas que se mantêm cm suspensão coloidal. A caseína é uma mistura de fosfoproteínas muito semelhantes: α_{S1}-, α_{S2}-, β- e κ-caseínas. As micelas são compostas, em sua parte interior, por frações de caseína altamente fosfatadas, que precipitam na presença de íons cálcio e, em sua parte externa, pela κ-caseína, que é pouco fosfatada e é estável na presença de íons cálcio. A κ-caseína mantém a estabilidade das micelas, pois é a protetora do estado coloidal das outras frações (α_{S1}, α_{S2}, β) da caseína (Figura 3.5).

As micelas contêm, em sua fração interna, as caseínas fosfatadas que precipitam na presença de cálcio e, em sua parte externa, a κ-caseína, que é estável ao cálcio e protetora do estado coloidal das outras frações.

O primeiro destaque da Figura 3.5 corresponde à extremidade carboxiterminal da κ-caseína, que se dirige para fora da micela, formando uma camada de "pelos" que previne a agregação com outras micelas e apresenta alta

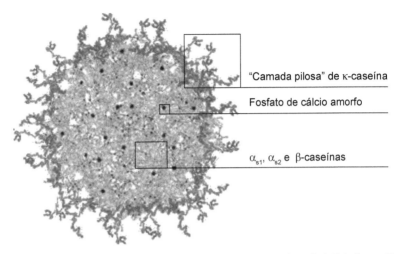

Figura 3.5 Modelo proposto para estrutura micelar da caseína no leite. Adaptada de Holt; Horne, 1996.

solubilidade em água (em virtude da glicosilação da extremidade C-terminal), aumentando a dispersibilidade das micelas na matriz aquosa do leite. É importante salientar que a estrutura micelar ainda é objeto de estudo e discussão. Outros estudos propuseram que as micelas não são estruturas fixas. Observou-se que mudanças no pH, temperatura e força iônica promovem alterações na sua distribuição e na proporção de proteína livre.

A precipitação das caseínas do leite pode ser obtida de duas maneiras: por *precipitação isoelétrica* e por *proteólise limitada*.

Precipitação isoelétrica. Acontece por redução do pH do leite para valores em torno de 4,6 através da adição de ácido láctico (acidificação direta) ou pelo uso de culturas lácticas, chamadas culturas *starter*, que fermentam lactose, produzindo ácido láctico e outros ácidos orgânicos (acidificação *in situ*). Ao atingir o pH de 4,6, correspondente ao ponto isoelétrico médio das caseínas do leite, ocorre a insolubilização dessas proteínas, que precipitam.

Proteólise limitada. Quando a κ-caseína sofre hidrólise, os íons de cálcio do leite ligam-se às frações fosfatadas da caseína, formando ligações cruzadas e provocando sua precipitação na forma de coágulos (caseinato de cálcio). Entretanto, se a hidrólise não for limitada, haverá destruição dos coágulos e

---

A precipitação das caseínas do leite pode ser obtida por precipitação isoelétrica, que ocorre quando o pH do leite atinge o ponto isoelétrico das caseínas (4,6), ou por proteólise limitada, pela ação de proteases específicas.

solubilização de pequenos peptídeos, o que irá afetar seriamente a textura do queijo e seu rendimento, com perda de caseína para o soro. Além disso, a hidrólise excessiva pode ocasionar a liberação de peptídeos contendo aminoácidos hidrofóbicos na extremidade carboxiterminal. Esses peptídeos apresentam sabor amargo e interferem na qualidade do produto final.

O desempenho de uma protease na coagulação do leite para a produção de queijo pode ser avaliado pela relação entre a capacidade para formar coágulo e a hidrólise total das caseínas do leite. Historicamente, a enzima mais utilizada nesse processo é a quimosina. A quimosina apresenta altíssima especificidade pela ligação peptídica entre os aminoácidos fenilalanina (105) e metionina (106) da κ-caseína, cuja hidrólise é suficiente para desestabilizar a micela de caseína, liberando a *para*-κ-caseína e um glicopeptídeo C-terminal – única parte que migra para o soro. Além disso, essa enzima só é capaz de hidrolisar uma quantidade extremamente limitada de outras ligações nas frações de caseína e essas reações acontecem de forma bastante lenta. A quimosina atua em uma faixa de pH limitada, fora da qual sofre autólise rapidamente. Em consequência disso, essa enzima tem uma ótima capacidade de coagulação do leite: promove a hidrólise limitada e proporciona coágulos de textura excelente, sem geração de sabor amargo e com alto rendimento.

Uma vez que o custo da quimosina é relativamente alto e sua oferta no mercado é insuficiente para suprir a demanda, substitutos de quimosina podem ser aplicados industrialmente. Uma possibilidade é o uso de pepsina suína que, comercializada em misturas com quimosina na proporção de 50:50 e 20:80, alcança bastante sucesso na coagulação do leite. Por ser rapidamente inativada em valores de pH em torno de 6,5 (pH do leite), essa protease perde sua atividade durante a coagulação, não promovendo proteólise excessiva. Entretanto, por ter afinidade por ligações que envolvem aminoácidos hidrofóbicos, a pepsina tende a provocar o surgimento de sabor amargo indesejado.

Proteases ácidas de *Rhizomucor miehei*, *Rhizomucor pusillus*, *Aspergillus oryzae* e *Endothia parasitica* apresentam

---

O desempenho de uma protease na coagulação do leite para a produção de queijo pode ser avaliado pela relação entre sua capacidade de coagulação e a hidrólise total das caseínas do leite.

A pepsina suína é comercializada em misturas com quimosina na proporção de 50:50 e 20:80. Nos "coalhos microbianos" são aplicadas proteases ácidas de *Rhizomucor*, *Aspergillus* e *Endothia*. A renina bovina já foi expressa em fungos filamentosos, leveduras e bactérias. Não há aplicação industrial para a renina imobilizada.

especificidade suficientemente semelhante à da quimosina para serem capazes de produzir coágulos de boa qualidade, sendo inclusive conhecidas como "coalhos microbianos". No entanto, essas proteases são bem resistentes a diferentes condições de temperatura e pH, sofrem pouca ou nenhuma autólise e provocam proteólise excessiva, o que diminui o rendimento do processo e causa sabor amargo durante o período de maturação. Para minimizar esses efeitos, as enzimas podem ser submetidas a tratamento com peróxido de hidrogênio, que converte os resíduos de metionina em sulfóxidos, reduzindo sua estabilidade térmica à temperatura de 10°C. Evitam-se, dessa forma, os efeitos negativos, mas aumenta-se o custo de obtenção, tornando-as menos competitivas em relação à quimosina bovina. Os coalhos microbianos já são usados na produção de queijos desde 1970 e têm sido aplicados em larga escala nos EUA desde então. Cerca de 30% da produção mundial de queijos se utilizam de proteases microbianas. A presença de proteases durante a maturação de alguns queijos não é totalmente indesejada, pois elas participam da promoção do *flavor* e da textura característicos de certos tipos de queijo.

Outra forma para se obter a quimosina bovina é a clonagem do gene responsável por sua codificação em diferentes leveduras, bactérias e fungos como: *Kluyveromyces lactis, Saccharomyces cerevisiae, Escherichia coli* e *Aspergillus niger*, que já produziram a enzima com sucesso. Esse tipo de quimosina se encontra disponível no mercado e, de acordo com o *site* da Universidade de Reading,[2] 90% do queijo comercializado no Reino Unido é obtido com uso de quimosina recombinante produzida por microrganismos geneticamente modificados.

Após o processo de coagulação, a maior parte da quimosina utilizada se perde para o soro. Para minimizar a perda, o uso da enzima imobilizada permitiria sua recuperação e reutilização. Entretanto, todas as tentativas de imobilização da quimosina geraram produtos de baixa atividade ou apresentaram dificuldade de difusão, o que impediu sua produção em escala comercial.

---

[2]Disponível em http://www.ncbe.reading.ac.uk.

Maturação acelerada de queijos

> A maturação de queijos é, tradicionalmente, uma forma de preservar o valor nutricional do leite, por maiores períodos de tempo, em um produto palatável.

A maturação de queijos é, tradicionalmente, uma forma de preservar o valor nutricional do leite, por maiores períodos de tempo, em um produto palatável. É importante ressaltar que nem todos os componentes do leite são concentrados no queijo. Os componentes hidrossolúveis, como lactose, sais e vitaminas, ficam dissolvidos no soro, e diversas proteínas não caseínas não coagulam juntamente com a caseína, ficando também no soro.

Durante a produção, diversos tipos de queijos passam por longos períodos de maturação até atingir as características desejadas. Esse longo período implica alto custo com o armazenamento e demora no retorno do investimento, que só ocorre quando o produto chega ao mercado. Em virtude disso, grandes empresas produtoras de queijo vêm investindo em metodologias inovadoras para acelerar a maturação.

> A maturação de queijos consiste em alterações de aroma, sabor e textura causadas pela ação de diversas enzimas. Proteases agem sobre a textura e na liberação de aminoácidos que serão transformados em compostos de *flavor*: aldeídos, aminas, ácidos.

O processo de maturação exige condições de temperatura e umidade controladas e consiste na decomposição de gorduras, proteínas e carboidratos da massa do queijo provocada pela presença da cultura *starter* (bactérias lácticas), do coalho e de eventuais microbiotas secundárias. A quimosina libera peptídeos de alta massa molecular, mas não aminoácidos livres. As importantes modificações de textura e aroma no queijo são devidas, principalmente, à presença de proteases que geram peptídeos, aminoácidos, aminas, compostos sulfurados e tiol-ésteres, e às lipases que geram ácidos graxos, cetonas e lactonas.

A proteólise é um dos mais importantes processos de maturação de queijos, pois os peptídeos e aminoácidos livres, gerados pela ação de proteases, são precursores de sabor, além de serem fontes de nitrogênio para a microbiota secundária (Figura 3.6).

Os aromas de origem proteolítica resultam de reações bioquímicas posteriores dos aminoácidos livres, tais como desaminação, transaminação e descarboxilação, que geram aldeídos, aminas, alcoóis e ácidos, compostos característicos de aroma.

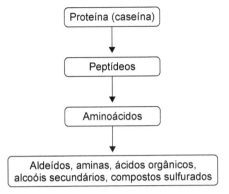

Figura 3.6 Origem de compostos de aroma a partir da ação de protease.

> Na maturação acelerada são incorporadas proteases neutras e exopeptidases à massa inicial. As primeiras provocam as alterações desejadas na textura, e as últimas liberam aminoácidos precursores de aroma e sabor.

As principais empresas a investirem nesse tipo de tecnologia são as grandes produtoras americanas de queijo tipo *cheddar*, cujo volume de produção torna o custo da maturação tradicional um grave problema. As primeiras tentativas de se incorporarem proteases a queijos *cheddar* produziram sabor amargo e provocaram colapso da estrutura do queijo, gerando um produto inaceitável. Sabe-se, hoje, que é necessária a incorporação de uma pequena quantidade de proteases neutras, geralmente de origem bacteriana (*Bacillus amyloliquefaciens*), que irão hidrolisar as proteínas da massa de forma limitada, produzindo uma textura desejável e gerando peptídeos livres. As proteases neutras têm vida ativa muito curta nas condições existentes na massa inicial, sendo rapidamente inativadas, o que evita a proteólise excessiva. Em conjunto com essas proteases, devem ser incorporadas exopeptidases, que apresentam baixa afinidade por peptídeos de alta massa molecular e interferem muito pouco na textura do queijo. Sua principal finalidade é atacar os peptídeos menores, liberados pela ação de proteases neutras, produzindo aminoácidos livres responsáveis pela formação dos compostos de aroma e sabor.

> A maior dificuldade no processo de maturação acelerada está na difusão das enzimas na massa. A melhor forma de aplicação é o uso de enzimas microencapsuladas.

A maior dificuldade do uso de proteases na aceleração da maturação de queijo *cheddar* é a distribuição/difusão das enzimas na massa. Idealmente, essas enzimas deveriam ser incorporadas ao leite, antes da coagulação. No entanto, sua presença interfere na qualidade e no rendimento do coágulo, além de haver grande perda de enzimas para o soro. Por isso, vem sendo avaliada a microencapsulação das enzimas em lipossomas, que possam ser rompidos por controle externo, por meio da mudança na temperatura, por exemplo. As microcápsulas poderiam ser adicionadas ao leite ou à coalhada, minimizando perdas de enzimas, pois os lipossomas, quando adicionados ao leite, precipitam quase totalmente junto com a caseína.

A maturação acelerada tem grande aplicação na produção de massa (*slurry*) de queijo, que é utilizada como ingrediente na fabricação de biscoitos, molhos, sopas, *snacks*, entre outros. Para esse tipo de produto, a textura não apresenta importância, mas o desenvolvimento do aroma é sua característica mais importante. Esses aromas são produzidos pela ação de proteases, lipases, transaminases, entre outras enzimas. Existem no mercado massas com sabor de diversos tipos de queijo (gorgonzola, *cheddar*, parmesão) obtidos por processamento enzimático.

A maior aplicação comercial está na produção de "massas de queijo" utilizadas para aromatizar molhos, sopas, snacks etc.

Panificação

As farinhas de trigo para uso industrial são classificadas de acordo com seu conteúdo de proteína, que pode variar entre 5 e 20%. Essa variação se deve a fatores genéticos, ambientais e de manejo. A fração proteica do trigo, que gera o glúten, é formada por dois constituintes principais: glutelina, uma proteína fibrilar, capaz de se dispor na forma de rede, e gliadina, proteína globular que interage com a glutelina. Essas proteínas dão à farinha a propriedade de formar uma massa viscoelástica com capacidade de reter o ar. A força do glúten é uma função da concentração dessas proteínas e da sua composição.

A fração proteica do trigo, que gera o glúten, dá à farinha a propriedade de formar uma massa viscoelástica capaz de reter o ar.

A rede do glúten é formada por ligações do tipo pontes de dissulfeto, e, quanto maior o número dessas ligações, mais difícil será trabalhar a massa. A quantidade de proteína na farinha e a proporção de seus constituintes determinam as características de extensibilidade e elasticidade da massa e do produto final. Uma massa de pão contendo pouco glúten será pegajosa e grudenta, e produzirá um pão duro, de pouco crescimento. Entretanto, uma massa de bolo com muito glúten gerará um produto pouco macio, incapaz de se expandir pela ação do gás produzido pelo fermento químico.

A massa de pão com glúten fraco produzirá um pão duro e que cresce pouco (não retém o ar). A massa de bolo com glúten forte será incapaz de se expandir pela ação do fermento químico.

É possível modificar as propriedades do glúten e reduzir sua força pela adição de produtos químicos, como metabissulfito de sódio, que tornam a farinha mais adequada à finalidade desejada (produção de bolos, biscoitos, por exemplo). A utilização desse produto químico é regulamentada por legislação específica e proibida em alguns países. Uma alternativa é a utilização de proteases com a mesma finalidade. As proteases modificam a rede proteica pela quebra das ligações peptídicas. A extensão da quebra depende do tipo de protease utilizada, da sua concentração e do tempo de reação. A utilização de protease nos processos de panificação fornece produtos mais macios, de menor densidade e de aparência agradável, além de eliminar o sabor (*after taste*) provocado pelo metabissulfito.

O processo de produção do pão envolve uma etapa de trabalho mecânico, cuja finalidade é o rompimento das cadeias polipeptídicas do glúten para que a rede formada por essas proteínas não impeça o crescimento da massa. O uso de proteases que hidrolisam os constituintes do glúten reduz o tempo de trabalho mecânico em até 30%, sem prejuízo da elasticidade da massa e com possível melhoria do aroma do produto final. Nesses casos, é indispensável uma análise prévia do conteúdo de glúten da farinha para evitar riscos de hidrólise excessiva ou trabalho mecânico desnecessário da massa, que podem provocar efeitos indesejáveis no produto final.

Proteases podem ser aplicadas no controle da força do glúten, garantindo menor tempo de trabalho da massa na produção de pães (enzimas fúngicas) e redução do teor de glúten para produção de bolos e biscoitos (enzimas vegetais e/ou bacterianas).

As proteases de *Aspergillus oryzae* e *A. niger* são utilizadas para esse fim por serem consideradas seguras para o consumo e por apresentarem baixa especificidade, além de serem menos ativas que as proteases vegetais, o que garante a integridade do glúten. A aplicação das proteases é feita durante a fase de fermentação, para que haja tempo para sua ação, uma vez que serão inativadas na temperatura do forno. Esse processo é aplicado em escala industrial no mundo todo, e vem sendo utilizado nos EUA desde a década de 1970.

A hidrólise enzimática permite a liberação de grupos $-NH_2$ pelo rompimento das ligações peptídicas. Esses grupos podem reagir com o açúcar usado na formulação ou produzido pela α-amilase, sendo responsáveis pelo desenvolvimento do *flavor* e da cor característica do pão através da reação de Maillard.

Em biscoitos do tipo *cracker*, o uso de proteases de *Aspergillus oryzae* permite uma abertura homogênea da massa e evita a deformação do produto no forno. Na produção de bolos e *wafers*, que exigem farinhas com baixo conteúdo de proteína, o uso de proteases vegetais pode substituir a aplicação de metabissulfito de sódio. Nesses casos é indicado o uso de papaína ou bromelina, sendo esta última mais efetiva que a primeira. O uso de protease neutra de *Bacillus subtilis* também é indicado.

Além disso, a utilização de proteases em farinhas com alto teor de proteína dará origem a produtos com maior valor nutricional do que aqueles obtidos de farinhas com baixo teor original de proteína.

Modificação de proteínas

As proteínas podem ser modificadas por hidrólise, síntese e reestruturação.

▶ Hidrólise

Os hidrolisados proteicos são utilizados como ingrediente em vários alimentos, com o objetivo de conferir sabor característico, alterar a textura, emulsificar, produzir espuma ou aumentar o valor nutricional. Comercialmente, eles podem ser obtidos por hidrólise química ou enzimática de diferentes fontes proteicas. As características do produto são determinadas pelas condições de hidrólise, pela especificidade da enzima utilizada e pela fonte da proteína.

Hidrolisados de carne bovina e peixe são usados como flavorizantes na produção de temperos, caldos, sopas e molhos. Vários alimentos orientais, como *missô* e *shoyu*, têm seu sabor característico devido à hidrólise de proteínas insolúveis da soja, ou de misturas de soja e trigo, arroz, aveia ou centeio, em polipeptídeos solúveis. São utilizadas proteases de *Aspergillus oryzae* e *A. sojae* para esse fim.

A hidrólise do glúten de farinhas com alto teor de proteína dá origem a produtos com maior valor nutricional em comparação com o uso de farinhas de baixo conteúdo proteico.

Hidrolisados proteicos são obtidos pela ação de proteases específicas sobre diversas fontes proteicas com o objetivo de gerar compostos com diferentes funcionalidades: aromatizantes, espumantes, emulsificantes.

Vários alimentos orientais devem seu sabor característico à hidrólise de proteínas insolúveis da soja em peptídeos solúveis.

A soja é uma conhecida fonte de proteína vegetal, mas o uso dessa proteína é restrito devido à sua baixa funcionalidade. A hidrólise das proteínas de soja utilizando-se preparações comerciais de protease tem se mostrado capaz de melhorar essas propriedades. A proteína modificada pode ser usada para o enriquecimento de vários alimentos.

Hidrolisados de glúten podem substituir sólidos do leite em vários produtos de panificação. Em massas para pão, acentuam o aroma e melhoram as características do miolo. Hidrolisados de caseína são usados em produtos antialérgicos, indicados para pessoas com intolerância às proteínas do leite de vaca, sem prejuízo do valor nutricional. Fosfopeptídeos originados por hidrólise da α-caseína são usados para favorecer a absorção de cálcio pelo intestino humano.

Hidrolisados de albumina do ovo são aplicados como emulsificantes em alimentos formulados e hidrolisados de proteínas do soro, pela ação de tripsina, e hidrolisados de proteínas de soja, pela ação de alcalase, são usados para o enriquecimento de alimentos e rações.

> Alguns peptídeos obtidos por hidrólise enzimática apresentam atividade antioxidante, anti-inflamatória e/ou antibacteriana e são aplicados em alimentos funcionais. Hidrolisados de proteínas do leite são indicados para pessoas com problemas de alergia ao leite de vaca e para favorecer a absorção de cálcio no intestino.

Em alguns casos, a hidrólise libera peptídeos cujo aminoácido C-terminal é hidrofóbico, principalmente isoleucina, valina e fenilalanina, o que confere ao produto sabor amargo. Esse problema pode ser controlado pela utilização de carboxiexopeptidases, como a carboxipeptidase A de pâncreas de bovinos, que apresenta alta especificidade para esse tipo de aminoácido. Outra enzima utilizada é a alcalase, uma protease comercial produzida por *Bacillus liqueniformis*, que apresenta alta especificidade por proteínas que possuem aminoácido hidrofóbico C-terminal, eliminando o sabor amargo.

Para que possam servir à sua função, os hidrolisados proteicos devem ter grau de hidrólise controlado e, para tanto, as condições de reação também deverão ser rigorosamente controladas. O pH ótimo de atividade da enzima deve ser observado e a concentração de substrato deve ser inferior a 10%, preferencialmente 1%, para prevenir a possibilidade da reação inversa denominada síntese de plasteína.

As indústrias farmacêutica e de alimentos têm mostrado grande interesse em peptídeos obtidos por hidrólise proteica

O consumo de peptídeos bioativos pode reduzir riscos de doenças e melhorar a saúde. Foram estudados peptídeos bioativos que apresentam ação sobre os sistemas cardiovascular, digestório, endócrino, nervoso e imunológico.

que apresentam atividade biológica. O consumo de peptídeos bioativos pode reduzir riscos de doenças e melhorar a saúde. Foram estudados peptídeos bioativos que apresentam ação sobre os sistemas cardiovascular, digestório, endócrino, nervoso e imunológico, e que podem auxiliar na prevenção de hipertensão arterial, diabetes e obesidade, por exemplo. Entre as funções biológicas estudadas desses peptídeos destacam-se as atividades anti-hipertensiva, antioxidante, antibacteriana, anti-inflamatória e estimulante do sistema imunológico.

Vários peptídeos bioativos podem ser obtidos por hidrólise da caseína do leite, glúten, proteína de soja, entre outras fontes proteicas. Tem sido estudada a hidrólise dessas proteínas por enzimas de fonte vegetal, como papaína e bromelina, de fonte animal, como pepsina, tripsina e quimotripsina, e por proteases microbianas comerciais ou não. A especificidade da protease usada na produção de peptídeos bioativos é um fator de grande relevância para a condução à sequência peptídica desejada. Proteases de baixa especificidade de substrato produzem peptídeos não previsíveis, por isso seu uso é preferível em processos que visem à obtenção de hidrolisados com alto grau de hidrólise. Entretanto, o uso de proteases com alta especificidade permite a previsão dos peptídeos liberados após a hidrólise. A liberação eficiente dos peptídeos bioativos desejados pode requerer a ação combinada de diferentes proteases, de forma complementar ou sequencial.

Tem sido estudada a hidrólise de proteínas por enzimas de fontes vegetal, animal e microbiana, comerciais ou não. A especificidade da protease usada na produção de peptídeos bioativos é um fator de grande relevância para a condução à sequência peptídica desejada.

A pressão sanguínea é regulada por uma "cascata" de reações enzimáticas específicas, conhecida como sistema renina-angiotensina. Diversos peptídeos bioativos obtidos por hidrólise de proteínas alimentares já mostraram atividade anti-hipertensiva pela inibição de enzimas do sistema renina-angiotensina, especialmente da ECA I.

A hipertensão arterial é considerada uma doença crônica. A pressão sanguínea é regulada por uma "cascata" de reações enzimáticas específicas, conhecida como sistema renina-angiotensina. A renina, uma protease aspártica humana, catalisa a hidrólise do angiotensinogênio para produzir a angiotensina I, um decapeptídeo. Pela ação de outra enzima (enzima de conversão de angiotensina I – ECA I) sobre a angiotensina I, ocorre a liberação de um dipeptídeo e formação da angiotensina II, que é um octapeptídeo que estimula a produção de aldosterona, um hormônio que promove o aumento do volume do sangue devido à sua ação sobre o rim. Compostos que sejam capazes de inibir alguma das enzimas envolvidas nesse processo são considerados bioativos anti-hipertensivos. Proteínas do leite, especialmente caseína, têm se mostrado importantes fontes de peptídeos que apresentam atividade inibitória da ECA I.

Estudos mostraram que a ação de pepsina, papaína e a combinação de papaína e tripsina geraram peptídeos com atividade anti-hipertensiva *in vitro*, após a hidrólise de proteínas da clara do ovo. Hidrolisado de albumina de soro bovino e de proteína de soja, obtidos pela ação de papaína, também mostraram ação inibitória de enzimas envolvidas no sistema renina-angiotensina.

Nos sistemas biológicos ocorrem naturalmente diversas reações oxidativas que fazem parte do metabolismo normal. Essas reações podem levar a um desequilíbrio conhecido como estresse oxidativo, devido à formação excessiva de espécies reativas de oxigênio (ERO). Essas espécies podem provocar danos a proteínas, ácidos nucleicos e ácidos graxos. Esses danos podem contribuir para o surgimento de doenças como câncer, cirrose e doenças coronarianas. Por isso, compostos que apresentem atividade antioxidante são benéficos à saúde e têm sido o foco de diversos estudos. Além disso, os consumidores têm dado preferência a conservantes naturais em detrimento de conservantes sintéticos. Estudos que visam à obtenção de compostos naturais com atividade antioxidante, que aumentem o tempo de conservação do alimento antes do consumo, têm grande importância para a indústria de alimentos.

Hidrolisados de peixe obtidos pela ação de bromelina e papaína apresentaram atividade antioxidante *in vitro*. Assim como hidrolisados de atum obtidos pela ação das enzimas pepsina e papaína apresentaram a presença de peptídeos com atividade antioxidante. Hidrolisados obtidos pela ação de papaína sobre gelatina e proteínas da clara de ovos também apresentaram atividade antioxidante. De forma geral, os estudos têm sido direcionados para a determinação das sequências de aminoácidos dos peptídeos que apresentam a atividade biológica para se compreender melhor seu mecanismo de ação.

O estresse oxidativo devido à formação excessiva de espécies reativas de oxigênio (ERO) pode contribuir para o surgimento de câncer, cirrose e doenças coronarianas. Peptídeos bioativos podem apresentar atividade antioxidante capaz de reduzir os riscos associados ao estresse oxidativo.

Peptídeos antioxidantes podem substituir aditivos sintético, conservando alimentos de forma mais natural.

120 Bioquímica de Alimentos | Teoria e Aplicações Práticas

▶ **Síntese**

A síntese de proteínas pode ser realizada de três formas distintas que podem ser empregadas em quantidade e escalas variadas: síntese química, síntese enzimática e síntese via DNA recombinante.

Plasteína é o nome dado a moléculas semelhantes às proteínas naturais, cuja origem é a síntese catalisada por protease. No método enzimático, a formação da ligação peptídica é mediada por uma enzima em sua forma livre ou imobilizada. A reação pode ser realizada entre peptídeos e ésteres de aminoácidos ou via condensação entre segmentos peptídicos previamente preparados.

Como hidrolases, as proteases são capazes de realizar a reação inversa à hidrólise, em condições de baixa atividade de água no meio reacional (Figura 3.7). A síntese de plasteína é favorecida por alta concentração de substrato e pelo uso de solventes orgânicos, em meio reacional alcalino (pH de 9,0 a 10,0), o que torna os grupos amino mais favoráveis à formação de ligações, porém afeta pouco a atividade de algumas enzimas.

As proteases mais estudadas para esse fim são as de origem microbiana: termolisina (*Bacillus thermoproteoliticus*) e subtilisina (*B. subtilis*); a de origem vegetal: papaína; e as de origem animal: pepsina e tripsina.

Síntese de aspartame

Aspartame é o nome comercial do adoçante de baixa caloria formado pelo dipeptídeo de ácido L-aspártico e pela

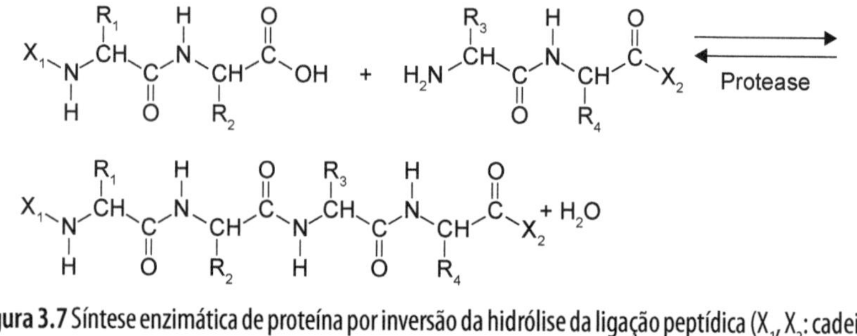

> **Síntese de plasteína** – reação reversa à hidrólise que forma ligações peptídicas entre aminoácidos, seus ésteres ou peptídeos. É aplicada na incorporação de aminoácidos essenciais, na remoção do sabor amargo de pequenos peptídeos e no melhoramento das propriedades funcionais de proteínas.

> As principais enzimas usadas em síntese de plasteína são: termolisina, subtilisina, papaína, pepsina e tripsina.

Figura 3.7 Síntese enzimática de proteína por inversão da hidrólise da ligação peptídica (X_1, X_2: cadeias peptídicas; R_1, R_2: cadeias laterais dos aminoácidos).

> Síntese de aspartame – edulcorante não calórico formado pelo ácido L-aspártico e pela L-fenilalanina. A síntese enzimática garante a manutenção da estereoespecificidade necessária à formação do sabor doce.

L-fenilalanina esterificada por um grupo metil (L-asp-L-phe-OME) (Figura 3.8). Seu poder edulcorante é cerca de 200 vezes maior que o da sacarose e está diretamente relacionado com a configuração L dos aminoácidos envolvidos. O isômero do aspartame formado pelo ácido L-aspártico e D-fenilalanina apresenta sabor amargo, portanto, a manutenção da estereoespecificidade é fundamental para um bom rendimento de síntese.

Como a estereoespecificidade é necessária, a síntese enzimática, por meio de proteases, é superior à síntese química. As maiores produtoras mundiais de aspartame utilizam proteases imobilizadas de *Bacillus thermoproteolyticus* (termolisina) no processo de síntese. Essa enzima catalisa a formação do dipeptídeo pela ligação do ácido L-aspártico com o éster metílico da L-fenilalanina.

As reações de síntese podem ser aplicadas ainda na incorporação de aminoácidos essenciais a proteínas de baixo valor nutricional, na remoção de sabor amargo de peptídeos com aminoácido hidrofóbico C-terminal e na modificação de proteínas com o objetivo de melhorar propriedades funcionais.

Nesse último caso, um bom exemplo é a síntese de lipopeptídeos surfactantes pela reação da gelatina (colágeno desnaturado pelo calor), uma proteína altamente hidrofílica, com ésteres de leucina e ácidos graxos. Os ésteres podem ser ligados a frações de gelatina por síntese enzimática, gerando moléculas anfifílicas de alto poder emulsificante. Entretanto, o alto custo ainda restringe a viabilidade comercial desse produto.

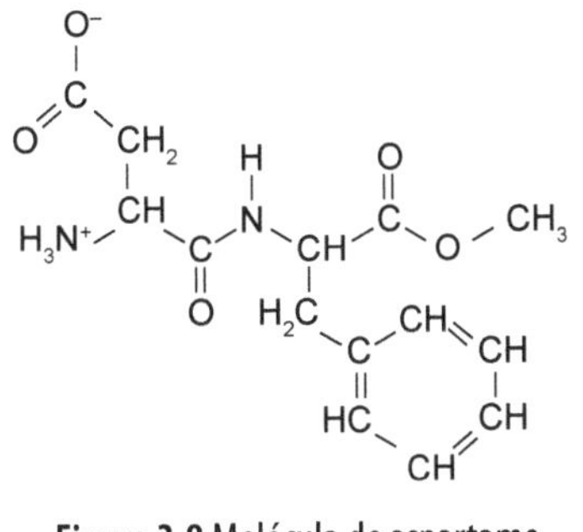

Figura 3.8 Molécula de aspartame.

Estudos têm sido realizados para identificar proteases que tenham características diferenciadas e que realizem reações de formação de ligações peptídicas em condições mais favoráveis e com melhor rendimento. Diversas proteases com atividades de ligase foram isoladas e testadas para esse fim. As primeiras enzimas desse tipo a serem estudadas foram a sortase e a butelase. A sortase A isolada de *Staphylococcus aureus* é uma cisteína-protease encontrada em diversas bactérias gram-positivas que tem a função biológica de ligar proteínas à peptídeo-glicana da parede dessas bactérias, podendo ser aplicada também para a ligação de peptídeos e proteínas entre si. Essa enzima está disponível comercialmente e vem sendo aplicada para obtenção de diversos produtos (*labelling* de proteínas e anticorpos, imobilização de proteínas e ciclização de peptídeos) através de sua atividade específica, denominada "sortagem" (*sortagging*). No entanto, o uso de sortases é muito limitado, uma vez que ela é absolutamente específica para a sequência aminoacídica LPXTG (leucina-prolina-x-treonina-glicina), hidrolisando a ligação envolvendo a glicina e fazendo uma nova ligação entre essa glicina e outra glicina. Uma alternativa já disponível é a butelase 1, isolada de plantas (especialmente *Clitoria ternatea*, uma leguminosa ornamental). Essa enzima é uma cisteína-transpeptidase, que catalisa a ciclização de peptídeos para a biossíntese de ciclotídeos: toxinas vegetais com ação inseticida. Embora tenha especificidade bem mais ampla que a das sortases, butelases são obtidas de plantas, o que tende a aumentar seu custo. O conhecimento dessas enzimas permitiu a alteração de proteases existentes para a obtenção de proteases modificadas com alta especificidade para a reação reversa da hidrólise. A partir da tripsina foi desenvolvida a tripsiligase e a partir da subtilisina foram desenvolvidas a subtiligase, a peptiligase e a omniligase.

A tripsiligase é uma enzima que apresenta boa capacidade de formar ligações peptídicas de maneira seletiva, podendo atuar tanto na extremidade N-terminal quanto na C-terminal de proteínas ou peptídeos. Apresenta alta seletividade para o tripeptídeo YRH (tirosina-arginina-histidina), pois em sua forma nativa a enzima apresenta-se na

> Proteases com atividade de ligase vêm sendo utilizadas para formação de ligações peptídicas com melhor rendimento. A primeira enzima aplicada para esse fim foi a cisteína-protease bacteriana conhecida como sortase.

> Tripsina e subtilisina foram alteradas para apresentar atividade de ligase, gerando a triptiligase e a subtiligase.

forma de zimogênio e é ativada exclusivamente na presença desse tripeptídeo e de íons Zn^{2+}. Dessa maneira, a reação de hidrólise é minimizada e a enzima apresenta excelente eficiência para a formação das ligações peptídicas.

▶ Reestruturação

Há um grande interesse no desenvolvimento de produtos cárneos, seus derivados e produtos à base de proteína vegetal. O desenvolvimento de produtos reestruturados promove melhora tecnológica na textura, na aparência, no aroma e no sabor dos produtos, e por isso permite agregar-lhes valor.

A transglutaminase (EC 2.3.2.13) é uma enzima que atua na síntese de ligações cruzadas entre moléculas de proteínas, gerando produtos chamados reestruturados. Essa enzima não é uma protease, mas foi incluída neste capítulo por sua ação sobre proteínas e seu grande potencial de aplicação em produtos proteicos.

> A transglutaminase é uma enzima que atua na síntese de ligações cruzadas entre moléculas de proteínas, gerando produtos chamados reestruturados.

As ligações cruzadas formadas pela transglutaminase são covalentes, bastante estáveis, intermoleculares e ocorrem entre resíduos dos aminoácidos glutamina e lisina, principalmente. Trata-se de uma reação de aciltransferase entre um resíduo de glutamina de uma cadeia peptídica com uma variedade de aminas primárias, sobretudo resíduos de lisina, de outra cadeia polipeptídica.

> As ligações cruzadas formadas pela transglutaminase possibilitam a obtenção de produtos reestruturados, favorecendo diversos aspectos sensoriais: textura, aparência, aroma e sabor.

Os efeitos dessa reestruturação, juntamente com a sua capacidade de melhorar as propriedades físicas do alimento, aumentam consideravelmente o seu interesse tanto na esfera acadêmica quanto na industrial. Essa enzima, que é obtida de *Streptomyces mobaraensis* mas também já foi relatada como sendo produzida por outros microrganismos, como *Kutzneria albida*, tem sido aplicada com sucesso em tratamentos de alimentos de diferentes origens. O tratamento com transglutaminase parece favorecer aspectos sensoriais como: aroma, sabor, aparência e textura. Outros benefícios já relatados foram: aumento da vida de prateleira, absorção de minerais e redução dos efeitos alergênicos de certos alimentos. A transglutaminase traz efeitos benéficos ao processamento de produtos cárneos, mas também pode ser aplicada a produtos de pescados e em proteína vegetal. Recentemente o uso de transglutaminases vem sendo relatado para modificação de caseínas pouco gelificantes de leites de égua e camela.

Análise proteômica

A análise proteômica tem por objetivo a determinação da composição de complexos proteicos, sua caracterização e quantificação. A partir da composição torna-se possível o estudo das propriedades e funções das proteínas e peptídeos de uma amostra.

Normalmente, a amostra a ser analisada contém uma mistura complexa de proteínas, que são submetidas à hidrólise enzimática produzindo fragmentos posteriormente separados por nano-UPLC e analisados por espectrometria de massas (Figura 3.9).

A tripsina é a protease mais utilizada nesse processo para a hidrólise das proteínas em análise. Devido à sua alta especificidade, essa enzima gera peptídeos que apresentam arginina ou lisina na extremidade C-terminal, possibilitando a previsão dos pontos de clivagem e da composição original da proteína, utilizando-se bases de dados específicas para esse fim. Apesar de a tripsina ser eficiente e estar disponível no mercado a custo moderado, outras proteases têm sido estudadas para a aplicação em protocolos de proteômica, como quimotripsina e pepsina, além de associações de diferentes proteases, de modo a permitir a formação de peptídeos diferentes de uma mesma proteína, fornecendo maiores informações sobre sua estrutura original.

A utilização da análise proteômica em alimentos ainda é recente, por isso dados abrangentes ainda não estão disponíveis para a maior parte dos alimentos. Deve-se levar em consideração que a matriz de um alimento é bastante complexa e apresenta compostos de interação de proteínas com lipídeos ou carboidratos, entre outros. No entanto, essa metodologia poderá futuramente permitir a elucidação de mecanismos de reações observadas durante o processamento de alimentos proteicos, que ainda não são totalmente conhecidos.

A proteômica pretende analisar todas as proteínas presentes em uma amostra, em dado momento. A complexa mistura de proteínas extraída deve ser separada e hidrolisada por proteases para permitir seu sequenciamento e posterior "remontagem". São utilizadas duas estratégias analíticas: baseada em gel, que separa as proteínas antes da hidrólise, e *shotgun*, que hidrolisa todas as proteínas juntas e separa os peptídeos gerados.

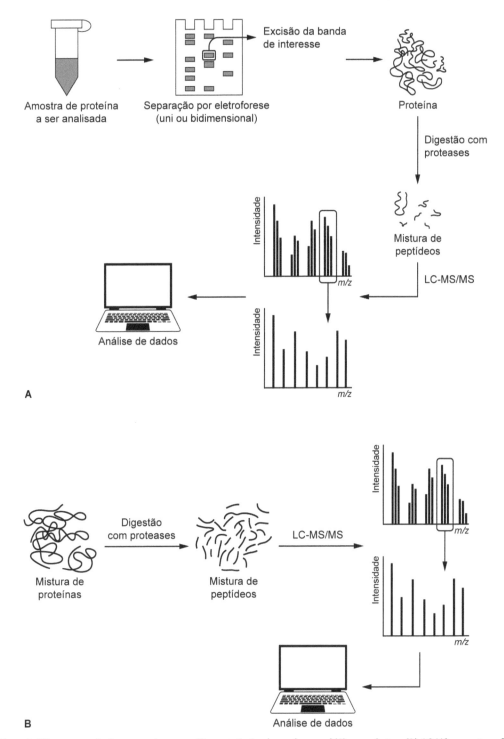

Figura 3.9 Representação das etapas de uma análise proteômica: baseada em gel (**A**) e por *shotgun* (**B**). LC-MS: cromatografia líquida-espectrometria de massa.

> A proteômica pode ser utilizada para detectar adulterações em alimentos, pela identificação da presença de proteínas indicadoras de fraude.

A análise proteômica pode ser utilizada para a detecção de adulteração em alimentos, por exemplo, pela identificação da adição de leite bovino na produção de queijo de cabra ou ovelha, pela identificação da presença de fragmentos específicos da caseína bovina (caseínas γ_2 e γ_3); pela identificação da adição de proteína de soja em produtos à base de carne bovina ou soro de leite ou para a detecção do uso de alimentos geneticamente modificados, entre outras.

Métodos de detecção da atividade

> A metodologia para detecção da atividade de proteases mais aplicada determina a formação de produtos de hidrólise (solúveis em TCA) por espectrofotometria a 280 nm.

A atividade proteolítica pode ser determinada sobre uma grande variedade de substratos: substrato natural (leite), substratos purificados (caseína, albumina, hemoglobina) ou sintéticos (arginina p-nitroanilida, azocaseína).

No caso do substrato natural, avalia-se a atividade pela medida do tempo entre a adição da enzima ao leite e a precipitação do coágulo. A maior parte das metodologias propostas utiliza caseína isolada como substrato e mede a formação de produtos de hidrólise (aminoácidos livres, como a tirosina, e peptídeos solúveis em solução de ácido tricloroacético) por espectrofotometria a 280 nm.

Os substratos sintéticos são geralmente cromogênicos ou fluorogênicos. Os cromogênicos apresentam um cromóforo cujo produto de hidrólise é facilmente mensurável pela alteração da intensidade da cor que é quantificada utilizando-se espectrofotometria. Os substratos fluorogênicos apresentam um fluoróforo (7-amino-4-metilcumarina, por exemplo) ligado a um peptídeo e, nessa forma, o composto apresenta pouca ou nenhuma fluorescência, mas emitirá alta fluorescência após a clivagem do peptídeo por uma protease. Dessa forma, a medida da fluorescência pode ser usada para quantificação da atividade da protease.

É importante notar que cada protease apresenta maior ou menor atividade de acordo com o substrato utilizado, com a temperatura e com o pH do ensaio, só sendo comparáveis resultados que levem em consideração todos esses fatores, além do tempo de reação e da agitação do meio reacional.

Bibliografia

Leitura recomendada: Aguilar; Sato, 2018; Contesini; Melo; Sato, 2017; Tavano, 2013; Whitaker, 1994; Zhang; He; Simpson, 2018.

AGUILAR, J. G. S.; SATO, H. H. Microbial proteases: production and application in obtaining protein hydrolysates. *Food Research International*, v. 103, p. 253-262, 2018.

ARAI, S; FUJIMAKI, M. Enzymatic modification of proteins with special reference to improving their functional properties. In: FOX, P. F. *Food Enzymology*, v. 2, p. 83-104, 1991.

BAILEY, M. E.; MURDOCK Jr., F. A. Endogenous and exogenous enzymes of meat. In: FOX, P. F. *Food Enzymology*, v. 2, p. 237-264, 1991.

BARRET, F. F. Enzyme uses in the milling and baking industries. In: REED, G. *Enzymes in Food Processing*, 301-331. Academic Press, New York. 1975.

BASS, E. J.; CAYLE, T. Beer. In: REED, G. *Enzymes in Food Processing*, 455-471. Academic Press, New York. 1975.

BERNONHOLDT, H. F. Meat and other proteinaceus foods. In: *Enzymes in Food Processing*, 473-492. Academic Press, New York. 1975.

CONTESINI, F. J.; MELO, R. R.; SATO, H. H. An overview of *Bacillus* proteases: from production to application. *Critical Reviews in Biotechnology*, v. 38 (3), p. 321-334, 2017.

ESKIN, N. A. M. Biotechnology: enzymes in food industry. In: *Biochemistry of Food*, 467-539. Academic Press, New York. 1990.

ETHERINGTON, D. J.; BARDSLEY, R. G. Enzymes in meat industry. In: TUCKER, G. A. *Enzymes in Food Processing*, 144-189. Blackie Academic & Professional (Chapman & Hall), London. 1995.

FARRELL JR., H. M.; MALIN, E. L.; BROWN, E. M.; QI, P. X. Casein micelle structure: What can be learned from milk synthesis and structural biology? *Current Opinion in Colloid & Interface Science*, v. 11, p. 135-147. 2006.

FOX, P. F.; GRUFFERTY, M. B. Exogenous enzymes in dairy technology. In: FOX, P. F. *Food Emzymology*. v. I, 219-270. Elsevier, London. 1991.

GIANSANTI, P.; TSIATSIANI, L.; LOW, T. Y.; HECK, A. J. R. Six alternative proteases for mass spectrometry-based proteomics beyond trypsin. *Nature Protocols*, v. 11 (5), p. 993-1006.

GIBBS, B. F.; ZOUGMAN, A.; MASSE, R.; MULIGAN, C. Production and characterization of bioactive peptides from soy hydrolisate and soy-fermentated food. *Food Research International*, v. 37, p. 123-131, 2004.

GRAPPIN, R.; RANK, T. C.; OLSON, N. F. Primary proteolysis of cheese proteins during a ripening: a review. *Journal of Dairy Science*, v. 68, p. 531, 1985.

GRIPON, J. C.; MONNET, V.; LAMBERET, G.; DESMAZEAUD, M. J. Microbial enzymes in cheese ripening. In: *Food Enzymology*, v. I, p. 131-168. Elsevier, London. 1991.

HAMER, R. J. Enzymes in the baking industry. In: TUCKER, G. A. *Enzymes in Food Processing*, 190-222. Blackie Academic & Professional (Chapman & Hall), London. 1995.

HOLT, C.; HORNE, D. S. The hairy casein micelle: evolution of the concept and its implication for dairy technology. *Neth. Milk Dairy Journal*, v. 50, p. 85-111, 1996.

KHEADR, E. E.; VUILLERMARD, J. C.; EL-DEEB, S. A. Impact of lipossome-encapsulated enzyme cocktails on cheddar cheese ripening. *Food Research International*, v. 36, p. 241-252, 2003.

KORTE, R.; BROCKMEYER, J. Novel mass spectrometry approaches in food proteomics. *Trends in Analytical Chemistry*, v. 96, p. 99-106, 2017.

KRUIF, C. G. Casein micelle interactions. *International Dairy Journal*, v. 9, p. 183-188, 1999.

LAW, B. A.; GOODENOUGH, P. W. Enzymes in milk and cheese production. *In*: Tucker, G. A.; WOODS, L. F. J. *Enzymes in Food Processing*, 114-143. Blackie Academic & Professional (Chapman & Hall), London. 1995.

LEITE, A.P.; OLIVEIRA, B.G.R.B., SOARES, M.F.; BARROCAS, D.L.R. Uso e efetividade da papaína no processo de cicatrização de feridas: uma revisão sistemática. *Revista Gaúcha Enfermagem*. v. 33(3), p. 198-207, 2012.

LIEBSCHER, S.; SCHÖPFEL, M.; AUMULLER, T.; SHARKUUKHEN, A.; PECH, A.; HÖSS, E.; PARTHIER, C.; JAHREIS, G.; STUBBS, M.T.; BORDUSA, F. N-terminal protein modification by substrate-activated reverse proteolysis. *Angewandte Chemistry*, v. 53, p. 3024-3028, 2014.

LONG-XIAN, L.; MING-HAO, S.; YU-DONG, L; JIE, M.; WEI-HONG, F; WEN-JUN, G.; YONG-QUAN, L. Production, characterization and application of a keratinase from *Chryseobacterium* L99 sp. nov. *Process Biochemistry*, v. 45(8), p. 1236-1244, 2010.

LYONS, T. P. Proteinases in industry. *Critical Reviews in Biotechnology*, v. 8(2), p. 99-110, 1988.

MAZORRA-MANZANO, M. A.; RAMIREZ-SUAREZ, J. C.; YADA, R. Y. Plant proteases for bioactive peptides release: a review. *Critical Reviews in Food Science and Nutrition*, v. 10, p. 1-17, 2017.

MOTYAN, J.A.; TOTH, F.; TOZSER, J. Research applications of proteolytic enzymes in molecular biology. *Biomolecules*, v. 3, p. 923-924, 2013.

ORTEA, I.; O'CONNOR, G.; MAQUET, A. Review on proteomics for food authentication. *Journal of Proteomics*, v. 147, p. 212-25, 2016.

RAO, M. B.; TANKSALE, A. M.; GHATGE, M. S.; DESHPANDE, V. V. Molecular and biotechnological aspects of microbial proteases. *Microbial and Molecular Biology Reviews*, v. 62(3), p. 597-635, 1998.

RICHARDSON, G. H. Dairy industry. In: Reed, G. *Enzymes in Food Processing*, 362-396. Academic Press: New York, 1975.

RICHON; M. Washington, DC. *Topical therapeutic compositions containing bromelain*. US 9.821.040. 26 feb. 2015. 21 nov 2017.

SANTOS, A. F. dos; GANDRA, R. M.; OLIVEIRA, S. S. C. de; KNEIPP, L. F.; D'AVILA-LEVY, C. M.; SODRÉ, C. L.; BRANQUINHA, M. H.; SANTOS, A. L. S. dos. Peptidases em biotecnologia: produção, aplicações e mercado. p. 381-438. In: *Biotecnologia Aplicada à Agro-Indústria*, v. 4, São Paulo: Blucher, 2017.

SCHMIDT, M.; TOPLAK, A.; QUAEDFLIEG, P. J. L. M.; NUIJENS, T. Enzyme-mediated ligation technologies for peptides and proteins. *Current Opinion in Chemical Biology*, v. 38, p. 1-7, 2017.

SLAUGHTER, J. C.; PRIEST, F. G. Significance and use of enzymes in brewing. In: FOX, P. F. *Food Enzymology*, v. 2, 47-68. Elsevier, Londres. 1991.

SOD, V. K.; KOSOKOWSKI, F. V. Accelerated cheddar cheese ripening by added microbial enzymes. *Journal of Dairy Science*, v. 62, p. 1865-1872, 1979.

TAVANO, O. L. Protein hydrolysis using proteases: an important tool for food biotechnology. *Journal of Molecular Catalysis B*: Enzymatic. v. 90, p. 1-11, 2013.

TSIATSIANI, L; HECK, A. R. Proteomics beyond trypsin. *FEBS Journal*, v. 282, p. 2612-26, 2015.

UNIVERSIDADE FEDERAL DO RIO GRANDE DO SUL; MACEDO, A.J.; KRUCINSKI, V.C.; TERMIGNONI, C.; COSTA, T.C.T.D; HAAS, S.E. Porto Alegre. *Formulação enzimática de loção contendo queratinase microbiana como único agente de ação depilatória e promotora de absorção de fármacos*. BR 102014021563-8. 29 ago 2014. 22 março 2016. Instituto Nacional da Propriedade Industrial.

WHITAKER, J. R. The proteolytic enzymes. In: *Principles of Enzymology for the Food Science*, 469-498. Marcel Dekker, New York. 1994.

YAMAMOTO, A. Proteolytic enzymes. In: Reed, G. *Enzymes in Food Processing*, 124-179, Academic Press, New York. 1975.

ZHANG, Y.; HE, S.; SIMPSON, B. K. Enzymes in food bioprocessing: novel food enzymes, applications and related techniques. *Current Opinion in Food*, v. 19, p. 30-35, 2018.

ZHU, Y.; RINZEMA, A.; TRAMPER, J.; BOL, J. Microbial transglutaminase – a review of its production and application in food processing. *Applied Microbiology and Biotechnology*, v. 44, p. 277-282, 1995.

Capítulo 4

Lipases

Maria Gabriela Bello Koblitz

- Introdução, *132*
- Características gerais e modo de ação, *133*
- Fontes e principais características, *137*
- Importância em alimentos | Rancidez hidrolítica, *144*
- Aplicação industrial, *145*
- Métodos de detecção da atividade, *162*
- Bibliografia, *164*

Introdução

> Lipases catalisam a hidrólise de óleos e gorduras, liberando ácidos graxos, diacilgliceróis, monoacilgliceróis e glicerol.

Lipases, triacilglicerol éster hidrolases (EC 3.1.1.3) são esterases que catalisam a hidrólise de ligações éster preferencialmente sobre substratos insolúveis em água. São enzimas largamente distribuídas na natureza, que catalisam a hidrólise de óleos e gorduras liberando ácidos graxos, diacilgliceróis, monoacilgliceróis e glicerol. Essas enzimas têm papel fundamental no metabolismo de lipídeos dos seres vivos: como enzimas digestivas, na deposição e mobilização dos tecidos de reserva energética e no metabolismo intracelular, atuando sobre as membranas celulares.

Os aspectos biológicos, fisiológicos e a aplicação industrial de enzimas lipolíticas têm sido intensamente estudados devido principalmente a três motivos:

- Por serem enzimas que apresentam uma forma de ação incomum – são solúveis em água mas catalisam reações envolvendo substratos lipofílicos –, a estrutura molecular das lipases, muitas vezes composta por uma "tampa" que protege o sítio ativo predominantemente hidrofóbico da enzima, apresenta grande interesse ao estudo da conformação tridimensional e de mudanças nessa conformação que interferem na atividade catalítica

> Lipases são esterases que apresentam maior atividade sobre substratos insolúveis em água. Catalisam a hidrólise de óleos e gorduras e também a reação inversa de síntese, entre outras.

- Lipases apresentam grande relevância médica, principalmente em relação à aterosclerose e à hiperlipidemia, uma vez que seus substratos e produtos têm papel crucial na regulação e no metabolismo celular

- A descoberta, relativamente recente, da capacidade de as lipases catalisarem reações de síntese e sua surpreendente estabilidade em diversos solventes orgânicos abriu inúmeras possibilidades no campo da síntese química, onde as diferentes seletividades de lipases de várias fontes, aliada às condições suaves de temperatura e pressão em que atuam, apresentam uma enorme vantagem em relação aos catalisadores convencionais.

A função biológica das lipases é hidrolisar ésteres (Figura 4.1), especialmente triacilgliceróis. No entanto, lipases também são capazes de catalisar reações de síntese dependendo, para isso, de baixa atividade de água no meio reacional (Figura 4.2).

Características gerais e modo de ação

Lipases são enzimas pertencentes ao grupo das serina-hidrolases (EC 3.1.1.3). Os triacilgliceróis (lipídeos neutros, principais componentes de óleos e gorduras) são seus substratos naturais, com consequente liberação de diacilgliceróis,

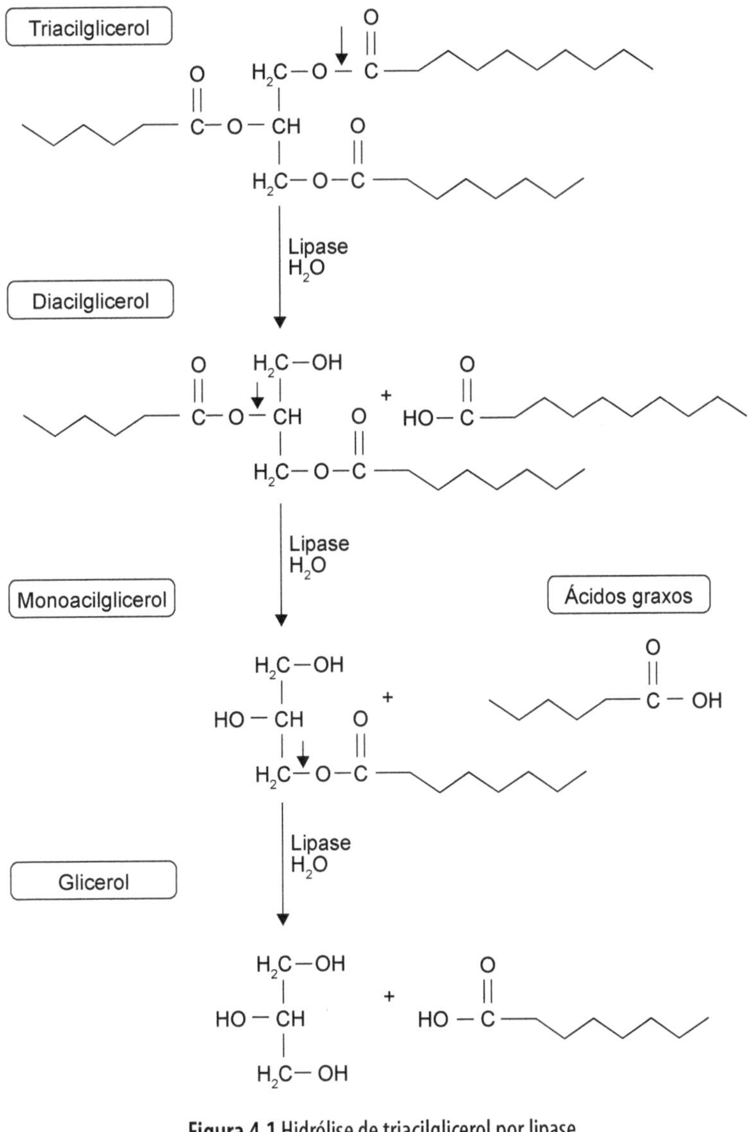

Figura 4.1 Hidrólise de triacilglicerol por lipase.

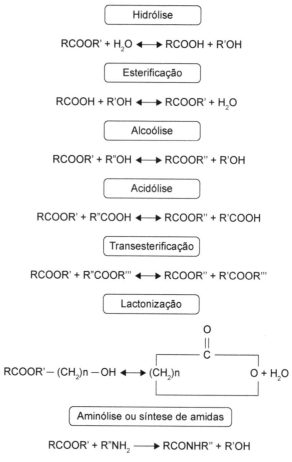

Figura 4.2 Reações catalisadas por lipases.

> Lipases são serina-hidrolases cujo sítio ativo se localiza dentro de uma cavidade hidrofóbica onde se aloja o ácido graxo de modo a posicionar a ligação éster alinhada com a região catalítica.

monoacilgliccróis, glicerol e ácidos graxos. Independentemente de diferenças na massa molecular, na seletividade de substratos, na resposta a ativadores e inibidores etc., a grande maioria das lipases apresenta estrutura similar, conhecida como "dobra α/β de hidrolase" (α/β *hydrolase-fold*), que é composta por diversas estruturas β-pregueadas paralelas e antiparalelas, separadas por trechos de α-hélices, com peptídeos helicoidais cobrindo parte de sua superfície. Diferentes graus de homologia na estrutura primária são encontrados em lipases; entretanto, uma sequência é excepcionalmente bem conservada: o pentapeptídeo Gly-X-Ser-X-Gly. O grau de conservação dessa sequência e a perda de atividade de lipases que têm o resíduo de serina modificado ou suprimido são fortes indicadores de que esse trecho esteja localizado

> Lipases apresentam três determinantes estruturais-chave: tampa, cavidade de ligação e orifício de oxiânion. A tampa é considerada a causa da sua atividade na região de interface hidrofóbico-hidrofílica, mas pode responder a outros estímulos externos, como temperatura.

no sítio catalítico dessas enzimas. Além de glicina e serina, estão presentes, em muitos casos, no sítio catalítico das lipases, resíduos de histidina e de ácido aspártico e/ou ácido glutâmico. Lipases apresentam ainda três determinantes estruturais-chave: tampa, cavidade de ligação e orifício de oxiânion.

A tampa está presente na grande maioria das lipases e já foi considerada a principal diferença entre lipases e esterases. No entanto, sabe-se atualmente que há lipases (especialmente de origem animal) que não apresentam tampa e esterases que apresentam tampa, embora estas sejam, geralmente, pequenas, quando comparadas às tampas das lipases. A tampa é formada por uma ou mais α-hélices, gerando uma estrutura móvel, que isola o sítio catalítico e regiões mais hidrofóbicas da enzima do meio hidrofílico exterior. A tampa das lipases é considerada a causa da sua atividade na região de interface entre ambientes hidrofóbico e hidrofílico. A forma fechada da enzima, que predomina no ambiente hidrofílico, apresenta baixa atividade catalítica. Quando atinge uma região de contato com a interface hidrofóbica, a tampa se abre através de alterações de conformação na estrutura tridimensional da proteína, possibilitando acesso ao sítio catalítico e a atividade hidrolítica pode ser percebida. A tampa pode ainda apresentar outras funções. Na lipase A de *Candida antarctica*, a tampa não responde à tensão superficial na interface óleo/água, mas a mudanças na temperatura, o que garante seu comportamento psicrófilo. À medida que a temperatura aumenta, a tampa tende a passar da configuração aberta para a fechada.

> O grau de hidrofobicidade da cavidade de ligação determina a especificidade da lipase, além da capacidade de realizar reações de esterificação.

A cavidade de ligação pode apresentar diferentes graus de hidrofobicidade e diferentes conformações tridimensionais. A literatura atualmente divide as lipases em três grupos, de acordo com a forma dessa cavidade: (1) em forma de fenda, localizada na superfície da estrutura proteica e apresentando alta hidrofobicidade (característica das lipases de *Rhizopus* e *Rhizomucor*); (2) em forma de funil (encontrada nas lipases de *C. antarctica*) e (3) em forma de túnel (característica da lipase *cis*-9-específica de *Geotrichum candidum*). O grau de hidrofobicidade dessa cavidade determina a especificidade da lipase, além da capacidade de realizar reações de esterificação. Cavidades mais hidrofóbicas garantem melhor estabilidade de ligação com os substratos em ambientes não aquosos, favorecendo a ocorrência de reações inversas à hidrólise.

O orifício de oxiânion é uma região da enzima indispensável à realização da hidrólise. Durante a lise da ligação éster é formado uma intermediário negativamente carregado, cujo oxigênio precisa ser estabilizado para dar continuidade à liberação dos produtos. Os aminoácidos do orifício do oxiânion são responsáveis por fazer ligações de hidrogênio com esse oxigênio, de modo a permitir a sequência da reação. Pelo menos um dos resíduos do orifício está sempre localizado próximo ao resíduo de serina do sítio ativo, fazendo parte do pentapeptídeo conservado dessa região da enzima.

Além dessas características estruturais, lipases são enzimas ricas em cisteína, apresentando de uma até quatro pontes dissulfeto em sua estrutura, diretamente relacionadas com sua estabilidade conformacional e com a termoestabilidade característica de algumas lipases.

> Os aminoácidos do orifício do oxiânion são responsáveis por fazer ligações de hidrogênio com o oxigênio do composto intermediário da reação, de modo a permitir a liberação dos produtos.

> Lipases apresentam até quatro pontes dissulfeto, diretamente relacionadas com sua termoestabilidade.

> Lipases são classificadas em não específicas ou 1(3)-específicas, conforme sua regiosseletividade. Apresentam ainda seletividade de substrato, de acordo com o tamanho e o grau de instauração dos ácidos graxos e enantiosseletividade, reagindo mais rapidamente com um enantiômero que com os outros.

Classificação

As lipases são, em geral, classificadas de acordo com o tipo de especificidade que apresentam: *regiosseletividade*, *seletividade de substrato* e *enantiosseletividade*.

Regiosseletividade. É a propriedade de reconhecer a mesma ligação química em diferentes regiões do substrato e reagir apenas com algumas delas.

- Lipases 1(3)-específicas: hidrolisam apenas ésteres primários, isto é, nas posições 1(3) do triacilglicerol. A maior parte das lipases pertence a essa categoria. Essas lipases são capazes de promover a hidrólise total de triacilgliceróis em ácidos graxos livres e glicerol, pois 2-monoacilgliceróis tendem a sofrer isomerização e o ácido graxo migra espontaneamente para as posições 1 ou 3, permitindo a hidrólise

- Lipases não específicas: hidrolisam igualmente ligações éster nas posições 1(3) e 2 do triacilglicerol (ésteres primários e secundários); não são conhecidas lipases 2-específicas, embora a lipase A de *Candida antarctica* hidrolise essa posição ligeiramente mais rápido que as outras.

Seletividade de substrato. Propriedade de reconhecer um tipo de ácido graxo e hidrolisar as ligações nas quais ele está envolvido com exclusividade ou com maior rapidez.

- Em relação ao tamanho da cadeia carbônica: ácidos graxos de cadeia curta (até 10 carbonos), média (de 12 e 14 carbonos), longa (acima de 16 carbonos) ou muito longa (acima de 22 carbonos)

- Em relação ao grau de insaturação do ácido graxo: saturado, mono-, di- ou poli-insaturado. Muitas vezes, a localização da(s) insaturação(ões) também determina a atividade de uma lipase sobre um substrato

- Algumas lipases apresentam seletividade negativa, hidrolisando ligações éster envolvendo todos os ácidos graxos exceto alguns. Em geral, ácidos graxos poli-insaturados como EPA, DHA e o ácido γ-linolênico não são reconhecidos por diversas lipases.

Enantiosseletividade. Propriedade de reagir com um determinado isômero do substrato exclusivamente ou mais rapidamente do que com outros isômeros da mesma substância.

A maioria das enzimas apresenta algum grau de enantiosseletividade, embora em lipases essa característica seja, geralmente, bastante variada. Quando a reação catalisada por lipases gera maiores concentrações de um enantiômero do que de outro, essa maior concentração é designada como "excesso enantiomérico".

Na Tabela 4.1 estão relacionadas algumas lipases e suas seletividades.

Fontes e principais características

As lipases são produzidas por virtualmente todos os seres vivos, podendo ser encontradas em células e secreções de animais, vegetais e de diferentes microrganismos (bactérias,

Tabela 4.1 Seletividade de lipases de diferentes fontes.

Fonte da lipase	Seletividade de substrato	Regiosseletividade
Pancreática	C>M,L	1,3
Pré-gástrica	C,M>>L	1,3
Aspergillus niger	C,M,L	1,3>>2
Candida lipolytica	C,M,L	1,3>2
Humicola lanuginosa	C,M,L	1,3>>2
Mucor javanicus	M,L>>L	1,3>2
Rhizomucor miehei	C>M,L	1>3>>2
Penicillium roquefortii	C,M>>L	1,3
Rhizopus delemar	M,L>>C	1,3>>2
Rhizopus javanicus	M,L>C	1,3>2
Rhizopus niveus	M,L>C	1,3>2
Rhizopus oryzae	M,L>C	1,3>>>2
Pseudomonas florescens	M,L>C	1,3>2
Pseudomonas sp.	C,M,L	1,3>2
Rhizopus arrhizus	C,M>L	1,3

C: ácidos graxos de cadeia curta; M: cadeia média; L: cadeia longa. Reproduzida de Xu, 2000.

> Lipases são produzidas por todos os seres vivos, podendo ser encontradas em células e secreções de animais, vegetais e microrganismos.

> As lipases mais estudadas são as de mamíferos, mas, do ponto de vista industrial, as lipases microbianas são mais interessantes, pois apresentam maior facilidade de produção em larga escala. Devido à enorme variedade de microrganismos existentes, há também uma grande gama de lipases com características diferenciadas de atuação.

fungos e leveduras). Embora as lipases mais estudadas até hoje sejam as lipases pancreáticas humana e de outros mamíferos, do ponto de vista industrial, as lipases microbianas são bem mais interessantes, pois permitem produção em maior escala e podem ser expressas mais facilmente, via clonagem, em outros organismos, o que facilita sua obtenção e purificação. Além disso, devido à enorme variedade de microrganismos existentes, há também uma grande gama de lipases com características diferenciadas de atuação. Há ainda a possibilidade de se induzir a produção de lipases em alguns microrganismos, de acordo com a composição do meio fermentativo. Em geral, a produção de lipases é inibida na presença de açúcares simples (glicose, frutose) ou glicerol e é estimulada por meios contendo ácidos graxos livres, óleos e gorduras ou açúcares mais complexos (polissacarídeos).

Nos animais superiores as lipases estão relacionadas sobretudo à digestão de lipídeos ingeridos na dieta e à

> Entre as lipases animais, a pancreática é a mais importante, sendo uma lipase 1(3)-específica com preferência por ácidos graxos de cadeia curta. As lipases vegetais são mais abundantes em sementes oleaginosas e pouco comercializadas.

mobilização dos tecidos adiposos de reserva. A lipase pancreática, produzida pelo pâncreas e introduzida no duodeno durante o processo digestivo, é a mais importante; no entanto, outras lipases – gástrica, lingual (além de outras lipases orais) e lipase ativada pela bile – podem ser responsáveis pela digestão de até 50% dos lipídeos da dieta. Alguns lipídeos, como os glóbulos de gordura presentes no leite não homogeneizado, dependem da ação combinada dessas várias lipases para serem efetivamente digeridos.

Em vegetais, as lipases são mais abundantes em sementes oleaginosas, sendo importantes durante o processo de germinação, mas estão presentes em vários outros tecidos, sendo encontradas, por exemplo, no látex do mamoeiro.

Lipases são ainda produzidas por uma grande quantidade de microrganismos (bactérias, leveduras e fungos filamentosos), estando envolvidas em seu processo de aquisição de energia. Atualmente, apenas lipases de origem animal ou microbiana têm aplicação industrial, sendo estas últimas predominantes no mercado.

> Cutinases são esterases semelhantes a lipases, capazes de hidrolisar ligações éster envolvendo substratos de altíssima massa molecular e também substratos solúveis em água.

Cutinases são esterases semelhantes a lipases em sua estrutura e modo de ação. No entanto, em virtude da ausência da "tampa" em sua estrutura, cutinases são capazes de hidrolisar ligações éster envolvendo substratos de altíssima massa molecular, como o polímero de cutina, que é seu substrato natural, e outros poliésteres sintéticos, incluindo polietileno tereftalato (PET) e policaprolactona. Além disso, cutinases também são capazes de hidrolisar ligações éster em substratos solúveis em água, incluindo ligações envolvendo ácidos graxos de baixa massa, uma vez que na ausência de tampa, não dependem de tensão superficial para serem ativadas. Adicionalmente, já foi comprovado que essas enzimas também são capazes de catalisar as reações inversas à hidrólise, em ambientes com baixa atividade de água, de forma semelhante a lipases e esterases. Ainda não são conhecidas cutinases comerciais, mas elas são produzidas por diversos microrganismos, fungos filamentos e bactérias, fitopatogênicos e saprófitas e vêm despertando grande interesse de pesquisadores.

Lipases animais

A lipase pancreática suína é a lipase de uso comercial mais estudada. Trata-se de uma enzima 1(3)-específica, com preferência por ácidos graxos de cadeia curta. Tem pH ótimo de atuação entre 7,0 e 9,0 (característico do intestino) e é fortemente ativada na presença de NaCl. A maior parte das lipases pancreáticas apresenta ainda atividade de fosfolipase A1 (ver, adiante, Figura 4.8); uma exceção é a lipase pancreática humana.

Lipases microbianas

▶ Origem fúngica

Candida antarctica foi isolada do lago Vanda, na Antártica, de alta salinidade e eternamente coberto por gelo. Essa levedura é capaz de produzir duas isoformas de lipase, chamadas A e B (ou CaL A e CaL B), de vasta aplicação industrial. A Tabela 4.2 apresenta algumas características das duas isoformas.

CaL A é uma enzima extremamente termoestável, com atividade ótima acima de 70°C e capaz de funcionar a 90°C por várias horas, sem perda significativa de atividade. Essa característica fez com que as primeiras aplicações industriais dessa enzima fossem voltadas para hidrólises em alta temperatura, envolvendo ceras com alto ponto de fusão nas indústrias têxtil e de papel. Essa é a única lipase conhecida com maior afinidade pela posição 2 (dois) do que por ésteres

> Importantes lipases comerciais inespecíficas são produzidos por leveduras do gênero *Candida*. A espécie *C. antarctica* secreta duas isoformas, uma altamente termoestável (CaL A) e outra com atividade em baixa temperatura e excelente atividade de síntese (CaL B).

Tabela 4.2 Comparação entre CaL A e CaL B.

Característica	CaL A	CaL B
Massa molecular (kDa)	45	33
Ponto isoelétrico (pI)	7,5	6,0
pH ótimo	7,0	7,0
Atividade específica (U/mg)	420	435
Termoestabilidade a 70°C	100	15
Estabilidade ao pH	6,0 a 9,0	7,0 a 10,0
Ativação na interface	Sim (baixa)	Não

Adaptada de Kirk; Christensen, 2002.

primários no esqueleto de glicerol. No entanto, por não apresentar essa mesma seletividade para reações de síntese, a CaL A foi classificada como lipase não específica. Além dessa característica pouco usual com relação à regiosseletividade, a CaL A apresenta outras características únicas, como marcada seletividade por ácidos graxos trans-insaturados, tanto para hidrólise quanto para síntese. Por fim, a CaL A apresenta ainda a capacidade, pouco distribuída entre as lipases, de reagir com substratos volumosos, como esteróis e alcoóis terciários, apresentando alta estereosseletividade, gerando excesso enantiomérico superior a 70% e, muitas vezes, com alto rendimento.

CaL B é uma enzima pouco termoestável em meio aquoso, apresentando perda significativa de atividade em temperaturas superiores a 40°C. No entanto, apresenta alta atividade e enantiosseletividade para reações de síntese e é mais termorresistente em meio orgânico, suportando temperaturas até 70°C, especialmente nas formas comerciais imobilizadas. É uma lipase não específica, com alta atividade para as reações inversas à hidrólise e está disponível em formas de alta pureza para aplicações em química fina (resolução de racematos) comercializadas por diferentes empresas (Novozymes 432®, pela Novozymes, Chyrazyme L2®, pela Roche, CalB immo Plus®, pela Purolite, por exemplo).

Outras espécies do gênero *Candida* (*C. cylindracea* e *C. rugosa*) também são boas produtoras de lipases inespecíficas. *C. rugosa* produz uma lipase com seletividade pelo ácido ricinoleico, sendo especialmente interessante na transformação de óleo de mamona.

Entre os fungos filamentosos, os gêneros *Rhizopus*, *Rhizomucor* e *Aspergillus* são produtores de lipases 1(3)-específicas, geralmente com preferência por ácidos graxos de até 12 carbonos. Dentre estes, o fungo *Rhizomucor miehei* é o de maior aplicação industrial. Sua lipase foi descrita em 1973, com massa molecular de 31,6 kDa e ponto isoelétrico de 3,8. Em 1977, foi publicado o primeiro trabalho (Moskowitz *et al.*) com sugestão de sua aplicação em alimentos, verificando

Fungos filamentosos são bons produtores de lipases 1(3)-específicas. As espécies mais utilizadas comercialmente são *Rhizomucor miehei* e *Thermomyces lanuginosus*.

sua capacidade de hidrolisar gorduras animais e óleos vegetais e os efeitos benéficos dessa hidrólise na melhoria do aroma de alguns produtos alimentícios. Atualmente essa lipase é comercializada na forma livre ou imobilizada em resina e apresenta aplicações tanto em hidrólise quanto em síntese. Também disponível comercialmente, na forma livre ou imobilizada, sob o nome comercial de Lipozyme® ou Lipolase® é a lipase de *Thermomyces lanuginosus*, um fungo filamentoso termofílico.

Uma lipase fúngica de considerável interesse é a produzida por *Geotrichum candidum*. Essa enzima é conhecida como lipase *cis*-9-ácido graxo específica e apresenta grande seletividade por ácidos graxos contendo uma insaturação entre os carbonos 9 e 10, como os ácidos oleico e linoleico, por exemplo.

> ▶ **Origem bacteriana**

Embora seja bem conhecida a produção de lipases por bactérias, até recentemente não havia lipases bacterianas disponíveis comercialmente. No entanto, diversos autores acreditam que as enzimas de origem bacteriana sejam melhor adaptadas para as condições desejadas em transformações industriais.

Diversos gêneros de bactérias já foram estudados por produzirem lipases – extracelulares, ligadas a membranas ou intracelulares. Alguns exemplos estão apresentados na Tabela 4.3. Entre as espécies produtoras de lipases comerciais as mais importantes são apresentadas a seguir:

- *Burkholderia cepacia* (antes *Pseudomonas cepacia*). Sua lipase extracelular está disponível em sua forma livre e imobilizada em diferentes suportes (diatomito e cerâmica), comercializada pela empresa japonesa Amano. Trata-se de uma lipase não específica com pH ótimo de 7,0 e temperatura ótima de 50°C, mantendo a maior parte de sua atividade em temperaturas de até 75°C, e massa molecular de cerca de 33 kDa

- *Pseudomonas fluorescens*. Lipase alcalina, com pH ótimo de 8,0 e temperatura ótima de 55°C.

Lipases de origem bacteriana são produzidas por espécies dos gêneros *Burkholderia* e *Pseudomonas*. Este último, produtor de lipases alcalinas com aplicação em detergentes.

Tabela 4.3 Características de algumas lipses bacterianas.

Linhagem	Massa molecular (kDa)	pH ótimo	Temperatura ótima (°C)
Burkholderia ubonensis	33	8,5	65
Enterococcus faecium	19	10,8	40
Pseudomonas aeruginosa	29	8,0	45
Bacillus stratosphericus	19	9,0	35
Streptomyces lividans	31	8,0	50
Bacillus amyloliquefaciens	23	10	40
Bacillus pumilus	27	8,0	45
Geobacillus thermodenitrificans	50	9,0	65
Yersinia enterocolitica	34	9,0	37
Pseudomonas aeruginosa	40	9,0 a 10,0	40
Colwellia psychrerythraea	34	7,0	25
Bacillus pumilus	62	6,0	60
Acinetobacter baylyi	30	8,0	60
Spirulina platensis	45	6,5	45
Pseudomonas gessardii	92	5,0	30

Javed *et al.*, 2018.

Lipases vegetais

> Não são comercializadas lipases vegetais de aplicação industrial, mas a maior parte das sementes apresenta atividade de lipase, mesmo quando em dormência.

Não são comercializadas lipases vegetais de aplicação industrial, no entanto, diversos tecidos vegetais são produtores de lipases e há uma vasta literatura científica disponível a respeito do assunto. As fontes mais comumente estudadas são sementes, especialmente as oleaginosas. A maior parte das sementes apresenta atividade de lipase, mesmo em estado dormente, porém, em algumas espécies, como o milho, por exemplo, a atividade na semente dormente é bastante reduzida, próxima de zero, mas aumenta gradativamente ao longo do período de germinação. A maior parte das lipases de sementes apresenta pH ótimo na faixa entre neutro e alcalino. No entanto, são conhecidas exceções, como a lipase de semente de mamona, que tem pH ótimo em 4,5. Lipases vegetais geralmente apresentam temperatura ótima entre 30 e 50°C, mas também são conhecidas exceções, como as isoformas produzidas pela aveia, que apresentam ótima atividade em temperatura entre 65 e 75°C e a lipase de arroz, com temperatura ótima de 80°C. A maior parte das lipases de sementes é inespecífica, porém as lipases de semente de mamona e de tremoços apresentam maior afinidade pelas posições 1 e 2 do esqueleto de glicerol. A principal exceção é a lipase de coco, que é 1(3)-específica.

Importância em alimentos | Rancidez hidrolítica

Rancidez hidrolítica ocorre quando, por ação de lipases sobre os triacilgliceróis dos alimentos, são gerados ácidos graxos livres. Se estes são de baixa massa molecular, eles são voláteis e causam aroma desagradável no produto. Os produtos mais afetados são os laticínios, mas grãos e seus derivados também podem sofrer deterioração pelo ranço hidrolítico. Em óleos, a alta acidez é considerada um problema grave de qualidade.

As lipases são responsáveis por um tipo de deterioração dos alimentos, conhecido como "rancidez hidrolítica". Esse processo consiste na hidrólise de triacilgliceróis presentes no alimento com a formação de ácidos graxos livres. Quando voláteis, os ácidos graxos liberados geram odor desagradável, de ranço. A rancidez hidrolítica é mais comum em laticínios, uma vez que o leite possui lipases nativas e sua gordura apresenta quantidade considerável dos ácidos butírico (4:0), caproico (6:0) e caprílico (8:0), que são ácidos graxos de baixa massa molecular, portanto voláteis, e com odor considerado desagradável. No entanto, produtos de origem vegetal, como óleos, grãos, farinhas e farelos também podem se deteriorar em virtude da presença de lipases, naturais da matéria-prima ou provenientes de microrganismos contaminantes. Nesses casos, em geral, por apresentarem em sua composição ácidos graxos de alta massa, não voláteis, o aroma de ranço não é percebido. No entanto, a presença de altos teores de ácidos graxos livres nesses produtos, normalmente designada como alta acidez, é considerada bastante indesejável. Ácidos graxos livres tendem a ser mais suscetíveis à oxidação, acelerando o processo de peroxidação lipídica. Além disso, óleos de alta acidez apresentam menores pontos de fumaça, faísca e combustão, oferecendo risco de ignição quando aquecidos por tempo prolongado. Para evitar a ocorrência desse tipo de deterioração é necessária uma operação de branqueamento para inativação térmica das lipases responsáveis pela rancidez hidrolítica.

Vale lembrar que é possível a ocorrência de rancidez hidrolítica na ausência de lipases. Para tanto, óleos e gorduras precisam ser aquecidos em altas temperaturas, por longo tempo e na presença de água. Esse processo é comum em óleo utilizado para fritura, que atinge temperaturas superiores a 150°C e recebe água do alimento que está sendo frito.

Aplicação industrial

Panificação

A introdução regular de lipases em massa de pão se iniciou por volta dos anos 1990, com as agora chamadas lipases de primeira geração. Essas enzimas eram lipases 1(3)-específicas utilizadas para hidrólise dos triacilglicéróis da massa liberando acilglicéróis parciais (mono- e diacilglicéróis), com propriedades emulsificantes (devido à presença de uma fração polar e uma apolar na molécula).

A presença de emulsificantes promove o aumento da capacidade de retenção de ar da massa, gerando um produto com melhor textura (mais fofo), de miolo mais branco e com maior volume. Além disso, há também aumento da capacidade de retenção de água na massa, o que retarda a sinérese, prolongando a vida de comercialização do pão. Uma vantagem adicional é a possibilidade de maior conservação da massa, uma vez que certos acilglicéróis parciais apresentam atividade antimicrobiana, especialmente os contendo ácidos graxos de cadeia média.

Há indícios de que a formação de ácidos graxos livres na massa favoreça a interação da amilose com esses lipídeos, retardando a retrogradação. Acredita-se, ainda, que esses mesmos ácidos graxos sejam substrato para lipo-oxigenases, naturais da farinha ou adicionadas, em um processo que melhora as características do glúten (ver Capítulo 5, *Oxidorredutases*). Esses últimos benefícios da adição de enzimas não são alcançados quando sua atividade é substituída pela adição de emulsificantes já prontos.

Melhores resultados foram obtidos com as lipases de segunda geração, acrescidas de fosfolipases, capazes de gerar lisofosfolipídeos (ver adiante Surfactantes não iônicos no tópico "Produção de outros ingredientes") na massa, com poder de emulsificação bastante superior. Mais recentemente, as lipases de terceira geração foram desenvolvidas para evitar a liberação de ácidos graxos de cadeia curta, o que diminui a formação de aroma de ranço ao longo do armazenamento, especialmente em produtos com adição de lipídeos do leite. Além disso, essas enzimas são mais

Lipases de 1ª geração são utilizadas para hidrolisar os triacilglicéróis da massa, gerando acilglicéróis parciais com atividade emulsificante. A 2ª geração dessas enzimas apresenta atividade de fosfolipase, com poder de gerar emulsificantes melhores. A 3ª geração é ainda negativamente seletiva para ácidos graxos de cadeia curta, evitando a geração de aroma de ranço.

bem adaptadas a processos acelerados de fermentação e a equipamentos de mistura de alta velocidade.

A adição de emulsificantes à massa permite ainda a redução significativa da quantidade de lipídeos da formulação, garantindo a fabricação de pães *light*. Estudos demonstraram que as mesmas características de produto final podem ser alcançadas por uma formulação com 4% de lipídeos ou com 1% de lipídeos e 0,3% de emulsificante (no caso do estudo, lecitina de soja), uma redução de 75% desse ingrediente. O mesmo efeito pode ser alcançado pela adição de lipases, com o diferencial de que as enzimas produzem os emulsificantes a partir do lipídeos presentes na massa.

Produção de óleos e gorduras estruturados

> Óleos e gorduras estruturados são sintetizados artificialmente com composição de ácidos graxos e localização no glicerol previamente determinadas. Apresentam vantagens dos pontos de vista nutricional e tecnológico.

Óleos e gorduras estruturados são produtos que contêm triacilgliceróis sintetizados artificialmente com o objetivo de alterar as concentrações relativas de seus ácidos graxos constituintes assim como a posição, no esqueleto de glicerol, que cada grupo acil ocupa. Esse tipo de produto apresenta vantagens dos pontos de vista funcional e/ou nutricional sobre os óleos e gorduras naturais. A obtenção de triacilgliceróis estruturados é feita por meio de interesterificação química ou enzimática entre dois diferentes óleos ou entre óleo e ácidos graxos na forma livre ou etilada (ésteres de etila). A síntese química, embora seja uma tecnologia há muito dominada pela indústria, apresenta várias desvantagens em relação ao processo enzimático: obtenção de produtos inespecíficos, uso de altas temperatura e pressão – o que gera subprodutos de cor escura e odor indesejado de queimado e implica várias etapas de purificação subsequentes. O uso de enzimas 1(3)-específicas garante a obtenção de produtos específicos, de acordo com os substratos utilizados, o que vem a ser de grande importância na aplicação funcional e nutricional dos triacilgliceróis estruturados.

▶ Uso nutricional

Estudos sobre a absorção de ácidos graxos pelo intestino humano levaram à conclusão de que ácidos graxos de cadeia longa são mais prontamente absorvidos quando na forma de 2-monoacilgliceróis. Uma vez que a lipase pancreática humana é uma lipase 1,3-específica, equivalentes de gordura do leite humano (ricos em ácido palmítico) e óleos com fins terapêuticos devem ser sintetizados de modo a conter esses ácidos graxos na posição 2 do triacilglicerol e grupos acil de cadeia média ou curta ou insaturada (mais facilmente absorvidos na forma livre) nas posições 1 e 3. Estudos mais recentes vêm desvendando que ácidos graxos de cadeia muito longa, como o ácido behênico (22:0), são muito pouco absorvidos no intestino, independentemente da sua posição no esqueleto de glicerol, e que ácidos graxos de cadeia muito curta fornecem menos calorias do que os ácidos graxos mais comumente encontrados em óleos e gorduras naturais (ácido acético = 3,5 kcal/g; ácido propiônico = 5,0 kcal/g e ácido butírico = 6,0 kcal/g, em contraste com os demais ácidos graxos, que fornecem 9,0 kcal/g). Além disso, avaliações sobre o metabolismo de 1,3-diacilgliceróis demonstraram que, embora facilmente hidrolisados e absorvidos no intestino, esses lipídeos são muito mais lentamente metabolizados após absorção pelas células – na ausência de ácidos graxos ligados à posição 2, a ressíntese de triacilgliceróis depende da via metabólica do glicerol-3-fosfato para formação do quilomícron – o que reduz a eficiência no armazenamento dos lipídeos ingeridos na dieta e vem apresentando efeito significativo na redução do acúmulo de gordura em ratos e humanos.

Com base nesses conhecimentos, diversos produtos vêm sendo desenvolvidos, e alguns já estão disponíveis nos mercados de certos países, com a finalidade de garantir lipídeos com características nutricionais desejadas.

Substitutos da gordura do leite humano. As chamadas fórmulas infantis são produtos que visam substituir o leite humano quando a amamentação não é possível, por uma variedade de motivos. Esses produtos, muitas vezes denominados "leites maternizados", pretendem mimetizar a composição e a estrutura do leite humano para fornecer a melhor alimentação possível para o lactente. No entanto, até muito pouco tempo atrás, os lipídeos constituintes desse tipo de fórmula eram provenientes do leite de ruminantes (bovinos

> Ácidos graxos saturados de cadeia longa são mais bem absorvidos na forma de 2-monoacilgliceróis; ácidos graxos de cadeia muito longa não são eficientemente absorvidos pelo intestino; ácidos graxos de cadeia muito curta são menos calóricos, assim como 1,3-diacilgliceróis.

> Lipídeos para "leites maternizados" devem apresentar ácido palmítico na posição sn-2 e ácidos graxos insaturados nas posições sn-1 e 3.
> Esse tipo de lipídeo estruturado pode ser obtido por ação de lipases 1(3)-específicas sobre gorduras ricas em ácido palmítico.

e ovinos) ou de óleos e gorduras vegetais. Além de apresentar composição em ácidos graxos distinta daquela do leite humano – particularmente rico em ácidos oleico (18:1 – 30 a 35%) e palmítico (16:0 – 20 a 30%), em adição a pequenas porém importantes quantidades de ácidos araquidônico (20:4 ω6), EPA (20:5 ω3) e DHA (22:6 ω3) (concentração total de cerca de 1%) – a posição desses ácidos graxos no esqueleto de glicerol é totalmente diferente. No leite humano, o ácido oleico tende a aparecer muito mais frequentemente nas posições 1 e 3, enquanto o ácido palmítico se encontra majoritariamente na posição 2. Quando é hidrolisado no intestino (pela lipase pancreática, 1(3)-específica), esse triacilglicerol gera ácidos oleicos livres, rapidamente absorvidos, e 2-monopalmitoil-glicerol, também absorvido eficientemente pelo intestino do lactente. Caso a estrutura nos triacilgliceróis não seja essa, é liberado ácido palmítico, que, na forma livre, forma sais (sabões) com os íons de cálcio presentes no leite, gerando precipitados, que impedem a absorção tanto do ácido graxo quanto do mineral e ainda provocam constipação intestinal no lactente. Assim, os lipídeos estruturados com a finalidade de substituir a gordura do leite humano em fórmulas infantis devem ser compostos majoritariamente de 1,3-dioleil-2-palmitoil-glicerol (OPO), sendo a incorporação de DHA e de EPA nas posições 1(3) também altamente desejável.

Obter esse tipo de produto é possível mediante ação de lipases 1(3)-específicas. Deve-se partir de uma matéria-prima com triacilgliceróis ricos em ácido palmítico – que vão ter alta probabilidade de apresentarem esse ácido graxo na posição 2. A palmitina, gordura vegetal obtida da amêndoa do dendê, é uma matéria-prima de baixo custo e de excelente composição para esse tipo de reação, mas outras gorduras vegetais e animais também podem ser utilizadas, respeitadas as limitações religiosas ou éticas do público-alvo. A essa gordura pode-se misturar ácido oleico livre; oleato de etila ou ainda um óleo rico em ácido oleico, como o azeite de oliva, o óleo de amendoim, o óleo de semente de uva ou o azeite de abacate. Quanto mais puras as matérias-primas (p. ex., tripalmitina + ácido oleico), maior o rendimento no triacilglicerol desejado, porém, maior o custo do processo. A lipase 1(3)-específica deverá, então, substituir os ácidos graxos das posições 1 e 3 do esqueleto do glicerol por ácido oleico, gerando o triacilglicerol desejado (Figura 4.3). Resíduos de ácidos graxos livres devem ser removidos por destilação e resíduos de triacilgliceróis muito ricos em ácido palmítico devem ser removidos por resfriamento e filtração (*winterização*), o que é possível graças ao seu maior ponto de fusão em relação aos triacilgliceróis enriquecidos em ácidos graxos insaturados. Para maior rendimento, processos em duas etapas já foram propostos: primeiro uma etapa de etanólise promove a formação de 2-palmitoil-glicerol a partir da gordura de origem e esse monoacilglicerol reage, então, com ácido oleico livre ou oleato de etila para geração do triacilglicerol desejado. A primeira marca desse tipo de lipídeo estruturado no mercado foi a Betapol®, do grupo holandês Bunge/Loders Croklaan, porém atualmente outras marcas com o mesmo tipo de ingrediente já estão disponíveis, como a INFALAC®, da australiana GrainCorp.

Lipídeos com baixo valor energético. Esse tipo de produto vem sendo desenvolvido recentemente, como uma tentativa de fornecer produtos de menor valor calórico, capazes de auxiliar na redução da obesidade e de várias disfunções associadas a esse tipo de problema (diabetes tipo II, dislipidemias,

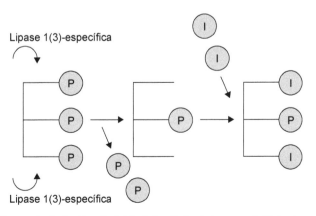

Figura 4.3 Representação da obtenção de triacilgliceróis desejados para substitutos da gordura do leite humano. P = ácido palmítico; I = ácido graxo insaturado (ácidos oleico, araquidônico, DHA ou EPA).

Bioquímica de Alimentos | Teoria e Aplicações Práticas

> Lipídeos sintéticos contendo ácidos graxos de cadeia média – menos prontamente armazenados – e ácidos graxos essenciais podem ser obtidos por interesterificação enzimática entre o óleo de soja e a gordura de coco.

síndrome metabólica, entre outros). Algumas alternativas se encontram disponíveis no mercado.

▶ Triacilgliceróis contendo ácidos graxos de cadeias média e longa. A maior parte dos óleos e gorduras alimentares é rica em ácidos graxos de cadeia longa (acima de 16 carbonos), cujo metabolismo é lento e que têm a tendência a serem preferencialmente armazenados no tecido adiposo. Ácidos graxos de cadeia média são mais hidrofílicos e podem ser rapidamente metabolizados pelo fígado, uma vez que independem do transporte por via linfática. No entanto, a produção de lipídeos ricos apenas em ácidos graxos de cadeia média gera produtos deficientes em ácidos graxos essenciais, especialmente ácido linoleico (18:2 ω6) e outros ácidos graxos poli-insaturados. Assim, os lipídeos estruturados enriquecidos em ácidos graxos de cadeia média para redução do teor calórico devem também apresentar uma quantidade de ácidos graxos essenciais de cadeia longa. Alguns produtos comerciais, obtidos por interesterificação, já estão disponíveis no Japão (Healthy Resseta®, da Nisshin Oillio) e em outros países (Neobee® Stephan Co., nos EUA). Esses produtos são obtidos pela interesterificação enzimática, usando lipase não específica, de óleo de soja (como fonte de ácidos graxos essenciais) com gordura de coco ou palmitina de dendê (como fonte de ácidos graxos de cadeia média). Nesse caso, são formados triacilgliceróis de vários tipos (MLM, MML, LML e LLM). No entanto, acredita-se que o triacilglicerol do tipo MLM seja o que promova os melhores resultados, garantindo melhor absorção dos ácidos graxos essenciais. Atualmente não estão disponíveis no mercado produtos enriquecidos no triacilglicerol do tipo MLM, possivelmente porque esse produto dependa de um processo em duas etapas, com enzimas 1(3)-específicas, que torna o produto final menos economicamente interessante.

▶ Triacilgliceróis contendo ácidos graxos de cadeias muito curta ou muito longa. Esses ácidos graxos fornecem valor energético reduzido ou por serem de muito baixa massa molecular (entre 2 e 4 carbonos), ou por serem muito pouco absorvidos pelo intestino (acima de 22 carbonos). Triacilgliceróis contendo misturas desses ácidos graxos formarão lipídeos com valor calórico extremamente reduzido em relação a óleos e gorduras naturais. Atualmente, dois produtos comerciais (Benefat®, da Cultor, e Caprenin®, da Procter&Gamble) estão disponíveis nos EUA, porém ambos são obtidos por catálise química. Não são conhecidos produtos desse tipo obtidos por via enzimática, embora seja possível encontrar trabalhos científicos relatando processos bem-sucedidos com lipases comerciais (Kim; Akoh, 2015).

▶ Diacilgliceróis. De acordo com Lo *et al.* (2008), a produção de óleos ricos em diacilgliceróis (DAG) e o efeito benéfico de seu consumo na redução da deposição de gordura no tecido adiposo e na redução do peso corpóreo de uma forma geral já são conhecidos por pesquisadores japoneses desde 1999. Esse tipo de produto pode ser obtido por esterificação direta entre ácidos graxos e glicerol, por uma lipase 1(3)-específica, ou por glicerólise. Geralmente, uma ou mais etapas de purificação são necessárias para eliminação de ácidos graxos, glicerol e triacilgliceróis remanescentes, para obtenção de um produto final com alta concentração de DAG. Embora já estejam disponíveis diversos processos patenteados, são conhecidos poucos produtos comerciais, pois os efeitos benéficos e possíveis efeitos negativos da ingestão continuada desse tipo de produto ainda não estão totalmente esclarecidos. A comercialização de óleos contendo altos teores de DAG é mais comum no Japão, onde o produto Enova Oil® (Kao Corporation) está disponível.

> *Óleos ricos em diacilgliceróis podem ser obtidos por esterificação direta ou glicerólise, utilizando lipases 1(3)-específicas.*

▶ Uso tecnológico

Manteiga de cacau. A manteiga de cacau é constituída principalmente pelos seguintes triacilgliceróis: POP (15 a 20%), POS (35 a 40%) e SOS (25 a 30%) (P = ácido palmítico; O = ácido oleico; S = ácido esteárico), que juntos correspondem a de 75 a 90% da composição da gordura. Essa composição confere à manteiga de cacau uma faixa de fusão muito estreita, isto é: toda a gordura se liquefaz ao mesmo tempo e em uma faixa de temperatura entre 25 e 35°C (próxima à temperatura do corpo humano), propriedade muito rara entre as gorduras naturais e que garante ao produto formulado com essa manteiga a característica de "derreter na

> *Substituintes da manteiga de cacau podem ser obtidos por reação mediada por lipases entre o azeite de oliva e os ácidos palmítico e esteárico.*

boca". No entanto, o fornecimento de manteiga de cacau no mercado internacional é muito instável e os preços muito variáveis. Foi então desenvolvido um processo enzimático para produção de substituintes da manteiga de cacau. Nesse processo parte-se de um óleo rico em triacilgliceróis que contenham ácido oleico na posição 2 (azeite de oliva, por exemplo) e promove-se a interesterificação desse óleo com os ácidos palmítico e esteárico, através de uma lipase 1(3)-específica. Desde a primeira patente desse processo, depositada pela Unilever em 1981, algumas alterações vêm sendo propostas para melhorar a composição final e o ponto de fusão do produto obtido, assim como para aumentar o rendimento e reduzir custos. As principais alternativas propostas estão na alteração da matéria-prima e do tipo de enzima (fonte biológica; empresa produtora; forma de imobilização e suporte).

Produção de margarina

O uso de interesterificação enzimática entre um óleo e uma gordura possibilita a obtenção de margarinas livres de gorduras *trans*.

As gorduras para uso na indústria de alimentos precisam apresentar ponto de fusão específico para suas diferentes aplicações. Esse comportamento pode ser traduzido pela proporção da gordura que estará sólida a uma dada temperatura. Para produtos de panificação, por exemplo, é desejável que a gordura usada tenha entre 38 e 45% de sólidos (*solid fat content* – SFC) a 15°C. Essa faixa geralmente não é alcançada por óleos e gorduras naturais. O óleo de girassol, por exemplo, tem 0% de SFC a 15°C, o óleo de palma tem 23,8%, enquanto o SFC da manteiga de cacau é superior a 50% e o da gordura de cupuaçu é superior a 70%, nessa mesma temperatura. Tradicionalmente, a tecnologia mais utilizada para aumentar o teor de ácidos graxos saturados e atingir o SFC desejado a partir de um óleo natural era a hidrogenação. Nesse processo, parte das insaturações presentes nos ácidos graxos do óleo é hidrogenada, gerando um produto com as características desejadas. No caso de margarinas para consumo doméstico, deseja-se uma gordura sólida em temperatura ambiente, porém com grau de insaturação suficiente para conferir cremosidade e boa espalhabilidade em temperatura de refrigeração. Entretanto, nesse processo, são formados ácidos graxos trans-insaturados, que foram associados, na década de 2000, ao aumento do risco de doenças coronarianas, em virtude do efeito da ingestão continuada nos níveis séricos de colesterol: aumentando a LDL (lipoproteína de baixa densidade) e reduzindo a HDL (lipoproteína de alta densidade). Além disso, resíduos dos catalisadores são inevitáveis no produto final, e esses metais também podem provocar danos à saúde do consumidor. Metodologia alternativa é a produção de margarina por interesterificação entre um óleo e uma gordura usando lipases como catalisadores. Assim, com a mistura de ácidos graxos saturados e insaturados nos triacilgliceróis resultantes, pode-se obter um produto com a textura desejada, sem o uso da hidrogenação. Um dos processos mais aplicados é a interesterificação entre a fração líquida e a sólida de gordura de dendê (palma). Um produto comercial disponível nos EUA, o NovaLipid® da ADM, é obtido da interesterificação de óleo de soja natural com óleo de soja totalmente hidrogenado e, portanto, livre de ácidos graxos trans-insaturados.

Produção de outros ingredientes

▶ Surfactantes não iônicos

> Surfactantes não inônicos são agentes tensoativos com propriedades conservantes em alimentos e fármacos.

Surfactantes são substâncias capazes de promover a mistura de componentes imiscíveis (como óleo e água) através da redução da tensão superficial e formação de micelas. Para que possam atuar como tensoativos, os emulsificantes devem ter uma parte de sua molécula com características polares (fração que fica em contato com a água) e uma parte apolar (que fica em contato com a gordura ou com o ar).

Surfactantes não iônicos como mono- e diacilgliceróis e ésteres de açúcar encontram extensa aplicação na indústria de alimentos, cosméticos e fármacos, não apenas por sua eficiência como agentes tensoativos mas também por seu caráter atóxico e por sua ação como agentes conservantes. Sua produção por via química não é muito satisfatória, pois a presença de catalisadores alcalinos e a alta temperatura de reação provocam a formação de produtos secundários indesejados. Além do custoso processo de purificação, a produção desses surfactantes por via química apresenta baixo rendimento (entre 30 e 60%).

Mono- e diacligliceróis (Figura 4.4). A produção por via enzimática de mono- e diacilgliceróis pode ser alcançada de diferentes formas:

- Por hidrólise parcial de triacilgliceróis usando-se lipases 1(3)-específicas – nesse caso, a maior dificuldade consiste em se evitar a hidrólise total, com liberação de ácidos graxos e glicerol

- Por esterificação do glicerol com ácidos graxos livres ou etilados

- Por glicerólise: reação entre triacilglicerol e glicerol.

Nos dois últimos casos são duas as dificuldades a serem contornadas: a eficiente homogeneização dos substratos e a remoção de água do meio reacional. Vários processos já foram propostos nesse sentido, alguns alcançando rendimentos de até 90% em monoacilgliceróis.

Ésteres de açúcar (Figura 4.5). Compostos por um mono ou dissacarídeo esterificado em 1, 2 ou 3 hidroxilas com ácidos graxos. Obtidos por síntese entre açúcares e ácidos graxos.

Lisolecitina (Figura 4.6). Produto obtido pela hidrólise da lecitina (remoção de um dos dois ácidos graxos da molécula) através do uso de fosfolipases (lipases específicas para fosfolipídeos). A lisolecitina possui maior fração polar que a lecitina, o que lhe proporciona maior capacidade emulsificante e maiores possibilidades de aplicação em alimentos e cosméticos. Adicionalmente, a lisolecitina é mais estável em altas temperaturas, em condições ácidas e na presença de sais. Mais recentemente alguns estudos vêm propondo

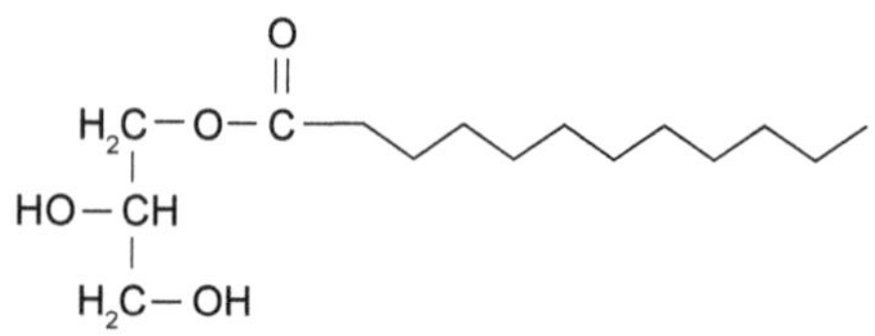

Figura 4.4 Estrutura de monolaurina.

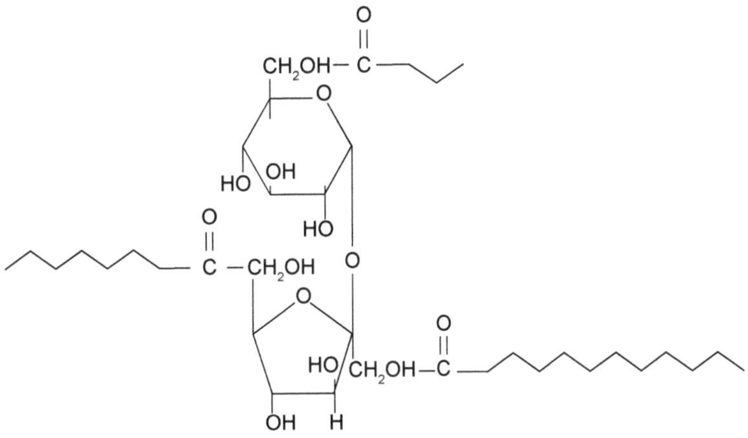

Figura 4.5 Éster de sacarose e ácidos butírico, caprílico e láurico.

o enriquecimento de lecitina ou de lisolecitina com ácidos graxos poli-insaturados. Esses lipídeos teriam maior bioacessibilidade que triacilgliceróis, o que favoreceria a absorção dos ácidos graxos funcionais adicionados.

▶ Modificação de bioativos

Recentemente muita atenção vem sendo dada à descoberta de compostos antioxidantes naturais. Entre as principais substâncias com essa capacidade estão diversos compostos fenólicos, particularmente os flavonoides. Embora apresentem grande capacidade para prevenir ou retardar a peroxidação de lipídeos, por sua capacidade de receber ou doar elétrons, formando radicais de baixa energia, que não propagam a reação radicalar, os compostos fenólicos apresentam pouca aplicação na conservação de produtos alimentícios, uma vez que sua característica altamente hidrofílica reduz sua dispersão em produtos com alto teor lipídico, justamente os mais sujeitos à peroxidação. Uma alternativa que vem sendo testada recentemente é a modificação de compostos fenólicos, por esterificação com ácidos graxos, por meio da atividade de enzimas lipolíticas, para tornar esses compostos mais lipofílicos e aumentar sua utilização em alimentos gordurosos.

Flavonoides antioxidantes podem ser modificados por lipases para se tornarem mais lipofílicos e se dispersarem em matrizes lipídicas.

Um outro grupo de alcoóis, que pode ser modificado via esterificação por lipases, é o dos esteróis. O consumo

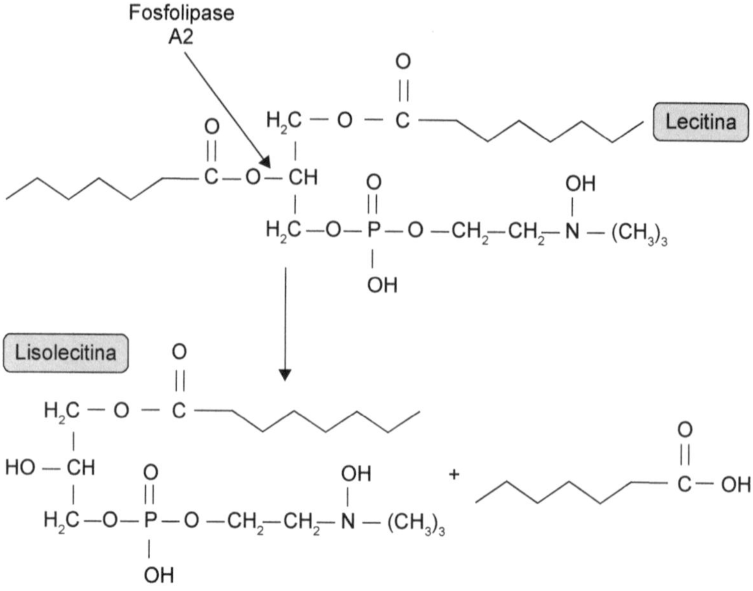

156 Bioquímica de Alimentos | Teoria e Aplicações Práticas

Figura 4.6 Lecitina e lisolecitina.

de fitoesteróis, como sitosterol, estigmasterol e campesterol (Figura 4.7) da soja, vem sendo associado à redução dos níveis séricos de colesterol em ratos e humanos. No entanto, a absorção desses esteróis vegetais no intestino é muito baixa, bem menor do que a do colesterol. Para aumentar a absorção, os esteróis devem estar na sua forma esterificada com ácidos graxos, o que pode ser alcançado por reação com lipases ou com a colesterol-esterase.

> A esterificação enzimática de fitoesteróis com ácidos graxos aumenta a absorção intestinal desses compostos bioativos.

Degomagem enzimática

A degomagem é uma etapa do refino de óleos na qual são removidos os fosfolipídeos presentes no óleo bruto. Fosfolipídeos podem ser divididos em gomas hidratáveis e não hidratáveis. No primeiro grupo encontram-se a fosfatidil-colina ou lecitina e o fosfatidil-inositol. São considerados não hidratáveis a fosfatidil-etanolamina e o ácido fosfatídico. Dependendo da composição da fração de fosfolipídeos do óleo a ser refinado, a degomagem pode consistir em apenas uma etapa de lavagem com água, que pode acompanhar a neutralização (etapa de remoção dos ácidos graxos livres). É o que acontece, por exemplo, com o óleo de soja, particularmente rico em lecitina. Outros óleos não são tão fáceis de

> A degomagem é uma etapa do refino de óleos na qual são removidos os fosfolipídeos presentes no óleo bruto.

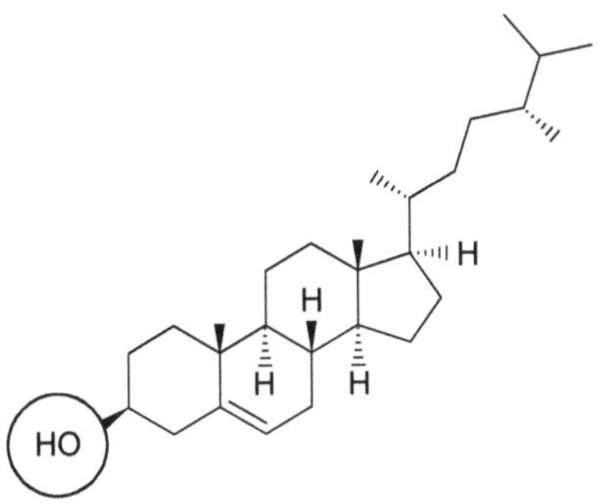

Figura 4.7 Estrutura do campesterol. No destaque, a hidroxila que sofre esterificação com ácidos graxos.

degomar. O óleo de colza ou de canola é mais rico em ácido fosfatídico, de baixa hidratação e difícil remoção durante a degomagem. Nesse caso, é recomendada a degomagem enzimática. O processo utiliza fosfolipases A1 ou A2, capazes de remover ácidos graxos do esqueleto de glicerol e aumentar a hidrofilicidade do fosfolipídeo a ser removido (Figura 4.8). Fosfolipases A1 (como a Lecitase® – Novozymes) são mais facilmente encontradas comercialmente. A eficiência desse processo depende de um tratamento ácido prévio (por adição de pequenas quantidades de ácido cítrico) para quelar metais que promovem a agregação dos fosfolipídeos, reduzindo a área superficial e, consequentemente, a taxa de hidrólise.

Produção de aromas

▶ Síntese de ésteres

Uma fração significativa dos aromas de alimentos é constituída por ésteres voláteis (de baixa massa molecular) que podem ser sintetizados a partir de um álcool (alifático ou terpênico) e um ácido, com uso de lipases. São duas as principais vantagens do uso dessa metodologia:

- Produtos obtidos por síntese enzimática são considerados "naturais", o que evita que formulações contendo esses aromas sejam rotuladas como "aromatizadas artificialmente", característica que vem sendo cada vez mais notada pelos consumidores

- Em muitos casos, apenas um isômero apresenta o aroma desejado. Através de síntese enzimática é possível

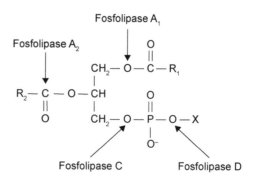

Figura 4.8 Região de atividade das diferentes fosfolipases sobre os fosfolipídeos. Quando X = H, obtém-se o ácido fosfatídico. A ausência de grupamento polar ligado ao fosfato reduz a hidratação desse tipo de fosfolipídeo.

produzir apenas esse isômero, aumentando o poder aromatizante do produto e reduzindo sua dosagem e seu custo. Outra possibilidade é o uso de lipases para remover, de misturas racêmicas, os isômeros indesejados, deixando apenas aqueles com aroma característico (usado na purificação de mentol).

Os seguintes ésteres já foram sintetizados pela ação de lipases comerciais: valerato de etila, acetato de hexila e caproato de etila que apresentam aroma frutado e são utilizados em aromas tipo "tutti-frutti", acetato de butila com aroma de abacaxi, butirato de etila com aroma de morango e acetato de isoamila, com aroma de banana (Figura 4.9). Além desses, ésteres de geraniol, farnesol e citronelol com ácidos butírico, propiônico e valérico já foram produzidos e apresentam aromas frutados, de rosas e lavanda.

▶ Gordura de leite lipolisada

Esse produto é utilizado como flavorizante em aromas de manteiga para margarinas e pipocas; aroma de queijo e em produtos de panificação. É produzido a partir de

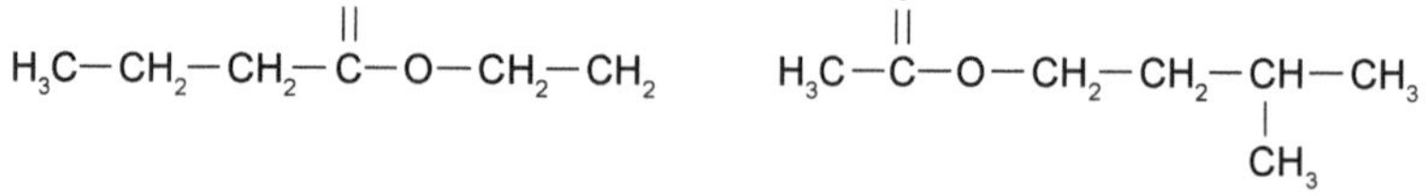

Figura 4.9 Estruturas do butirato de etila e do acetato de isoamila.

A gordura de leite lipolisada é utilizada como flavorizante em aromas de manteiga para margarinas e pipocas, em aromas de queijo e em produtos de panificação.

leite concentrado ou de manteiga clarificada (*butter oil*) na presença de emulsificantes, que aumentam a área superficial otimizando a taxa de hidrólise. Lipases pancreáticas e fúngicas (*Aspergillus niger* e *Penicillium roquefortii*) podem ser aplicadas para essa finalidade, e a reação é terminada quando se atinge o aroma desejado ou uma dada acidez, previamente estabelecida. O produto costuma ser pasteurizado e seco em *spray dryer* para comercialização. Lipases pré-gástricas e bacterianas já foram aplicadas para obtenção desse produto, porém tendem a liberar altos teores de ácidos graxos de cadeia curta (ácido butírico), gerando aroma indesejado no produto.

▶ Maturação acelerada de queijos

Maturação de queijos: lipases liberam ácidos graxos responsáveis pela formação do aroma e do sabor característicos de certos queijos finos.

É considerada uma das mais antigas aplicações de lipases exógenas em alimentos e se baseia no uso de lipases animais (lipase pré-gástrica de cabrito: queijo parmesão) ou lipases microbianas (em geral fúngicas: *Penicillium roquefortii*, *P. camembertii*), de inóculo microbiano (a presença do microrganismo, além de produzir as enzimas necessárias, ainda garante a aparência típica do produto) e, em alguns casos, em conjunto com proteases. As lipases liberam ácidos graxos que dão o sabor e o aroma específico dos diferentes queijos. O uso de enzimas isoladas, em conjunto com o inóculo microbiano ou não, reduz o tempo de maturação de diversos queijos, de vários meses para apenas algumas semanas. Isso reduz muito o custo de produção, sem prejuízo das características e da qualidade final do produto.

O produto, denominado de "queijo modificado por enzimas" (do inglês *enzyme modified cheese* – EMC), é obtido pelas seguintes etapas: suspensão da matéria-prima em água (cerca de 65% de sólidos) → adição de emulsificantes e mistura (45% de sólidos) → pasteurização (72°C/30 min – resfriar até a temperatura de reação) → adição de lipases e proteases (40 a 55°C/8 a 36 h) → pasteurização (72°C/30 min) → secagem em *spray dryer* ou apenas envase.

Em geral, a matéria-prima é formada por coágulo de caseína, aparas de queijo ou queijos não maturados. Os emulsificantes mais usados são mono- e diacligliceróis, geralmente são adicionados também estabilizantes como fosfatos ou ácido cítrico e antioxidantes, em geral, tocoferóis. Apesar da grande aplicação industrial desse tipo de produto, existem muito poucas misturas de enzimas comerciais específicas para esse tipo de aplicação. O produto mais antigo, da Danisco, tem o nome comercial de Accelase® e é composto principalmente de enzimas de bactérias lácticas: um homogenato de células contendo enzimas intracelulares com atividade de protease, esterase e lipase. Outros dois produtos estão disponíveis no mercado: Rulactine® e Flavorage®, o primeiro contendo proteases de *Micrococcus* sp., e o segundo, lipases de *Aspergillus* sp. Os produtores podem, ainda, fazer suas próprias misturas de enzimas disponíveis no mercado. A pasteurização final tem por objetivo inativar as enzimas e garantir a vida de comercialização do produto, que pode ser comercializado seco ou úmido, dependendo da aplicação desejada. Produtos obtidos com essa tecnologia, com aroma característico de queijo *cheddar*, parmesão e gouda, podem ser encontrados no mercado.

Outras aplicações

> ▶ Produção de compostos opticamente ativos e resolução de racematos

Nos seres vivos, a atividade biológica de um medicamento ou princípio ativo é geralmente dependente da estereoquímica do composto em questão. Assim, enquanto um enantiômero apresenta um efeito benéfico, o outro pode ser tóxico ou inócuo. Alguns exemplos dos diferentes efeitos das formas enantioméricas de fármacos em humanos podem ser observados na Tabela 4.4.

Em 1992, a Food and Drug Administration (FDA) adotou um programa no qual princípios ativos em misturas racêmicas enfrentariam processos muito mais longos e complexos de aprovação para venda nos EUA do que os opticamente puros. A partir desse ano, a grande maioria das indústrias farmacêuticas tem procurado metodologias eficientes para produção de compostos opticamente puros e para resolução de racematos. Em razão de sua enantiosseletividade, lipases

Em virtude de sua enantiosseletividade, lipases são aplicadas na obtenção de compostos opticamente puros para uso como fármacos e em química fina.

Tabela 4.4 Efeito das formas enantioméricas das substâncias.

Fármaco	R-enantiômero	S-enantiômero
Carnitina	Tratamento de doenças cardíacas musculares	Tóxico
Ibuprofeno	Inativo	Anti-inflamatório
Penicilamina	Tóxico	Antiartrítico
Talidomida	Sedativo	Provoca morte e deformação fetal

têm sido empregadas em vários processos desse tipo por meio de hidrólise em meio aquoso ou de síntese em meio orgânico.

Diversos trabalhos científicos e patentes se utilizam da estereosseletividade de lipases e esterases para selecionar enantiômeros via hidrólise ou via síntese, de acordo com os esquemas ilustrados na Figura 4.10. Um exemplo é a resolução de misturas racêmicas de R,S-arilatos de metila (como o metil-éster de naproxeno), para síntese de anti-inflamatórios não esteroides, por lipase de *Rhizomucor miehei*.

Outra aplicação de lipases em química fina está na produção de compostos quirais puros para utilização como intermediários em sínteses químicas e como padrões para análises cromatográficas.

▶ Formulação de detergentes

A indústria de detergentes é o destino da maior parte das lipases produzidas comercialmente. Isso se dá pois a utilização de formulações contendo lipases, amilases e proteases reduz expressivamente o tempo e a temperatura de lavagem, resultando em um processo mais eficiente com menor gasto de energia. Entretanto, para esse determinado fim as lipases devem apresentar características específicas tais como: atividade a temperaturas em torno de 60°C e valores de pH alcalinos, resistência a surfactantes e à proteólise.

▶ Tratamento de efluentes

Lipases são utilizadas em lodo ativado e em outros processos aeróbicos de tratamento de efluentes de diversas indústrias (alimentos, couro, abatedouros etc.) na remoção da camada lipídica que flota, dificultando a aeração dos tanques.

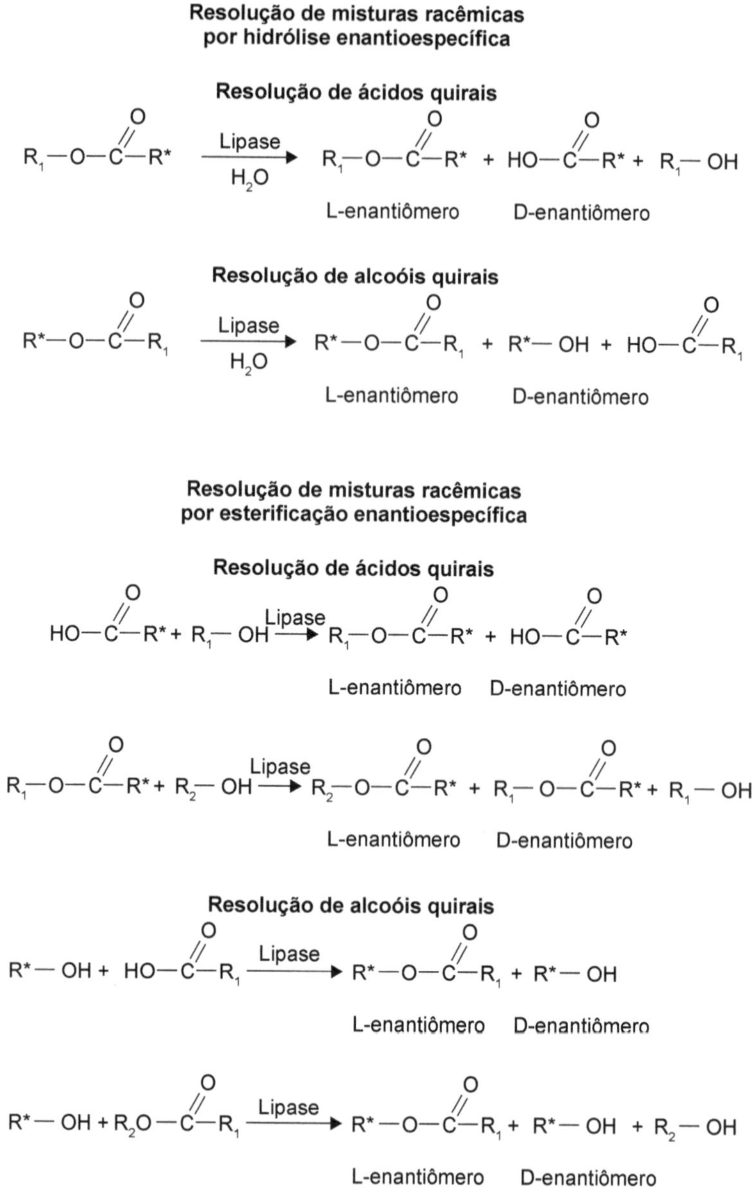

**Resolução de misturas racêmicas
por hidrólise enantioespecífica**

Resolução de ácidos quirais

$$R_1-O-\overset{\overset{O}{\|}}{C}-R* \xrightarrow[H_2O]{\text{Lipase}} R_1-O-\overset{\overset{O}{\|}}{C}-R* + HO-\overset{\overset{O}{\|}}{C}-R* + R_1-OH$$

L-enantiômero   D-enantiômero

Resolução de alcoóis quirais

$$R*-O-\overset{\overset{O}{\|}}{C}-R_1 \xrightarrow[H_2O]{\text{Lipase}} R*-O-\overset{\overset{O}{\|}}{C}-R_1 + R*-OH + HO-\overset{\overset{O}{\|}}{C}-R_1$$

L-enantiômero   D-enantiômero

**Resolução de misturas racêmicas
por esterificação enantioespecífica**

Resolução de ácidos quirais

$$HO-\overset{\overset{O}{\|}}{C}-R* + R_1-OH \xrightarrow{\text{Lipase}} R_1-O-\overset{\overset{O}{\|}}{C}-R* + HO-\overset{\overset{O}{\|}}{C}-R*$$

L-enantiômero   D-enantiômero

$$R_1-O-\overset{\overset{O}{\|}}{C}-R* + R_2-OH \xrightarrow{\text{Lipase}} R_2-O-\overset{\overset{O}{\|}}{C}-R* + R_1-O-\overset{\overset{O}{\|}}{C}-R* + R_1-OH$$

L-enantiômero   D-enantiômero

Resolução de alcoóis quirais

$$R*-OH + HO-\overset{\overset{O}{\|}}{C}-R_1 \xrightarrow{\text{Lipase}} R*-O-\overset{\overset{O}{\|}}{C}-R_1 + R*-OH$$

L-enantiômero   D-enantiômero

$$R*-OH + R_2O-\overset{\overset{O}{\|}}{C}-R_1 \xrightarrow{\text{Lipase}} R*-O-\overset{\overset{O}{\|}}{C}-R_1 + R*-OH + R_2-OH$$

L-enantiômero   D-enantiômero

Figura 4.10 Resolução de misturas racêmicas utilizando lipases – por hidrólise e por síntese.

Outras aplicações industriais de lipases estão relacionadas na Tabela 4.5.

Métodos de detecção da atividade

A atividade de lipases pode ser determinada sobre óleos e gorduras naturais, na presença ou na ausência de estabilizantes (como a goma arábica), emulsificantes ou sob

Tabela 4.5 Aplicações de lipases – miscelânea.

Indústria	Aplicação
Couros	Remoção de gordura residual das peles
Rações	Melhoria da palatabilidade
Medicina	Auxiliar de digestão; análises clínicas
Cosméticos	Auxiliar na penetração de produtos para permanentes
Papel e celulose	Lise de material gorduroso da pasta de celulose Remoção de tinta em papel reciclado
Tecidos	Refino de seda

O método clássico de determinação da atividade de lipases se baseia na titulação dos ácidos graxos liberados, na presença de um indicador.

agitação vigorosa (1.000 rpm). Em muitos casos é aconselhável acrescentar ao meio reacional algumas pérolas de vidro que auxiliam a homogeneização e a reação deve sempre ser conduzida sob agitação. A atividade da enzima irá variar com o tipo de substrato usado e com as condições de reação (temperatura, pH, tempo e agitação, além do uso de auxiliares de homogeneização).

Em alguns casos é útil utilizar a medida de atividade de esterase para estimar a atividade lipolítica. Nesses casos são usados substratos sintéticos solúveis (triacetina, por exemplo). Nas metodologias mencionadas anteriormente, a atividade é detectada e quantificada pela titulação dos ácidos graxos liberados, por ação da lipases, com NaOH ou KOH alcóolico, na presença de fenolftaleína ou de outro indicador ácido/base. Há ainda a possibilidade de se utilizarem substratos sintéticos cromogênicos (p. ex., ésteres de p-nitrofenol e ácidos graxos) cuja hidrólise pode ser quantificada por espectrofotometria de luz visível.

Avaliar a atividade de cutinases não é muito simples. Cutinases reais devem apresentar atividade sobre cutina, um substrato natural pouco disponível comercialmente. Algumas alternativas já foram sugeridas na literatura, especialmente para confirmar a ocorrência de cutinases reais e não lipases ou esterases. A atividade de cutinase pode ser avaliada sobre cutina natural, que precisa ser extraída de vegetais. Nesse caso, os ácidos graxos liberados devem ser quantificados por cromatografia gasosa. Um método mais simples, porém mais caro, é o uso de cutina modificada, identificada com marcador radioativo ou ligada ao corante Remazol Brilliant Blue R (RBBR). Nesse último caso, a hidrólise pode ser acompanhada por espectrometria a 590 nm, pela liberação do corante. Sobre PET a atividade pode ser medida pela fluorescência do ácido tereftálico – o monômero liberado, e sobre policaprolactona, observa-se a perda de absorbância a 660 nm, pela destruição do polímero. A atividade de cutinase pode ainda ser estimada sobre substratos sintéticos como ésteres de *p*-nitrofenol e ácidos graxos de baixa massa molecular como: acetato, butirato e valerato. Se a enzima em teste for capaz de hidrolisar esses substratos, além dos substratos com ácidos graxos de alta massa, possivelmente será uma cutinase.

Bibliografia

Leitura recomendada: Kim; Akoh, 2015; Javed *et al.*, 2018.

BARROS, M.; FLEURI, L. F.; MACEDO, G. A. Seed lipases: sources, applications and properties. A review. *Brazilian Journal of Chemical Engineering*. 27(1): 15-29. 2010.

BEISSON, F.; TISS, A.; RIVIÈRE, C.; VERGER, R. Methods for lipase detection and assay: a critical review. *European Journal of Lipid Science and Technology*, 133-153. 2000.

CHEN, S.; SU, L.; CHEN, J.; WU, J. Cutinase: characteristics, preparation, and application. *Biotechnology Advances*. 31: 1754-1767. 2013.

COWAN, D. Lipases for the production of food components. In: WHITEHURST, R. J; VAN OORT, M. *Enzymes in Food Technology*. Blackwell Publishing Ltd. 2010.

FERREIRA-DIAS, S.; TECELÃO, C. Human milk fat substitutes: Advances and constraints of enzyme-catalyzed production. *Lipid Technology*. 26(8): 183-185. 2014.

IWASAKI, Y.; YAMANE, T. Enzymatic synthesis of structured lipids. *Journal of Molecular Catalysis B*: Enzymatic. 10: 129-140. 2000.

JAVED, S.; AZEEM, F.; HUSSAIN, S.; RASUL, I.; SIDDIQUE, M. H.; RIAZ, M.; AFZAL, M.; KOUSER, A.; NADEEM, A. Bacterial lipases: a review on purification and characterization. *Progress in Biophysics and Molecular Biology*. 132: 23-34. 2018.

KIM, B. H.; AKOH, C. C. Recent research trends on the enzymatic synthesis of structured lipids. *Journal of Food Science*. 80(8): 1713-1724, 2015.

KIRK, O.; CHRISTENSEN, M. W. Lipases from *Candida antarctica*: Unique biocatalysts from a unique origin. *Organic Process Research & Development*. 6: 446-451. 2002.

LAI, O-M.; LEE, Y-Y.; PHUAH, E-T.; AKOH, C. Lipase/esterase: properties and industrial applications. *Reference Module in Food Science*. 2018. Disponível em: <https://doi.org/10.1016/B978-0-08-100596-5.21640-5>.

LAW, B. A. Enzymes in dairy product manufacture. In: WHITEHURST, R. J; VAN OORT, M. *Enzymes in Food Technology*. Blackwell Publishing. 2010.

LO, S-L.; TAN, C-P.; LONG, K.; YUSOFF, M. S. A; LAI, O-M. Diacylglycerol oil – properties, processes and products: a review. *Food Bioprocess Technol*. 1:223-233. 2008.

MOAYEDALLAIE, S.; MIRZAEI, M.; PATERSON, J. Bread improvers: Comparison of a range of lipases with a traditional emulsifier. *Food Chemistry*. 122: 495-499. 2010.

MOSKOWITZ, G. J.; CASSAIGNE, R.; WEST, I. R.; SHEN, T.; FELDMAN, L. I. Hydrolysis of animal fat and vegetable oil with *Mucor miehei* esterase. Properties of the enzyme. *J. Agric. Food Chem*. 25: 1146-1150. 1977.

NEIL, G.H. Cocoa butter Substitute (EP0034065 A2). 1981.

RIOS, N. S.; PINHEIRO, B. B.; PINHEIRO, M. P.; BEZERRA, R. M.; DOS SANTOS, J. C. S.; GONÇALVES, L. R. B. Biotechnological potential of lipases from *Pseudomonas*: Sources, properties and applications. *Process Biochemistry*, https://doi.org/10.1016/j.procbio.2018.09.003. In press.

RODRIGUES, R. C.; FERNANDEZ-LAFUENTE, R. Lipase from *Rhizomucor miehei* as an industrial biocatalyst in chemical process. *Journal of Molecular Catalysis B*: Enzymatic. 64: 1-22. 2010.

SALIHU, A.; ALAM, Z. Solvent tolerant lipases: A review. *Process Biochemistry*. 50: 86-96. 2015.

SÁNCHEZ, D. A.; TONETTO, G. M.; FERREIRA, M.L. *Burkholderia cepacia* lipase: A versatile catalyst in synthesis reactions. *Biotechnology and Bioengineering*. 115: 6-24. 2018.

SANTOS, K.; CASSIMIRO; D.; AVELAR, M.; HIRATA, D.; CASTRO, H.; FERNÁNDEZ-LAFUENTE, F.; MENDES, A. Characterization of the catalytic properties of lipases from plant seeds for the production of concentrated fatty acids from different vegetable oils. *Industrial Crops and Products*. 49: 462-470. 2013.

VAN OORT, M. Enzymes in bread making. In: WHITEHURST, R. J; VAN OORT, M. *Enzymes in Food Technology*. Blackwell Publishing. 2010.

XU, X. Production of specific-structured triacylglycerols by lipase-catalysed reactions: a review. *European Journal of Lipid Science and Technology*. 28: 287-303. 2000.

ZHANG, H.; XU, X. B.; MU, H. L.; NILSSON, J.; ADLER-NISSEN, J.; HOY, C.E. Lipozyme-catalyzed interesterification for the production of margarine fats in a 1 kg scale stirred tank reactor. *European Journal of Lipid Science and Technology*. 102(6): 411-418. 2000.

Capítulo 5

Oxidorredutases

Severino Matias de Alencar • Maria Gabriela Bello Koblitz

- ▶ Introdução, *168*
- ▶ Polifenoloxidases, *169*
- ▶ Peroxidases, *179*
- ▶ Lipo-oxigenases, *184*
- ▶ Catalases, *189*
- ▶ Glicose-oxidases, *192*
- ▶ Xantina-oxidases, *195*
- ▶ Ascorbato-oxidases, *197*
- ▶ Métodos de detecção da atividade, *198*
- ▶ Bibliografia, *201*

Introdução

> Oxidorredutases são enzimas que realizam reações de oxirredução. São importantes em alimentos por provocarem alterações indesejadas de cor, aroma, sabor e valor nutricional.

As oxidorredutases são amplamente distribuídas em microrganismos, vegetais e animais. Elas catalisam transferências de elétrons ou equivalentes redox entre moléculas doadoras e receptoras, reações envolvendo abstração de prótons, transferências de hidreto, adições de oxigênio etc. Para realizar sua função fisiológica, as oxidorredutases empregam vários centros redox. Os centros redox mais comuns incluem resíduos de aminoácidos como tirosina ou cisteína, íons metálicos ou complexos (Cu, Fe, Mo, Fe-S ou heme, por exemplo) e coenzimas (por FMN, FAD, pterina ou pirroloquinolina quinona).

Na ciência de alimentos, essas enzimas foram primeiro conhecidas por sua capacidade de provocar alterações indesejadas como mudanças de coloração, rancidez, perda de aroma e de valor nutritivo, especialmente em produtos de origem vegetal. O tratamento térmico denominado branqueamento – operação destinada à inativação térmica de enzimas – deve seu nome à sua aplicação para inativação de polifenoloxidases com o objetivo de evitar o escurecimento enzimático (*browning*). Atualmente, no entanto, são conhecidos diversos usos e aplicações industriais envolvendo oxidorredutases.

Características gerais e modo de ação

> Oxidorredutases catalisam transferências de elétrons ou equivalentes redox entre moléculas doadoras e receptoras, reações envolvendo abstração de prótons, transferências de hidreto e adições de oxigênio empregando, para isso, diferentes centros redox.

As reações de oxidorredução catalisadas pelas oxidorredutases podem acontecer de diferentes formas, conforme esquematizado na Figura 5.1.

Algumas oxidorredutases são capazes de catalisar apenas uma das formas de oxirredução apresentadas, enquanto outras, de acordo com o meio reacional, podem realizar diversos tipos de reação.

É comum, entre essas enzimas, a ocorrência de desnaturação provocada pelo substrato ou pelo produto, principalmente quando a reação envolve a formação de radicais livres ou peróxidos, capazes de oxidar partes importantes da estrutura da proteína.

$$AH_2 + B \rightleftharpoons A + BH_2$$

$$AH_2 + O_2 \longrightarrow A + H_2O_2$$

$$2AH_2 + O_2 \longrightarrow 2A + 2H_2O$$

$$A + H_2O + B \longrightarrow AO + BH_2$$

$$A + H_2O_2 \longrightarrow AO + H_2O$$

$$A + O_2 \longrightarrow AO_2$$

$$A + O_2 + BH_2 \longrightarrow AO + B + H_2O$$

Figura 5.1 Reações catalisadas por oxidorredutases. Reproduzida de Whitaker, 1994.

Neste capítulo, serão apresentadas algumas oxidorredutases de importância em alimentos: polifenoloxidases, peroxidases, lipo-oxigenases, catalases, glicose-oxidases, xantina-oxidases e ascorbato-oxidases.

Polifenoloxidases

> PFO são enzimas que oxidam compostos fenólicos com auxílio do O_2. As *o*-difenol-oxidases oxidam monofenóis e ortodifenóis, e as *p*-difenol-oxidases oxidam *p*-difenóis e são conhecidas como lacase. Seu produto final são quinonas que sofrem condensação, gerando melaninas.

Polifenoloxidases (PFO) são enzimas pertencentes ao grupo das cuproproteínas, e são distribuídas filogeneticamente de bactérias a mamíferos. As PFO catalisam a oxidação de compostos fenólicos a quinonas, com a subsequente produção de pigmentos escuros. A oxidação dos substratos fenólicos pela PFO é a principal causa da coloração marrom de muitas frutas e vegetais durante o amadurecimento, manuseio, armazenamento e processamento. Esse problema é de considerável importância para a indústria alimentícia, pois afeta a qualidade nutricional e a aparência dos alimentos, reduz a aceitabilidade pelo consumidor e, portanto, causa um impacto econômico significativo, tanto para os produtores rurais quanto para a indústria de processamento de alimentos.

> A oxidação dos substratos fenólicos pela PFO é a principal causa da coloração marrom de muitas frutas e vegetais, um problema de considerável importância para a indústria alimentícia.

Existem dois tipos diferentes de PFO: as *o*-difenol oxidases – chamadas de PFO, catecoloxidases, tirosinases ou fenolases – e as *p*-difenol oxidases, chamadas lacases. As PFO apresentam, em geral, dois tipos distintos de atividade: a atividade de monofenol mono-oxigenase (EC 1.14.18.1) ou atividade de cresolase (Figura 5.2) e a atividade de *o*-difenol oxirredutase (EC 1.10.3.2) ou atividade de catecolase (Figura 5.3). As lacases apresentam atividade de *p*-difenol oxirredutases (EC 1.10.3.1) (Figura 5.4).

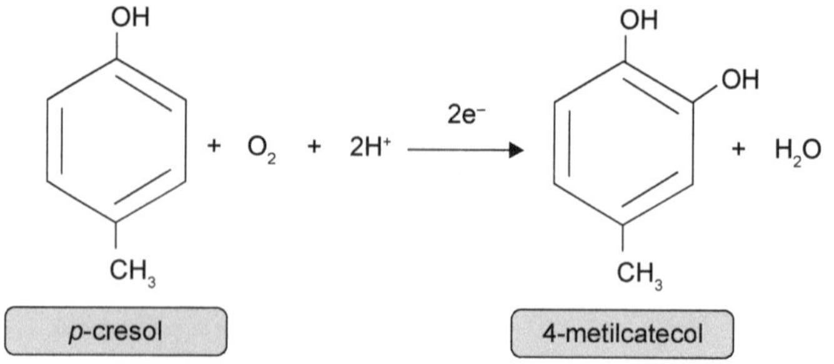

Figura 5.2 Ação da PFO sobre substrato do tipo monofenol.

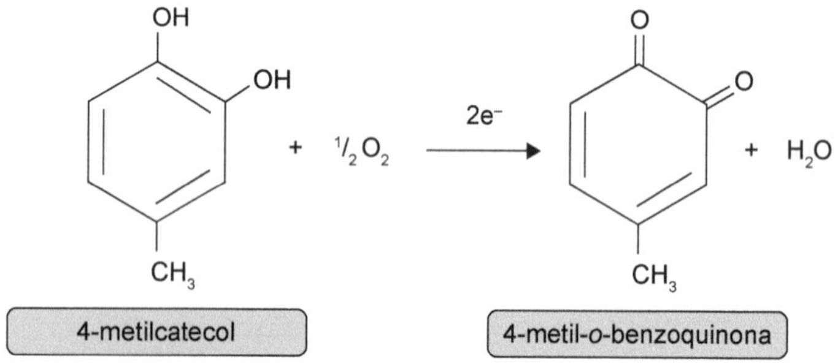

Figura 5.3 Ação da PFO sobre substrato do tipo *o*-difenol.

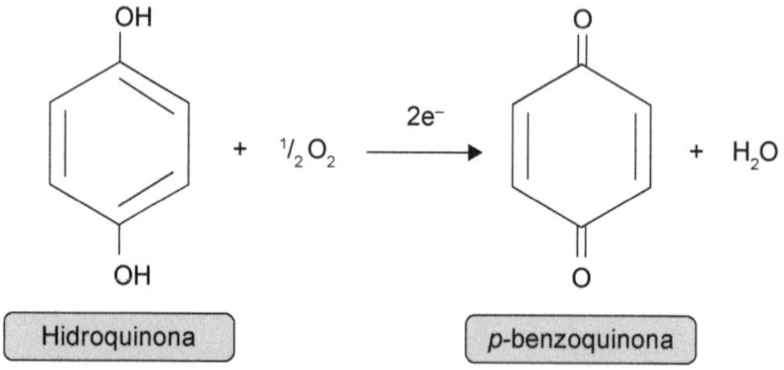

Figura 5.4 Ação da lacase sobre substrato do tipo *p*-difenol.

O resultado final das reações catalisadas por PFO são quinonas. Essas substâncias são altamente reativas e se combinam entre si e com outros componentes do meio para gerar produtos de condensação de alta massa molecular e cor escura chamadas melaninas (Figura 5.5).

É importante notar que, entre as duas reações catalisadas por PFO, a oxidação de monofenóis é a mais lenta e responsável pela fase *lag* da reação. A adição de difenóis ao meio reacional acelera a reação, reduzindo a fase *lag*.

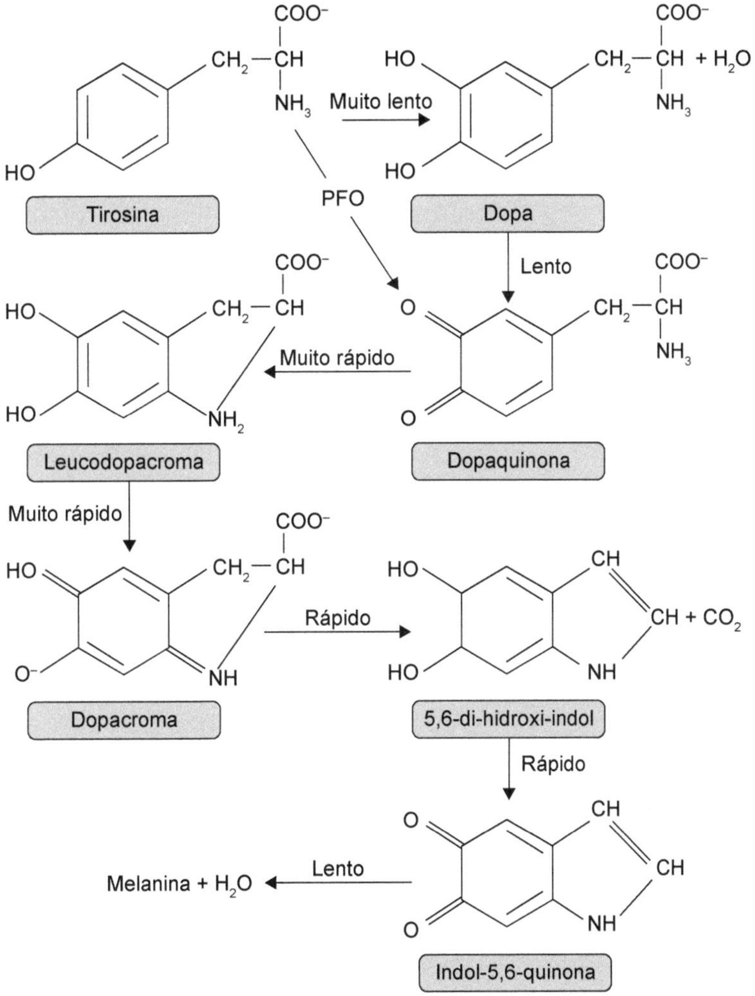

Figura 5.5 Mecanismo de formação de melaninas a partir de tirosina.

É comum que PFO de certas fontes (dependendo da espécie, variedade, tecido de extração, estádio de maturação etc.) não apresente atividade de cresolase.

Fontes e principais características

Polifenoloxidases são encontradas em grande parte dos seres vivos (animais, vegetais, bactérias e fungos). As de maior interesse para a ciência de alimentos são as de plantas (principalmente frutas e hortaliças), fungos (cogumelos comestíveis) e crustáceos (camarão, caranguejo e lagosta).

Na maior parte dos casos, PFO são enzimas ligadas a membranas e/ou confinadas em plastídeos. Em frutas e

As PFO de maior interesse em alimentos são as de frutas e hortaliças, cogumelos comestíveis e crustáceos (camarão, caranguejo e lagosta).

Por serem ligadas a membranas ou confinadas, as PFO não encontram seus substratos nos tecidos íntegros, dependendo do rompimento de membranas celulares para que as reações aconteçam.

AS PFO agem sobre uma grande variedade de compostos fenólicos, apresentam baixa estabilidade térmica e são inativadas em valores de pH inferiores a 4,0.

hortaliças, o teor de PFO solúvel aumenta com a maturação e a senescência. Essas enzimas existem nos tecidos vivos em múltiplas formas geradas, provavelmente, por fenômenos de associação e dissociação entre diferentes unidades formadoras da enzima. Além disso, reações de polimerização com compostos fenólicos, de glicosilação e de proteólise limitada também interferem nas formas da PFO. Esses fenômenos são dependentes de diversos fatores do meio (pH, força iônica, concentração da enzima, presença de compostos interferentes etc.) e as formas enzimáticas produzidas podem diferir significativamente quanto aos valores de pH ótimo de atuação, estabilidade térmica, especificidade de substratos, resposta a inibidores e efetores etc.

Em seu sítio ativo a PFO contém, em geral, dois átomos de cobre, sendo que a reação de oxidação envolve mudanças na valência do cobre e a retirada de elétrons de átomos do oxigênio.

A PFO é uma enzima de baixa especificidade, que age sobre uma grande variedade de compostos fenólicos (Tabela 5.1). Entre os compostos naturais, os substratos mais importantes são as catequinas, ésteres do ácido cinâmico, 3,4-di-hidroxifenilalanina (dopamina), ácidos clorogênicos e a tirosina (Figura 5.6). Em geral, PFO apresentam alto K_m para seus substratos (inclusive O_2), dependendo de concentrações relativamente altas de substrato para mostrar atividade. PFO de diferentes fontes (vegetais e

Tabela 5.1 Possíveis substratos para PFO em diferentes vegetais.

Produto	Substrato
Alcachofra	Catecol, 4-metilcatecol
Banana	Dopamina
Batata	Tirosina, ácido clorogênico, flavonoides
Berinjela	Ácido cafeico, ácido cinâmico
Chá	Catequinas, taninos
Maçã	Ácido clorogênico, catequina
Manga (cv. Tainong)	Catecol, pirogalol
Morango (cv. Elsanta)	Catecol
Uva (cv. Vitória)	Ácido clorogênico, catequina

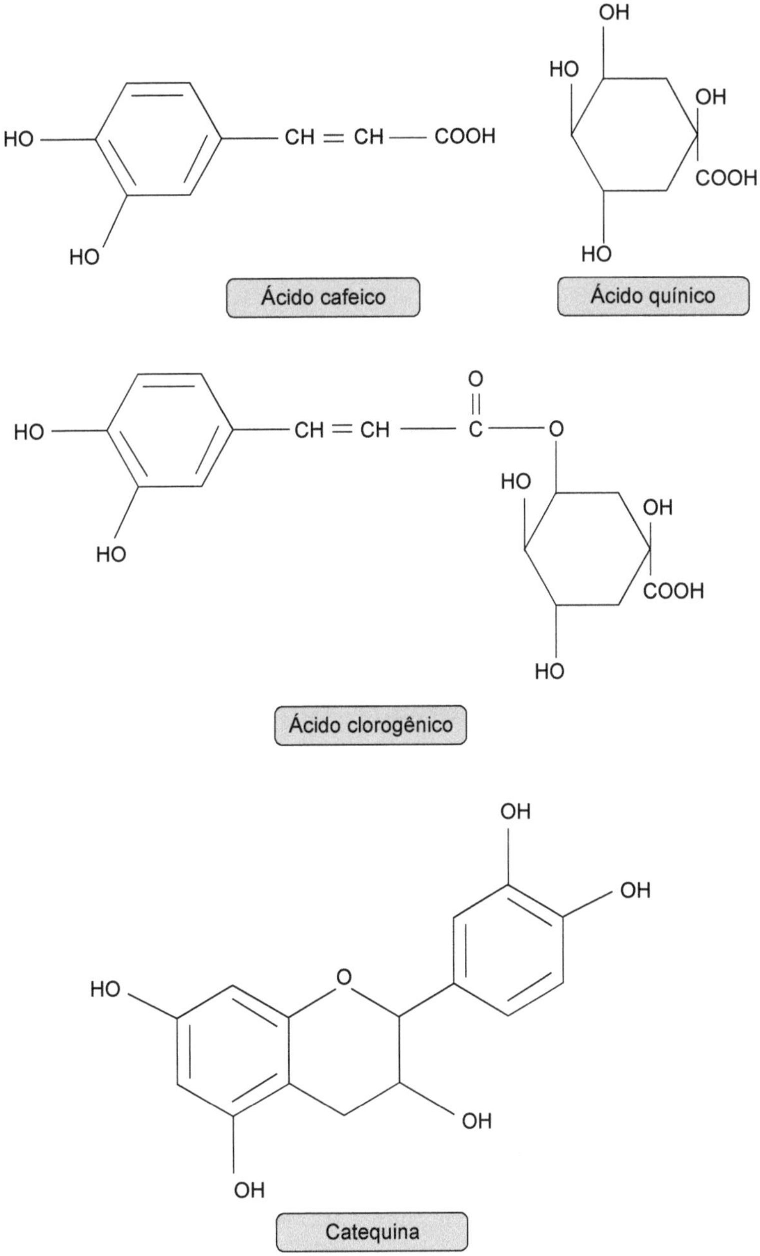

Figura 5.6 Estrutura química de alguns substratos naturais das PFO.

cogumelos) apresentam pH ótimo de atividade entre 5,0 e 7,0. A maior parte delas é completamente inativada em valores de pH abaixo de 4,0. Essas enzimas apresentam baixa termoestabilidade, sendo inativadas por tratamento térmico relativamente brando, cuja eficiência aumenta com a redução do pH do meio.

A função biológica das PFO ainda não foi totalmente esclarecida, mas algumas hipóteses já foram descritas e avaliadas. A síntese de compostos fenólicos insolúveis, principalmente após injúria mecânica, ataque de insetos ou microrganismos, está relacionada com os mecanismos de defesa das plantas. Em alguns casos, a ação bacteriostática e antiviral de melaninas e quinonas já foi comprovada *in vitro* (em batatas). A PFO parece estar ainda relacionada com a formação e o desenvolvimento das raízes, na síntese de lignina e em eventos ligados à fotossíntese e à respiração celular.

> *A função biológica das PFO parece estar ligada a mecanismos de defesa das plantas e à síntese de compostos fenólicos insolúveis, como a lignina.*

Importância em alimentos | Escurecimento enzimático

O principal efeito da presença da PFO em alimentos é o escurecimento enzimático, chamado de melanose em crustáceos como o camarão. Em alguns casos, esse fenômeno é totalmente indesejável por alterar o aspecto tradicional dos produtos, causando rejeição do consumidor. Além disso, as reações que levam à formação de pigmentos podem também ocasionar a formação de odores indesejáveis (*off-flavors*) e perda do valor nutricional, principalmente por destruição de aminoácidos (tirosina e fenilalanina, por exemplo). Em virtude disso, vários métodos de prevenção do escurecimento enzimático foram desenvolvidos. Eles se baseiam na inibição da enzima e na supressão de substratos e/ou retirada de produtos. Sua eficiência é dependente de diversos fatores como produtos (fonte das PFO), pH e temperatura. Alguns métodos de se evitar o escurecimento são discutidos a seguir.

> *O escurecimento enzimático ocorre quando há rompimento dos tecidos e encontro da PFO com seus substratos (compostos fenólicos e O_2). A enzima oxida orto-difenóis a orto-quinonas (incolores), que são instáveis e se polimerizam, condensando outros compostos do meio. O resultado final são pigmentos de alta massa molecular e cor amarronzada chamados melaninas. Além da cor, o flavor e o valor nutritivo dos alimentos também pode ser afetado.*

> *O escurecimento enzimático em geral leva à rejeição do produto pelo consumidor.*

> *O escurecimento pode ser controlado por supressão do O_2, por acidificação do produto a valores de pH que inativem as PFO, por branqueamento, que causa destruição térmica das PFO, e pela adição de inibidores químicos.*

▶ Supressão do O_2

É alcançada pelo uso de embalagens a vácuo. Não é um método muito utilizado, pois permite escurecimento do produto durante o processamento até o momento do acondicionamento e não garante a integridade do produto após ele ter sido aberto pelo consumidor.

▶ Redução do pH (acidificação do produto)

Em geral, PFO são inativadas de forma irreversível em soluções com pH inferior a 3,0. A redução do pH deve ser feita o mais rápido possível após o descascamento. Aplicado para produtos compatíveis com essa acidez.

Esse método, embora bastante prático, apresenta algumas dificuldades, pois nem todos os produtos que sofrem escurecimento enzimático são compatíveis, em termos de sabor, com a acidez necessária para a inativação. Além disso, a difusão dos ácidos em pedaços grandes pode apresentar problemas de aplicação.

▶ Adição de inibidores químicos

Sulfitos. Podem ser aplicados na forma de dióxido de enxofre que apresenta alta eficiência, devido à rápida penetração, porém é de difícil manuseio na planta industrial ou sob a forma de sais (metabissulfito ou bissulfito de sódio ou potássio). Têm grande utilização na indústria de alimentos, por apresentarem as seguintes vantagens:

> Metabissulfito de sódio ou potássio são as formas mais comuns de aplicação de enxofre para inibição do escurecimento enzimático. O enxofre age inativando a enzima em seu sítio ativo e reduzindo quinonas já formadas, mas pode causar crises em pessoas asmáticas.

- São inibidores diretos das PFO, atuando sobre seu sítio ativo

- Reagem com as quinonas formadas, reduzindo-as de volta a *o*-difenóis e evitando a polimerização (Figura 5.7)

- São de baixo custo

- Apresentam atividade antimicrobiana.

O uso de altas dosagens, no entanto, pode provocar gosto e cheiro desagradáveis no produto, além de serem controlados pela legislação, por causarem crises alérgicas em pessoas asmáticas. Compostos de enxofre são ainda conhecidos por

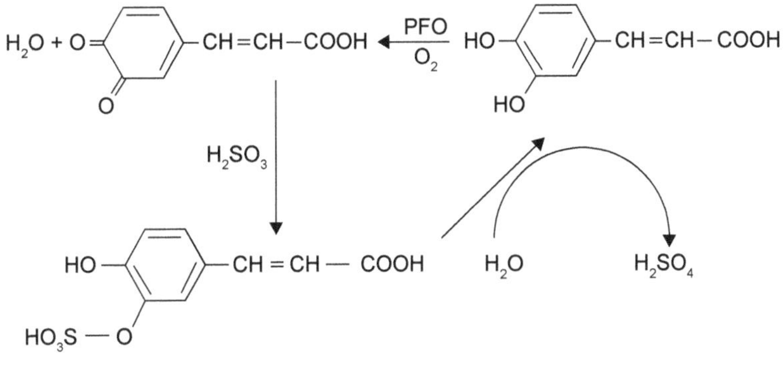

Figura 5.7 Ação dos sulfitos sobre a quinona.

reagirem com a tiamina, reduzindo o teor dessa vitamina (B1) nos alimentos. Para possibilitar uma dosagem reduzida são, em geral, usados em conjunto com ácidos.

Ácidos. São aplicados os ácidos cítrico, ascórbico e málico. Têm dupla função, pois abaixam o pH e inativam as PFO, por ataque ao sítio ativo. O ácido ascórbico oxida os resíduos de histidina que ligam os íons de cobre do sítio ativo, enquanto os ácidos cítrico e málico são quelantes do cobre. O ácido ascórbico ainda apresenta a vantagem de reduzir as quinonas já formadas de volta a *o*-difenóis (Figura 5.8). Porém tem alto custo e pode se degradar, na forma oxidada, gerando escurecimento não enzimático (através da formação de furfural).

Sais. A PFO pode ser inativada pela ação de halogenetos. Dentre estes, os de aplicação permitida em alimentos são, principalmente, os sais de cloro, sendo o NaCl o mais utilizado. No entanto, a inibição só é efetiva em concentrações relativamente elevadas de sal, o que limita sua aplicação devido ao sabor. $ZiCl_2$ e $CaCl_2$ são comercializados, em conjunto com ácido ascórbico, em um preparado comercial inibidor de excelente eficácia.

Agentes redutores. A cisteína e a N-acetil-cisteína, além da glutationa reduzida, são muito eficazes na remoção de quinonas do meio reacional, reagindo preferencialmente em

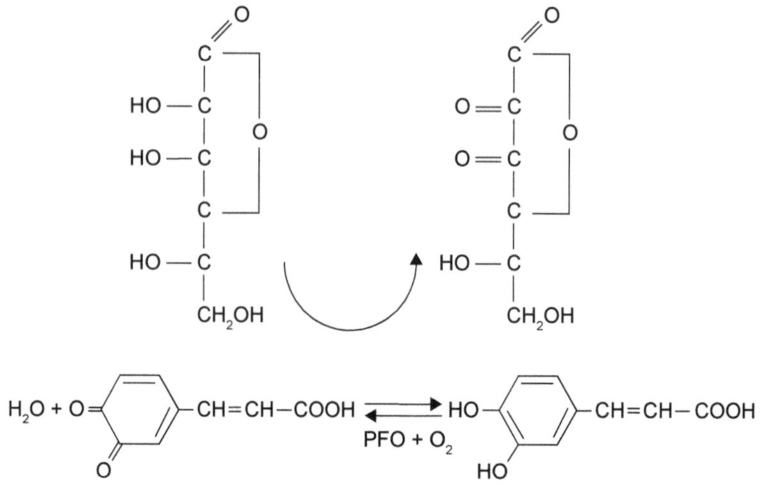

> Ácidos orgânicos, como o cítrico e o málico, reduzem o pH do meio e são quelantes do cobre do sítio ativo das PFO, promovendo uma inibição reversível.

> O ácido ascórbico promove inibição irreversível da enzima, além de reduzir quinonas previamente formadas, impedindo o escurecimento.

Figura 5.8 Oxidação do ácido ascórbico a ácido desidroascórbico com redução da quinona a *o*-difenol.

relação à formação de melaninas e gerando compostos incolores e estáveis. Sua aplicação é, em geral, limitada pelo custo desse aditivo.

▶ Tratamento térmico (branqueamento)

A eficiência do tratamento depende muito do pH do meio. Quanto mais ácido, menores o tempo e a temperatura necessários para a inativação da enzima. Em geral, em valores de pH entre 4,0 e 6,0, 3 min a 70 a 80°C são suficientes para a inativação.

Esse método apresenta duas desvantagens:

- Pode gerar sabor de cozido em produtos vegetais (é mais usado para produtos que vão sofrer outros tratamentos posteriores – enlatados e desidratados)

- Até que o aquecimento inative a enzima, ela continua catalisando a reação, o que pode gerar algum escurecimento, sendo este irreversível.

▶ Tratamento a alta pressão hidrostática

O tratamento por alta pressão hidrostática (HHP) em frutas e vegetais é uma forma de se processarem e produzirem alimentos com alta qualidade, segurança e maior prazo de validade. Esse processo reduz a contagem microbiana e inativa enzimas. O tratamento por HHP é menos prejudicial que os processos térmicos para compostos de baixa massa molecular como compostos aromáticos, pigmentos e vitaminas, pois as ligações covalentes não são afetadas pela pressão.

Para várias PFO já foi relatada que a inativação pela pressão ocorre mais rapidamente em pH baixo. Além do pH, a inativação pela alta pressão é influenciada pela adição de sais, açúcares ou inibidores químicos de escurecimento. Os melhores resultados para redução da atividade da PFO por HHP foram encontrados para pressões superiores a 400 Mpa e combinadas com aquecimento moderado (50°C).

▶ Campo elétrico pulsado

O tratamento com campo elétrico pulsado (PEF) é uma tecnologia emergente, não térmica e utilizada para a preservação

---

No branqueamento, quanto mais ácido o meio, menores o tempo e a temperatura necessários para a inativação da PFO.

Por gerar sabor de cozido e permitir um escurecimento inicial, o branqueamento é, em geral, usado para produtos que sofrerão outros processos – enlatados, desidratados etc.

Métodos inovadores e não térmicos de processamento de frutas e hortaliças, como HHP e PEF, vêm sendo aplicados com sucesso na inibição do escurecimento enzimático.

de alimentos. Esse processo é feito pela introdução do alimento em uma câmara contendo dois eletrodos, que aplicam pulsos de alta voltagem na ordem de 20 a 80 kV por microssegundos. O PFE causa perda irreversível da funcionalidade da membrana celular, por um processo conhecido como eletroporação, o que leva à inativação das células. A maioria dos estudos com a aplicação de PFE em alimentos tem se concentrado na inativação de microrganismos, existindo assim poucos estudos sobre o efeito na PFO. Entretanto, estudos mostram que há uma redução de até 97% da atividade da PFO no extrato de maçã com 24,6 kV/cm em 6.000 ms, 72% para pera com 22,3 kV/cm para o mesmo tempo de tratamento e 70% para o pêssego com 24,3 kV/cm em 5.000 ms.

Aplicação industrial

Em alguns casos, a ação da PFO é considerada benéfica e até mesmo indispensável para obtenção do produto desejado. É o caso da fabricação de chá-preto. Essa bebida, de grande consumo no mundo, é obtida pela "fermentação" de folhas jovens e de botões florais da espécie *Camellia sinensis*. Embora o processo seja conhecido como fermentação, não há inóculo microbiano envolvido, apenas uma série de transformações bioquímicas que levam o chá de verde para preto. A principal transformação leva à formação de flavinas e rubiginas, cujo teores estão diretamente ligados à qualidade do chá-preto. No chá-verde, o principal componente da fração fenólica são as catequinas. Durante a fermentação, PFO presentes na folha do chá agem sobre esses compostos gerando quinonas, que sofrem oxidação para gerar flavinas e flavina galatos. Esses são pigmentos amarelos que se oxidam novamente para gerar rubiginas (de cor marrom-avermelhada) responsáveis pela aparência final do produto. A determinação da atividade de PFO em diferentes plantas de chá mostra uma estreita correlação entre a ação da enzima e a obtenção de chá-preto de alta qualidade.

A ação da PFO é ainda responsável pela formação da cor característica em amêndoas de cacau, durante sua fermentação, e em frutas secas como ameixa e uva-passa, durante o processo de evaporação da umidade.

> A presença das PFO é indispensável para a produção de chá-preto, na obtenção de amêndoas de cacau de boa qualidade e na produção de frutas secas (ameixa e uva-passa). Nesses casos, sua ação é responsável pela formação da coloração e do *flavor* característicos.

Alguns autores consideram ainda um certo escurecimento desejável em batatas para fritar. As batatas previamente escurecidas podem ser fritas por menos tempo, sem perder as características desejadas de cor. Há uma redução da necessidade de escurecimento por reação de Maillard e, em consequência, reduz-se a formação de compostos tóxicos derivados desse processo, como a acrilamida.

Peroxidases

> PER são enzimas capazes de oxidar diferentes compostos (mono- e di-hidroxifenóis e compostos fenólicos complexos, preferencialmente) na presença de peróxidos, gerando radicais livres.

Peroxidases (PER) (EC 1.11.1.x) são enzimas capazes de oxidar diferentes substratos fenólicos e não fenólicos, na presença de peróxidos, gerando radicais livres. Na ausência de peróxidos, essas enzimas podem ainda catalisar a oxidação de alguns substratos com auxílio de oxigênio molecular e também hidroxilar diferentes compostos aromáticos (tirosina, fenilalanina e outros fenólicos). A reação geral catalisada pelas peroxidases pode ser descrita pela fórmula a seguir:

$$ROOH + AH_2 \rightarrow H_2O + ROH + A^\bullet$$

Nela, o composto ROOH é o substrato oxidante, normalmente o peróxido de hidrogênio (R = H), mas podendo ser também um metil ou etil peróxido. Durante a reação, o peróxido reage com a enzima, formando o composto I oxidado que se reduz em duas etapas (passando pelo intermediário composto II), para regenerar a enzima. Há então a geração de radicais livres (R$^\bullet$), conforme as equações a seguir:

$$Peroxidase + H_2O_2 \rightarrow Composto\ I + H_2O$$

$$Composto\ I + RH \rightarrow Composto\ II + R^\bullet$$

$$\underline{Composto\ II + RH \rightarrow Peroxidase + R^\bullet + H_2O}$$

$$2RH + H_2O_2 \rightarrow 2R^\bullet + 2H_2O$$

Por utilizarem um grande número de substratos e formarem produtos que sofrem subsequentes reações (condensação e polimerização), os efeitos específicos da ação das peroxidases em organismos vivos são difíceis de se identificar, podendo ser confundidos com produtos de reação de outras enzimas (p. ex., PFO).

> As PER de maior importância em alimentos são as de origem vegetal: ferriprotoporfirina-peroxidases em sua maioria.

Fontes e principais características

As peroxidases são onipresentes na natureza, sendo encontradas em bactérias, fungos, algas, plantas e animais. Com base na presença ou ausência do grupo heme, essas enzimas têm sido classificadas em heme- e não heme-peroxidases. As heme-peroxidases são ainda divididas em duas superfamílias: a superfamília peroxidase-ciclo-oxigenase (PCOXS) e a superfamília peroxidase-catalase (PCATS). Um esquema geral de classificação das peroxidases está apresentado na Figura 5.9.

As peroxidases da superfamília PCOXS são peroxidases exclusivamente animais, que se acredita estarem envolvidas na imunidade inata, respostas de defesa etc. Mieloperoxidase (MPO), peroxidase de eosinófilos (EPO), lactoperoxidase (LPO) e peroxidase da tireoide (TPO) pertencem a essa família.

A superfamília PCATS contém as heme-peroxidases não animais mais estudadas. Inicialmente essa superfamília foi dividida em heme-peroxidase vegetal, fúngica e bacteriana, dependendo da fonte da peroxidase. Mais tarde, em função da descoberta de heme-peroxidase em invertebrados aquáticos, o nome foi alterado para peroxidase-catalase. As peroxidases não animais são ainda subdivididas em três classes:

- Peroxidases classe I: incluem as peroxidases de procariotos e eucariotos pertencentes a fontes não animais. Elas exibem um papel importante no estresse oxidativo, ou seja, na desintoxicação do H_2O_2

- Peroxidases classe II: são exclusivas de fungos e têm papel importante na biodegradação de lignina

- Peroxidases classe III: são amplamente distribuídas no reino vegetal. Nessa classe estão incluídas as peroxidases de rábano, peroxidase de amendoim, peroxidase de soja (SBP) etc., conhecidas por desempenhar diversas funções no ciclo de vida das plantas, como no metabolismo da parede celular, na lignificação, na suberização, no metabolismo de ROS, na cicatrização de feridas, no

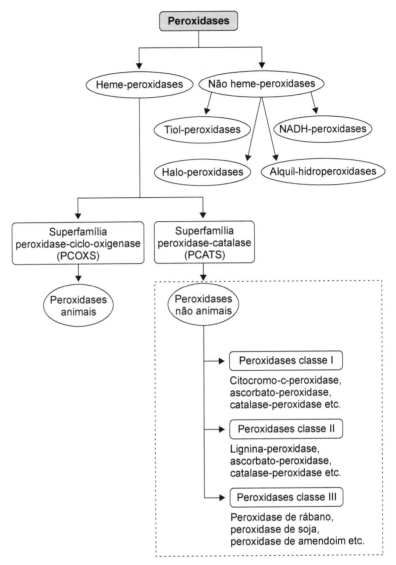

Figura 5.9 Esquema de classificação da peroxidases. Reproduzida de Pandey *et al.*, 2017.

crescimento e no amadurecimento de frutos, na germinação de sementes etc.

A principal característica das peroxidases é sua termoestabilidade, associada à sua capacidade de se regenerar após desnaturação térmica. Essa capacidade, incomum entre as enzimas, deve-se provavelmente à reincorporação do grupo prostético à apoenzima, após o tratamento térmico. A regeneração da atividade se dá em poucas horas, em temperatura ambiente, e em períodos mais longos de

> A principal característica das peroxidases é sua termoestabilidade, associada à habilidade de se regenerar após desnaturação térmica, capacidade incomum entre as enzimas.

repouso, sob refrigeração e congelamento. Sua eficiência está relacionada a dois fatores:

- Grau de desnaturação alcançado durante o tratamento térmico: quanto mais eficiente for o branqueamento, mais lenta e menos eficiente é a regeneração

- pH do meio: em geral, em meios ácidos a desnaturação é mais eficiente e a renaturação, mais lenta.

As peroxidases são capazes, ainda, de manter sua atividade em condições de temperatura e atividade de água muito baixas, como as encontradas em produtos congelados.

Importância em alimentos

As PER apresentam atividade em condições de baixa temperatura e baixa atividade de água, características de produtos congelados. As principais consequências de sua atividade são desaparecimento de aromas, surgimento de *off-flavors* e alterações de cor e valor nutritivo.

A atividade das peroxidases está intimamente ligada ao desaparecimento do aroma e ao surgimento de *off-flavors* em produtos vegetais, principalmente naqueles conservados por congelamento. Além disso, essas enzimas podem participar da alteração da cor e na destruição do valor nutritivo desses produtos (oxidação de vitamina C e de aminoácidos). Em virtude disso, é de extrema importância a aplicação de um tratamento térmico rigoroso antes do congelamento desses produtos. Para uma eficiente inativação das peroxidases, em geral, é recomendada a aplicação de temperaturas entre 90 e 100°C. A presença de NaCl e o pH baixo auxiliam no processo, podendo reduzir o tempo de tratamento. Dada a capacidade de regeneração dessas enzimas, a determinação da vida de prateleira de produtos vegetais congelados está condicionada ao estudo da taxa dessa regeneração no produto e ao consequente surgimento dos efeitos relacionados a sua atividade.

Aplicação industrial

Em virtude de sua alta termoestabilidade, as PER são utilizadas como indicadores da eficiência de tratamentos térmicos (branqueamento, pasteurização).

Por apresentarem alta termorresistência, as peroxidases são usadas na indústria de alimentos como indicadores do processo de branqueamento, principalmente em produtos de origem vegetal. As peroxidases do leite também são utilizadas como parâmetros de eficiência da pasteurização. A lactoperoxidase do leite cru não causa grandes problemas de qualidade, pois não há peróxido de hidrogênio no

> PER encontram ainda aplicações na indústria de papel e celulose e em *kits* analíticos na forma de biossensores.

meio. Ela é inativada em processos térmicos de 82°C/20 s ou a 75°C/19 min. No entanto, uma vez que pode regenerar-se ao longo do tempo de armazenamento, mesmo sob refrigeração, esse tipo de teste deve ser realizado logo após o tratamento térmico. Em ambos os casos, aproveita-se a habilidade das peroxidases de formar compostos coloridos, que podem ser quantificados por colorimetria, na presença de diferentes compostos. Em geral se utiliza o guaiacol, que, após peroxidação gera o tetraguaiacol, um composto vermelho-escuro (Figura 5.10).

Outra aplicação da peroxidase é na remoção da lignina para a produção de papel, pois a deslignificação química leva à produção de vários poluentes. De fato, a degradação enzimática da lignina pela peroxidase é sugerida como a melhor alternativa para esse processo. A lignina-peroxidase (LiP) e a manganês-peroxidase (MnP) têm sido usadas com sucesso em biopolpação, biobranqueamento e deslignificação seletiva na indústria de papel.

Biossensores à base de peroxidase têm sido utilizados em sistemas analíticos para a determinação de peróxido de hidrogênio e hidroperóxido orgânico e, quando coimobilizados com a enzima produtora de peróxido de hidrogênio, podem ser utilizados para a determinação de glicose, alcoóis, glutamato e colina. A peroxidase também tem sido utilizada em *kits* de diagnósticos, para a quantificação de ácido úrico, glicose, colesterol, lactose etc. Ensaios de imunoadsorção ligados à enzima (ELISA), nos quais a

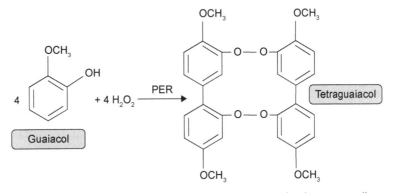

Figura 5.10 Ação da peroxidase sobre o substrato guaiacol. Formação de coloração vermelho-amarronzada (tetraguaiacol).

peroxidase é a enzima mais comumente usada para marcar um anticorpo, são uma maneira simples e confiável para se detectarem toxinas, patógenos, risco de câncer na bexiga e próstata e muitos outros analitos.

Lipo-oxigenases

Lipo-oxigenases catalisam a oxidação de ácidos graxos poli-insaturados, gerando hidroperóxidos na presença de O_2. O produto da reação é instável e se degrada espontaneamente em compostos de menor massa molecular e aroma característico de ranço.

As lipo-oxigenases (LOX) (EC 1.13.11.12) são também conhecidas como lipoxidases ou caroteno-oxidases, sendo encontradas em muitas plantas e animais. Essas enzimas catalisam a oxidação de ácidos graxos poli-insaturados contendo *cis, cis*-1,4-pentadieno para o seu conjugado correspondente *cis, trans*-dienoico-mono-hidroxiperóxido, na presença de oxigênio molecular.

Essas enzimas estão presentes em um grande número de tecidos, mas são particularmente abundantes em sementes de feijão, ervilha e tubérculos de batata. As LOX de diferentes fontes catalisam a oxigenação em diferentes pontos ao longo da cadeia de carbono, apresentando, portanto, regiosseletividade. Tal especificidade tem implicações significativas para o metabolismo dos hidroperóxidos resultantes nos diversos metabólitos secundários. Os ácidos linoleico e linolênico são os principais ácidos graxos poli-insaturados nos tecidos vegetais e a inserção do oxigênio ocorre na posição 9 ou 12, para gerar 9 ou 13-hidroperóxido, respectivamente. Os produtos da reação são instáveis e se degradam, formando compostos de baixa massa molecular, em geral aldeídos e cetonas, responsáveis pelo aroma de ranço (Figura 5.11).

Fontes e principais características

As lipo-oxigenases de maior interesse em alimentos são as produzidas por grãos (cereais e leguminosas). Nesses produtos e em seus derivados, as lipo-oxigenases podem ser responsáveis pelo fim da vida de prateleira.

São enzimas produzidas por plantas, animais e microrganismos em níveis muito variáveis, dependendo do tecido, da idade, de características genéticas, ambientais e de manejo. De maior interesse para a ciência de alimentos são as lipo-oxigenases de origem vegetal. Estas são mais encontradas em sementes, sendo mais abundantes em leguminosas do que em gramíneas (cereais). Na maioria das vezes são encontradas isoenzimas, que podem diferir significativamente nas propriedades, tais como pH ótimo, especificidade do substrato,

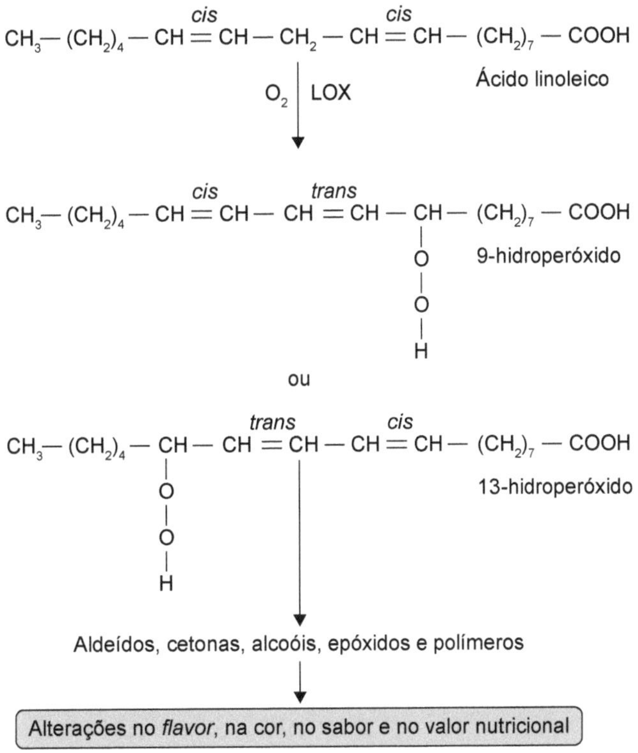

$$CH_3 - (CH_2)_4 - CH \overset{cis}{=} CH - CH_2 - CH \overset{cis}{=} CH - (CH_2)_7 - COOH$$

Ácido linoleico

$O_2 \mid$ LOX

$$CH_3 - (CH_2)_4 - CH \overset{cis}{=} CH - CH \overset{trans}{=} CH - CH - (CH_2)_7 - COOH$$

9-hidroperóxido

ou

$$CH_3 - (CH_2)_4 - CH - CH \overset{trans}{=} CH - CH \overset{cis}{=} CH - (CH_2)_7 - COOH$$

13-hidroperóxido

Aldeídos, cetonas, alcoóis, epóxidos e polímeros

Alterações no *flavor*, na cor, no sabor e no valor nutricional

Figura 5.11 Formação de hidroperóxidos pela enzima lipo-oxigenase (LOX).

produto final, estabilidade térmica e habilidade para participar em reações de co-oxidação. Nas plantas existem duas categorias principais de lipo-oxigenases: (1) lipo-oxigenases do tipo 1 (soja), que se encontram em poucas plantas, têm pH ótimo de 9,0 e apresentam especificidade para ácidos graxos livres; (2) lipo-oxigenases do tipo 2, que ocorrem em uma grande variedade de plantas, têm pH ótimo de 6,5 e participam de reações de co-oxidação de carotenoides.

Em geral, as lipo-oxigenases são específicas para lipídeos que apresentam dupla insaturação, com um grupo metileno entre elas, localizado no carbono ω8 (*cis*, *cis*-1,4-pentadieno). É comum que as lipo-oxigenases de origem vegetal tenham maior afinidade pelos ácidos linoleico e linolênico, enquanto as de origem animal apresentam menor K_m para os ácidos araquidônico e eicosapentaenoico. A reação pode acontecer mais rapidamente sobre ácidos graxos esterificados (em triglicerídeos ou metilados) ou livres, de acordo com a fonte da enzima.

É comum que as lipo-oxigenases de origem vegetal tenham maior afinidade pelos ácidos linoleico e linolênico, e as de origem animal pelos ácidos araquidônico e eicosapentaenoico. A reação pode ocorrer mais rapidamente sobre ácidos graxos esterificados ou livres, de acordo com a fonte da enzima.

Inicialmente a enzima deve ser ativada, passando de sua forma Fe^{2+} para a forma Fe^{3+}. Essa ativação é favorecida por hidroperóxidos de ácidos graxos já presentes no meio (formados por oxidação fotoquímica, por exemplo). A enzima ativada promove a retirada estereoquímica de 1 hidrogênio do carbono ω8, formando um radical. Em seguida, a enzima insere o O_2 na molécula, que se isomeriza para formar o hidroperóxido final. Esse produto pode sofrer o ataque de diferentes enzimas (isomerases, desidrogenases etc.) ou sofrer decomposição química, gerando aldeídos e cetonas cujo aroma é característico de rancidez. Na ausência de O_2, as lipo-oxigenases catalisam reações de peroxidação entre o radical formado no primeiro passo da reação e hidroperóxidos presentes no meio (Figura 5.12).

A função biológica dessas enzimas não é muito clara. Mas sabe-se que sua atividade aumenta significativamente

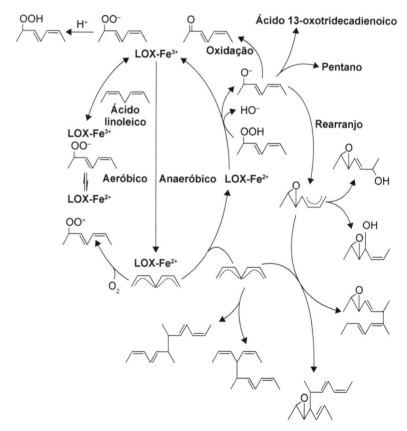

Figura 5.12 Formação de produtos pela lipo-oxigenase (LOX) durante reações aeróbicas e anaeróbias a partir de substratos lipídicos poli-insaturados. Reproduzida de Gardner, 1988.

durante os primeiros dias da germinação e há evidências de que as lipo-oxigenases estejam envolvidas na síntese do etileno (oxidação do ácido 1-aminopropano) e na síntese de xantonina, um inibidor do crescimento (a partir de violaxantina e ácido linoleico). Há também fortes indícios de que a lipo-oxigenase seja crucial para a defesa das plantas. Apesar de o mecanismo de resistência não ser conhecido, muitas plantas respondem ao ataque de insetos ou ferimentos com a produção de ácido jasmônico (Figura 5.13).

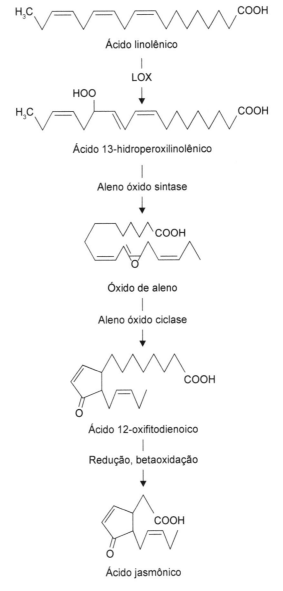

Figura 5.13 Formação de ácido jasmônico pela lipo-oxigenase (LOX).

Lipo-oxigenases animais estão envolvidas na síntese de compostos bioativos (lipoxinas e oxieicosanoides).

Importância em alimentos

Lipo-oxigenases são de grande interesse para a ciência de alimentos, principalmente por seu papel na gênese do *off-flavor* e compostos de aroma, além de sua influência na textura e nas propriedades nutritivas dos alimentos. A maioria dos vegetais contém ácidos linoleico e linolênico, que são sujeitos à peroxidação lipídica pelas lipo-oxigenases. Essas enzimas podem produzir tanto compostos com aromas que são desejáveis como compostos responsáveis pelo *off-flavor*.

A presença de lipo-oxigenases, principalmente em óleos vegetais (não refinados), em grãos e cereais armazenados e em farinhas e farelos, pode levar à rancidez, destruição de ácidos graxos essenciais, de pigmentos e de vitaminas. Em produtos de soja, a ação de lipo-oxigenases é responsável pela formação de *off-flavor* (também comum em milho e ervilha) e pelo surgimento de amargor (pela oxidação de fosfatidil-colina). A soja contém pelo menos 6 diferentes isoformas de lipo-oxigenase, codificadas por genes diferentes, das quais 4 são encontradas nos cotilédones. A ação dessas enzimas sobre os lipídeos do grão é responsável pelo aroma (*beany*) característico da soja, considerado desagradável pelos consumidores ocidentais. Em virtude disso, variedades mutantes de soja, deficentes em lipo-oxigenases, estão disponíveis para cultivo, atualmente. Em ervilhas e feijão-verde a ação dessas enzimas é responsável pela degradação da clorofila.

Aplicação industrial

Em farinhas e em produtos de panificação, a adição de lipo-oxigenases é extremamente benéfica. Ela é feita pela incorporação de pequenas quantidades de farinha de soja à farinha de trigo. Em farinhas, as lipo-oxigenases são responsáveis pelo branqueamento por destruição dos carotenoides que dão cor indesejada ao produto. Essas enzimas também provocam o aumento de volume em pães, melhoram sua

> Lipo-oxigenases causam o surgimento de rancidez e *off-flavor* em produtos vegetais, além de serem responsáveis pela destruição de pigmentos, vitaminas (clorofila, carotenoides) e ácidos graxos essenciais.

> Lipo-oxigenases podem ser aplicadas para branqueamento da farinha de trigo destinada ao consumidor final, pela destruição de seus carotenoides e também podem ser utilizadas em panificação, para aumento da força do glúten e melhora das características do pão. Em ambos os casos, deve-se incorporar até 2% de farinha de soja à farinha de trigo utilizada.

textura e retardam a sinérese. Acredita-se que a reação entre os hidroperóxidos formados e grupos sulfidrila do glúten formem ligações cruzadas que melhoram as propriedades de glúten. Assim, as lipo-oxigenases aumentam também a resistência da massa ao trabalho excessivo e substituem, com sucesso, o uso de aditivos químicos. Em massas alimentícias tipo macarrão as lipo-oxigenases não são benéficas. Nesses casos, a cor amarelada é um importante atributo de qualidade e deve ser protegida da ação de lipo-oxigenases nativas do trigo pelo tratamento térmico da farinha, antes da formulação (mistura com água).

O uso de dessa enzima como indicador de um branqueamento eficiente também tem sido recomendado, o que é muito importante para a determinação da estabilidade de vegetais congelados.

Catalases

Catalases são enzimas antioxidantes protetoras capazes de decompor o peróxido de hidrogênio em oxigênio e água.

A habilidade dos organismos em usar o oxigênio molecular foi um grande avanço na evolução, o que proporcionou a extração de uma grande quantidade de energia dos alimentos. Entretanto, essa vantagem teve o custo da geração de produtos tóxicos durante o metabolismo mitocondrial, pois uma parte desse oxigênio não é reduzido a água, o que resulta em derivados de moléculas de oxigênio, nitrogênio e enxofre, denominadas espécies reativas de oxigênio (ERO), espécies reativas de nitrogênio (ERN) e espécies reativas de enxofre (ERS), respectivamente. Como exemplo destas espécies reativas, podemos citar peróxido de hidrogênio (H_2O_2), ânion superóxido ($O_2^{\bullet-}$), ácido hipocloroso (HOCl), oxigênio *singlet* ($^1O_2$), radical hidroxila (HO$^\bullet$), óxido nítrico (NO$^\bullet$) e peroxinitrito (ONOO$^-$), que, quando em excesso, poderiam inviabilizar a vida desses organismos. Para poderem se proteger dos efeitos deletérios dessas espécies reativas, os organismos aeróbicos produziram enzimas antioxidantes protetoras, tais como a catalase (EC 1.11.1.6), a superóxido dismutase (EC 1.15.1.1) e a glutationa peroxidase (EC 1.11.1.9), o que tornou o metabolismo celular oxidativo viável.

A catalase foi relatada pela primeira vez em 1811 quando Louis Jacques Thénard, descobridor do peróxido de hidrogênio (H_2O_2), sugeriu que a sua decomposição era catalisada por uma substância desconhecida. Em 1900, Oscar Loew deu pela primeira vez o nome a essa substância de catalase. Assim, as catalases são enzimas produzidas pelos organismos aeróbicos, de bactérias até o homem, que catalisam a decomposição do H_2O_2 em oxigênio molecular e água, de acordo com a seguinte equação:

$$2H_2O_2 \rightarrow 2H_2O + \tfrac{1}{2}O_2$$

Embora o mecanismo de ação da catalase não seja ainda totalmente conhecido, acredita-se que a reação ocorra em dois estágios, conforme as equações a seguir:

$$H_2O_2 + Fe(III)-E \rightarrow H_2O + O = Fe(IV)-E(.+)$$

$$H_2O_2 + O = Fe(IV)-E(.+) \rightarrow H_2O + Fe(III)-E + O_2$$

Nelas, $Fe(IV)-E(.+)$ é uma forma mesomérica de $Fe(V)-E$, o que significa que o ferro não está completamente oxidado (+V), mas recebe alguns elétrons do heme ligante. O grupo heme foi ilustrado como um cátion radical (.+).

Fontes e principais características

Catalases são enzimas tetraméricas contendo quatro unidades de ferriprotoporfirina, cada uma com mais de 500 aminoácidos. São encontradas em células animais, vegetais e microbianas e, assim como outras oxidorredutases, são encontradas em múltiplas isoformas em uma mesma espécie. Em organismos eucariotas, estão localizadas em peroxissomas e mitocôndrias e sua principal função biológica é evitar o acúmulo de H_2O_2 proveniente de diferentes reações do metabolismo celular (oxidação de ácidos graxos e de glicolato, por exemplo). A catalase possui uma das maiores taxas de reação (*turnover*) entre todas as enzimas; uma molécula de catalase pode converter milhões de moléculas de peróxido de hidrogênio em água e oxigênio a cada segundo. A Figura 5.14 ilustra a estrutura de 3 tipos diferentes de catalases.

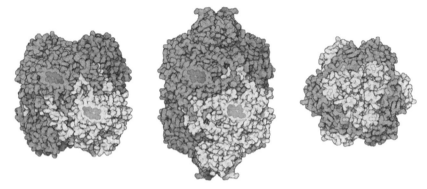

Figura 5.14 Estruturas de três diferentes tipos de catalases. Retirada de Protein Data Bank.

Aplicação industrial

> Catalases são utilizadas na remoção enzimática de glicose da clara de ovo (em conjunto com glicose-oxidases) na remoção e na detecção da adição de água oxigenada ao leite cru.

Assim como na natureza, na indústria de alimentos as catalases são usadas na remoção de peróxido de hidrogênio:

- Na oxidação de glicose de clara de ovo, em conjunto com glicose-oxidases (discutido mais adiante neste mesmo capítulo)
- Na destruição de H_2O_2 intencionalmente adicionado ao leite e na detecção deste tipo de adulteração.

A existência de catalase em leite cru é um indicativo de leite de boa qualidade. Muitos produtores de leite adicionam água oxigenada a ele, para prevenir sua degradação, pelo efeito biocida do H_2O_2. Dependendo da quantidade adicionada, a catalase nativa do leite é capaz de destruir todo o H_2O_2 adicionado, evitando que haja dano para o consumidor final. Entretanto a catalase tem a propriedade de ser inativada pelo substrato, isto é: quando em contato muito prolongado com o peróxido de hidrogênio, a enzima perde atividade. Se for muito grande a quantidade de água oxigenada adicionada, inativará toda catalase presente, deixando H_2O_2 residual, que torna o leite impróprio para o consumo. Para detectar a presença de catalase, durante o controle de qualidade do leite cru, deve-se adicionar algumas gotas de H_2O_2 a uma amostra. Caso a catalase esteja ativa, haverá borbulhamento, consequência da liberação de O_2. Caso não se alcance este efeito, é possível que o leite tenha sido adicionado de água oxigenada pelo produtor.

Catalases podem ainda ser utilizadas em todas as situações e processos que necessitam de uma rápida e completa eliminação de H_2O_2, sem reações indesejáveis ou geração de subprodutos.

Glicose-oxidases

Glicose-oxidases oxidam a glicose a ácido glicônico, gerando peróxido de hidrogênio. São flavoproteínas de fungos dos gêneros Aspergillus e Penicillium.

As glicose-oxidases (EC 1.1.3.4) são oxidorredutases que catalisam a oxidação da glicose a δ-D-gliconolactona, na presença de oxigênio molecular, gerando também peróxido de hidrogênio (H_2O_2). Em meio aquoso, o produto da reação se hidrolisa espontaneamente a ácido glicônico.

A glicose-oxidase foi primeiramente relatada por Muller, em 1928, em extratos do fungo *Aspergillus niger*. Essa enzima atua como uma desidrogenase, transferindo 2 hidrogênios do carbono 1 (C1) da molécula de glicose para o oxigênio, por meio da redução/oxidação do FAD, conforme ilustrado na Figura 5.15.

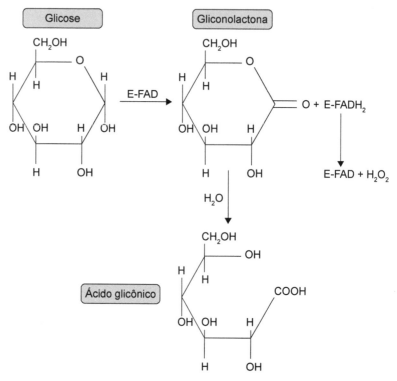

Figura 5.15 Formação de ácido glicônico pela ação da glicose-oxidase.

Fontes e principais características

A glicose-oxidase é uma flavoproteína formada por duas subunidades proteicas idênticas de 80 kDa e duas flavinas adenina dinucleotídeo (FAD) não ligadas covalentemente. Essas enzimas são produzidas por algumas espécies de fungos filamentosos dos gêneros *Aspergillus* e *Penicillium*, entre outros, não sendo encontradas em animais e vegetais.

A glicose-oxidase é capaz de oxidar monossacarídeos, nitroalcanos e compostos hidroxílicos. Utilizando a reação da glicose como referência (100%), apenas o 2-desoxi-D-glicose (20 a 30%), o 4-*O*-metil-D-glicose (15%) e a 6-desoxi-D-glicose (10%) são oxidados pela glicose-oxidase de *A. niger* a uma taxa significativa. A atividade da glicose-oxidase perante outros substratos é muito baixa, com taxas inferiores a 2% em relação à glicose.

A principal função da glicose-oxidase é a de agente antibacteriano e antifúngico por meio da produção de H_2O_2. O estresse oxidativo permanente, por meio da manutenção em baixa concentração de H_2O_2 pela glicose-oxidase, tem sido relatado como uma forma muito eficaz de se controlar o crescimento de bactérias e fungos, especialmente se esses microrganismos não possuírem sistemas capazes de eliminar o H_2O_2, como a catalase. Isso ocorre naturalmente no mel não maduro, em que as glicose-oxidases introduzidas pela saliva das abelhas mantêm a conservação da solução até que a evaporação e a concentração do produto garantam a estabilidade final.

Aplicação industrial

A glicose-oxidase possui a designação *GRAS* (geralmente reconhecido como seguro), de acordo com a classificação da FDA dos EUA, e está disponível para uso pelas indústrias de alimentos nas formas líquida e em pó.

A principal aplicação da glicose-oxidase é a remoção de glicose da clara de ovo ou do ovo integral. Esses produtos sofrem escurecimento indesejado, causado pela reação de Maillard, quando submetidos a tratamentos térmicos, como pasteurização ou desidratação. O modo atualmente mais

---

Glicose-oxidases são aplicadas na remoção de glicose de produtos de ovos, de modo a evitar o escurecimento químico durante tratamento térmico. Encontram aplicação ainda na quantificação de glicose em análises clínicas e de alimentos, em conjunto com peroxidases.

utilizado de se evitar o escurecimento é a transformação da glicose presente na clara em ácido glicônico, pelo uso de glicose-oxidases. Para a remoção do peróxido de hidrogênio formado, é conveniente a aplicação conjunta de catalases, que ainda fornecem o oxigênio necessário à primeira reação. Para acelerar o processo, é indicada a adição de pequenas quantidades de H_2O_2 ao meio. Esse processo evita a reação de escurecimento, por supressão de um dos reagentes (glicose) e evita perdas significativas de sólidos da matéria-prima, o que garante o rendimento do produto desidratado.

A glicose-oxidase também é um oxidante eficaz para a produção de pão com textura melhorada e maior volume, principalmente pelo desuso do bromato ($KBrO_3$), que tem sido reconhecido como carcinogênico. Por isso, a maioria dos países já proibiu o uso de $KBrO_3$ como agente oxidante, e a glicose-oxidase tem sido uma alternativa usada. A base da oxidação pela glicose-oxidase se deve à produção de H_2O_2 no meio, o que faz com que se obtenha massa elástica e viscosa.

Como a reação geral catalisada pela glicose-oxidase envolve o consumo de duas moléculas de glicose e uma molécula de oxigênio (ver Figura 5.15), essa característica permite que essa enzima possa ser usada como um removedor ativo de oxigênio, antioxidante e conservante em vários alimentos. Como exemplo, podemos citar alimentos com alto teor de gordura, como maionese e molhos para salada, em que a oxidação lipídica pode causar deterioração e aroma de ranço. O mesmo vale para o vinho e a cerveja, em que manter o oxigênio fora da bebida ajuda a manter o sabor e o aroma. Em alimentos enlatados/embalados, o oxigênio também promove o crescimento bacteriano, portanto, é desejável a sua remoção de forma a se manter um ambiente anaeróbico. Além disso, o produto formado, o ácido glicônico, é seguro para o consumo humano. Isso, combinado com a demanda dos consumidores para substituir os antioxidantes e os removedores de oxigênio sintéticos por compostos naturais, torna a glicose-oxidase um candidato de grande potencial na preservação desses alimentos.

A glicose é um ingrediente muito importante, principalmente quando se trata da produção de álcool por meio da fermentação, porque é o principal substrato utilizado pela *Saccharomyces cerevisiae*. Como há demandas para a produção de bebidas alcoólicas com reduzido teor de álcool, uma das maneiras mais fáceis de fazer isso é adicionando a glicose-oxidase ao mosto antes da fermentação, para o consumo de parte da glicose, e consequente produção de menor teor de álcool.

Glicose-oxidases são ainda utilizadas, em grandes quantidades, em análises clínicas, de alimentos e fármacos, em conjunto com peroxidases, na detecção e quantificação de glicose (em amostras de sangue, por exemplo). As reações envolvidas estão descritas na Figura 5.16.

A glicose-oxidase oxida a glicose presente na amostra, liberando H_2O_2, que é utilizado pela peroxidase, formando tetraguaiacol, que poderá ser quantificado colorimetricamente. Desse modo, pela quantidade de tetraguaiacol formado, é possível determinar a quantidade de glicose da amostra.

Xantina-oxidases

> Xantina-oxidases oxidam hipoxantina, xantina, além de purinas e pteridinas, com auxílio de O_2 e formação de H_2O_2. Em meio ácido, as xantina-oxidases formam superóxidos altamente reativos.

Em 1922, Morgan *et al.* mostraram que o leite contém uma enzima capaz de oxidar a hipoxantina para xantina e a xantina para ácido úrico (Figura 5.17), e que foi denominada de xantina-oxidase (EC 1.1.3.22). Ela também catalisa a oxidação de uma grande variedade de purinas, aldeídos e pteridinas.

Durante a reação catalisada pela xantina-oxidase o oxigênio molecular atua como aceptor de elétrons, formando o ânion superóxido ($O_2^{\bullet-}$) e o peróxido de hidrogênio (H_2O_2). O $O_2^{\bullet-}$, de forma espontânea ou por meio da ação da enzima superóxido dismutase (SOD), se transforma em H_2O_2 e O_2.

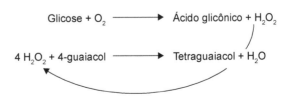

Figura 5.16 Esquema de reações para a quantificação de glicose pelo método enzimático.

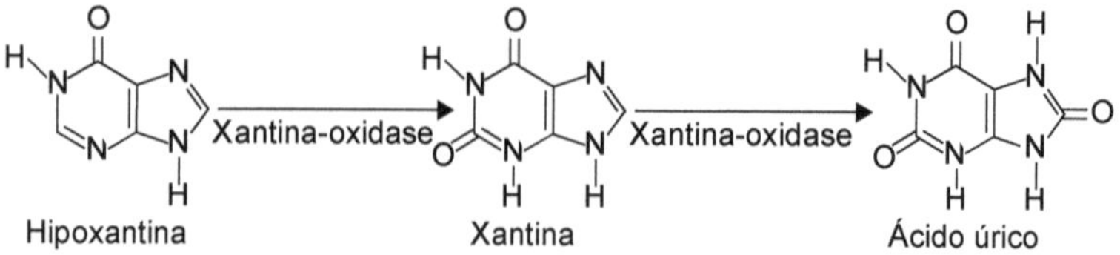

Figura 5.17 Formação de ácido úrico a partir de hipoxantina pela ação da xantina-oxidase.

De maneira geral, essas reações podem ser ilustradas da seguinte forma:

$$\text{Hipoxantina} + O_2 + H_2O \rightarrow \text{Xantina} + H_2O_2$$

$$\text{Xantina} + 2O_2 + H_2O \rightarrow \text{Ácido úrico} + 2O_2^{\bullet-} + 2\,H^+$$

$$\text{Xantina} + O_2 + H_2O \rightarrow \text{Ácido úrico} + H_2O_2$$

$$2O_2^{\bullet-} + 2\,H^+ \rightarrow H_2O_2 + O_2$$

Fontes e principais características

O leite bovino é uma fonte muito rica de xantina-oxidase, com aproximadamente 35 mg/ℓ. Essa enzima também existe em leite caprino e no leite humano. A xantina-oxidase apresenta-se distribuída entre a fase do creme e a do soro.

Trata-se de uma enzima dimérica (metalo-flavoproteína), com massa molecular aproximada de 300.000 Da. O sítio ativo contém molibdênio, flavina adenina dinucleotídeo (FAD), ferro e enxofre na proporção de 1:1:1:4. A acidificação ou aquecimento a 100°C, a pH 7, rapidamente libera enxofre na forma de H_2S. Essa enzima também contém 1 mol de fósforo covalentemente ligado ao sítio ativo, além de dois sítios distintos de ligação ao substrato. Vários resíduos de aminoácidos, como Arg 880, Fen 914, Fen 1009, Thr 1010 e Glu 1261, são importantes para a formação de ligações de hidrogênio e interações eletrostáticas.

Importância em alimentos

A atividade da xantina-oxidase está associada à deterioração oxidativa do leite e produtos lácteos, via produção de superóxido ($O_2^{\bullet-}$). Há também evidências de que, no leite, a presença dessa enzima e de purinas possam gerar H_2O_2 para a lactoperoxidase, apresentando dessa forma uma

Xantina-oxidases estão associadas à ativação de lactoperoxidases no leite e à degradação oxidativa desse produto.

ação bactericida ou bacteriostática. Além disso, a inibição da atividade dessa enzima é muito útil para a avaliação da bioatividade de compostos presentes nos alimentos, como flavonoides, pois substâncias que exibem propriedades inibitórias da xantina-oxidase podem ter uso terapêutico, visto que o ácido úrico está relacionado a eventos vasculares em pacientes com hipertensão, diabetes, doenças cardio-vasculares.

Ascorbato-oxidases

> Ascorbato-oxidases oxidam o ácido ascórbico, destruindo sua atividade como vitamina C. O produto oxidado (ácido desidroascórbico) sofre escurecimento químico, provocando perda de qualidade em diversos produtos: sucos cítricos, espécies do gênero *Cucumis*, sementes e grãos.

Ascorbato-oxidases (EC 1.10.3.3) são enzimas que cata-lisam a oxidação reversível do ácido ascórbico (vitamina C) para ácido desidroascórbico com a concomitante redução de oxigênio molecular para água (Figura 5.18). Entretanto, vale lembrar que a oxidação do ácido ascórbico também pode ocorrer na ausência dessas enzimas, com formação de ácido desidroascórbico e peróxido de hidrogênio.

As funções biológicas dessas enzimas ainda não estão totalmente esclarecidas. Porém, algumas hipóteses descri-tas são a participação em um sistema redox que envolve o ácido ascórbico, processos relacionados ao amadurecimento de frutos, promoção do crescimento vegetal e resistência a doenças.

Fontes e principais características

A ascorbato-oxidase é uma enzima homodimérica com massa molecular de 70 kDa e 552 resíduos de aminoácidos por subunidade. Essa enzima pertence à família das oxi-dases azuis multicobre que inclui as lacases (EC 1.10.3.2), em plantas e microrganismos, e as ceruloplasminas (EC

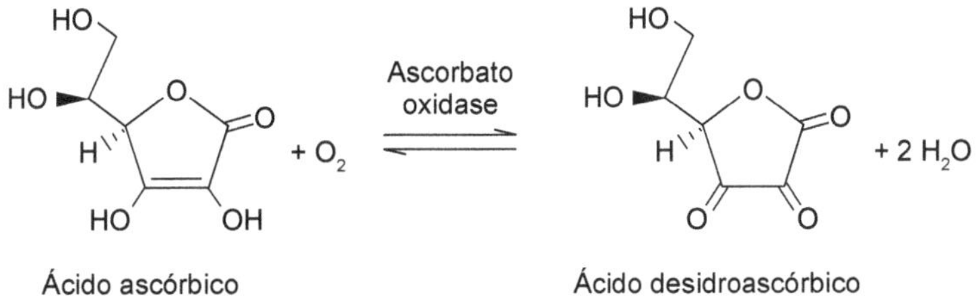

Ácido ascórbico

Ácido desidroascórbico

Figura 5.18 Reação catalisada pela enzima ascorbato-oxidase.

1.16.3.1), em animais. As oxidases azuis formam um subgrupo de cupro-proteínas que são classificadas de acordo com as propriedades espectroscópicas dos seus íons de cobre (Cu), a saber: cobre tipo 1 (T1), tipo 2 (T2) e o tipo 3 (T3). O cobre T1 é responsável pela forte coloração azul, enquanto o cobre T2, pela transferência de elétrons para o O_2. O tipo T3 possui dois íons cobre ligados por meio de uma ponte OH, responsáveis pela transferência de elétrons.

Essas enzimas ocorrem em todas as espécies do gênero *Cucumis* (pepino, melão, maxixe etc.), em sementes e em algumas frutas, por exemplo, as cítricas.

Importância em alimentos

A ascorbato-oxidase apresenta uma grande importância em frutas e produtos de origem vegetal, como sucos de frutas cítricas. Na fruta intacta, as oxidases e as redutases estão balanceadas de modo que a interação desses dois sistemas enzimáticos determina o nível final de ácido ascórbico. No entanto, durante a extração de sucos, as redutases sofrem grandes danos, o que deixa as oxidases livres para destruírem o ácido ascórbico. Esse processo é responsável pela iniciação do escurecimento não enzimático e pela perda da atividade da vitamina C durante o armazenamento. Essas reações podem ser minimizadas pela exclusão do oxigênio molecular ou pelo tratamento prévio de branqueamento para inativação enzimática.

Métodos de detecção da atividade

Polifenoloxidases

O método mais simples de detecção da atividade de PFO é a observação da formação de cor na presença de catecol.

A determinação de sua atividade não é muito simples, uma vez que os produtos de reação (quinonas) sofrem modificações químicas que dificultam sua quantificação. Além disso, outras enzimas (peroxidases e lacases), também presentes nas fontes de PFO, interferem na leitura dos resultados. Nesses casos, podem ser adicionados ao meio inibidores seletivos capazes de diferenciar as PFO de outras oxidorredutases contaminantes.

Para ensaio da atividade de monofenolase, os substratos mais aplicados são *p*-cresol, tirosina e o ácido *p*-cumárico. Para determinação da atividade de difenolase, os principais substratos usados são o catecol e o metilcatecol. A detecção pode ser feita por espectrofotometria (detecção do surgimento da cor) ou, em reatores fechados, pelo consumo de O_2 (uso de sensores específicos – eletrodos). O método mais acurado de se fazer essa determinação é pelo uso de CLAE (cromatografia líquida de alta eficiência) para separação dos produtos de reação e sua quantificação por curvas de calibração. Nesse método, o meio deve conter agentes redutores que impeçam a polimerização das quinonas. Essa metodologia apresenta a desvantagem de ser bastante demorada e cara.

Peroxidases

> O principal substrato para detecção de peroxidases é o guaiacol, na presença de peróxido de hidrogênio.

Essas enzimas geram produtos coloridos, mensuráveis quantitativamente via espectrofotometria de luz visível, com uma grande variedade de substratos, na presença de H_2O_2. Dentre eles, o substrato mais usado é o guaiacol, uma vez que o procedimento é bastante simples e os parâmetros de reação são bem conhecidos.

O meio reacional é composto de guaiacol e H_2O_2, e a reação inicia-se pela adição da enzima. A formação de cor é acompanhada por absorbância a 470 nm e é proporcional à atividade da enzima, em função do tempo.

Lipo-oxigenases

> É possível detectar a atividade de lipo-oxigenases em um sistema composto pelo substrato da enzimas – ácido linolênico – e um indicador colorido – β-caroteno –, que perde a cor pelo ataque dos hidroperóxidos formados na reação.

O substrato padrão para medida de atividade destas enzimas é o ácido linolênico. A formação do produto pode ser acompanhada de diversas formas, a saber:

- Em reatores fechados, pode ser determinado o consumo de O_2, com o uso de eletrodos específicos

- O surgimento de duplas conjugadas, primeira etapa da reação, pode ser medido por absorbância a 232,5 nm

- A formação de hidroperóxidos pode ser quantificada por método titulométrico, tendo-se como titulante iodo (I_2) em meio saturado de iodeto de potássio (KI). Este método apresenta a desvantagem de não ser contínuo, isto é: a reação deve ser paralisada e seu produto quantificado depois

- É possível estimar a atividade de lipo-oxigenase pela destruição de carotenos (desaparecimento da cor) em meio reacional contendo ácido linolênico e O_2, espectrofotometricamente. No entanto, o resultado não é linear em relação à atividade da enzima. Serve como determinação qualitativa.

Catalases

Sua atividade pode ser quantificada pelo desaparecimento do substrato – destruição de H_2O_2 (leitura em espectrofotômetro a 235 nm), pelo surgimento do produto – formação de O_2 (eletrodos específicos) ou pela quantificação de substrato residual, após tempo determinado de reação – titulação de H_2O_2 remanescente no meio (uso de permanganato de potássio em meio ácido).

> Pode-se detectar a atividade de catalase pela formação de borbulhamento, pela liberação de oxigênio, ao se adicionar peróxido de hidrogênio ao meio.

Glicose-oxidases

Em reatores fechados, pode-se determinar o consumo de O_2 pelo uso de eletrodos. Há ainda a possibilidade de se quantificar a formação de H_2O_2 pelos métodos espectrofotométrico ou titulométrico anteriormente mencionados ou, ainda, pelo uso conjugado de peroxidases, na presença de guaiacol.

Xantina-oxidases

Sua atividade pode ser avaliada de diferentes formas; as mais simples são: espectrofotometricamente, pela quantificação da formação de ácido úrico (que absorve a 290 nm) pela oxidação da xantina ou hipoxantina e fluorimetricamente, pela quantificação de isoxantopterina (que absorve a 345 nm e emite a 390 nm) usando pterina como substrato.

Ascorbato-oxidase

O método mais comum determina o consumo do ácido ascórbico, na presença da enzima, por sua quantificação espectrofotométrica a 245 nm. A atividade pode também ser estimada pelo consumo de oxigênio ao longo da reação, em ambiente fechado, usando eletrodos específicos.

Bibliografia

Leitura recomendada:
Gonçalves; Oliveira, 2016;
Hayward; Cilliers; Swart, 2017;
Pandey *et al.*, 2017;
Queiroz *et al.*, 2008;
Robinson, 1995.

ESKIN, N. A. M; SHAHIDI, F. *Biochemistry of Foods*. 3. ed. London: Academic Press, Inc., 2012. 584 p.

FENNEMA, O. R. Food Chemistry. In: Parkin, K. L. *Enzymes*, 357-466. CRC Press, New York, 2017.

GARDNER H. W. Lipoxygenase pathways in cereals. In: POMERANZ, Y. (Ed.) *Advances in cereal science and technology*, v. 9. St. Paul, MN: American Association of Cereal Chemists, p. 161-215, 1988.

GONÇALVES, A. A.; OLIVEIRA, A. R. M. Melanosis in crustaceans: A review. *LWT – Food Science and Technology*, 65, 791-799, 2016.

HAYWARD, S.; CILLIERS, T.; SWART, P. Lipoxygenases: from isolation to application. *Comprehensive Reviews in Food Science and Food Safety*, 16: 199-211, 2017.

LOEW, O. A New enzyme of general occurrence in organisms. *Science,* 11, n. 279: 701-702, 1900. doi:10.1126/science.11.279.701. PMID 17751716. May, 1900

MORGAN, E. J.; STEWART, C.P.; HOPKINS, F. G. On the anaerobic and aerobic oxidation of xanthin and hypoxanthin by tissues and by milk. *Proceedings of the Royal Society of London*. Series B, v. 94, n. 657, p. 109-131, 1922.

MULLER, D. Oxidation von glukose mit extrakten aus *Aspegillus niger*. *Biochem. Z.* 199: 136-170, 1928.

PANDEY, V. P.; AWASTHI, M.; SINGH, S.; TIWARI, S.; DWIVEDI, U. N. A comprehensive review on function and application of plant peroxidases. *Biochemistry & Analytical Biochemistry*, 6: 1-16, 2017.

PROTEIN DATA BASE. Catalase. Disponível em: http://pdb101.rcsb.org/motm/57.

QUEIROZ, C.; LOPES, M. L. M.; FIALHO, E; VALENTE-MESQUI-TA, V. L. Polyphenol oxidase: Characteristics and mechanisms of browning control. *Food Reviews International,* 24:4, 361-375, 2008.

ROBINSON, D. S. Peroxidases and catalases in foods. In: ROBINSON, D. S.; ESKIN, N. A. M. *Oxidative Enzymes in Foods*, 11-47. Elsevier, London. 1995.

SCOTT, D. Applications of Glucose Oxidase. In: REED, G. *Enzymes in Food Processing*, 519-548. Academic Press, New York. 1975.

SCOTT, D. Oxidoreductases. In: REED, G. *Enzymes in Food Processing*, 222-254. Academic Press, New York. 1975.

SHINTANI, H. Determination of xanthine oxidase. *Pharm Anal Acta* 2013, DOI: 10.4172/2153-2435.S7-004.

WHITAKER, J. R. Catalase and peroxidase. In: *Principles of Enzymology for the Food Sciences*, 565-579. Marcel Dekker, New York. 1994.

WHITAKER, J. R. Glucose oxidase. In: *Principles of Enzymology for the Food Sciences*, 533-541. Marcel Dekker, New York. 1994.

WHITAKER, J. R. Lipoxigenase. In: *Principles of Enzymology for the Food Sciences*, 579-594. Marcel Dekker, New York. 1994.

WHITAKER, J. R. Lipoxigenase. In: ROBINSOM, D. S.; ESKIN, N. A. M. *Oxidative Enzymes in Foods*, 175-215. Elsevier, London. 1995.

WHITAKER, J. R. Polyphenol oxidase. In: *Principles of Enzymology for the Food Sciences*, 543-556. Marcel Dekker, New York. 1994.

WONG, C. M.; WONG, K. H.; CHEN, X. D. Glucose oxidase: natural occurrence, function, properties and industrial applications. *Applied Microbiology and Biotechnology*, 78: 927-938, 2008.

ZAWISTOWSKI, J.; BILIADERIS, C. G.; ESKIN, N. A. M. Polyphenol oxidase. In: ROBINSOM, D. S.; ESKIN, N. A. M. *Oxidative Enzymes in Foods*, 217-271. Elsevier, London. 1995.

Capítulo 6

Transformações Bioquímicas em Produtos Hortícolas Após a Colheita

Ana Paula Preczenhak • Natalia Dallocca Berno •
Maria Cecília de Arruda • Ilana Urbano Bron • Ricardo Alfredo Kluge

- Introdução, *204*
- Amadurecimento | Fatores de influência, *205*
- Amadurecimento | Mudanças bioquímicas, *221*
- Frutas e hortaliças minimamente processadas, *239*
- Bibliografia, *244*

Introdução

Os produtos hortícolas originam-se de diferentes estruturas vegetais, e é preciso conhecer as necessidades de cada produto para garantir máxima conservação. Frutos formam o grupo de maior importância comercial e são usados como modelos para as transformações bioquímicas após a colheita.

Os produtos hortícolas são compostos por uma grande variedade de vegetais de importância econômica, presentes na dieta alimentar da população de todo o mundo e também utilizados como ornamentação. São comumente chamados de frutas, hortaliças e flores.

A crescente busca por uma alimentação mais saudável, aliada ao desejo de satisfação do consumidor, tem levado à expansão do mercado para os produtos hortícolas, tanto dentro de cada país quanto entre nações dos diferentes continentes. Esse mercado, especialmente o de exportação, é altamente competitivo e requer profissionalismo para fornecer produtos de qualidade. O profissional da área de pós-colheita necessita, cada vez mais, conhecer as técnicas de conservação e as necessidades de cada vegetal para proporcionar a máxima conservação de suas características. Entretanto, as exigências dos vegetais são diferentes, e é impossível padronizar procedimentos.

Os produtos hortícolas se originam de diferentes estruturas anatômicas dos vegetais e têm comportamentos distintos após a colheita. Podem ser divididos de acordo com a parte dos vegetais utilizados como alimentos em: hortaliças de folhas, de flores, subterrâneas (raízes, bulbos e tubérculos), brotações e frutos. Algumas de suas principais características são apresentadas a seguir.

Hortaliças de folhas. Podemos citar como exemplos: alface, rúcula, agrião, couve e espinafre. Em razão de sua estrutura, que proporciona elevada relação entre superfície e volume, são muito sensíveis à perda de água. Geralmente, são também sensíveis a mudanças na coloração, principalmente à perda da cor verde.

Hortaliças de flores. Os exemplos mais conhecidos são brócolis, couve-flor e alcachofra, além das flores propriamente ditas, como algumas variedades comestíveis e as utilizadas na ornamentação. A flor é uma etapa efêmera na fenologia da planta e, consequentemente, sua vida útil para comercialização é muito curta. As flores apresentam rápida senescência e são geralmente muito sensíveis ao etileno.

Hortaliças subterrâneas (raízes, bulbos e tubérculos). São estruturas de reserva energética nas plantas e, portanto, apresentam baixa taxa metabólica e poucas transformações após a colheita. Algumas permitem conservação por períodos bastante longos. Os principais problemas de conservação pós-colheita estão relacionados à ocorrência de podridões, à perda de água e ao brotamento. Cenoura, cebola e batata são alguns dos exemplos dessa classe.

Brotações. Alguns produtos hortícolas de importância comercial são brotações, como o aspargo. Apresentam taxa metabólica muito alta e curto período de conservação pós-colheita.

Frutos. Compõem uma grande variedade de produtos e podem ser classificados de diversas formas. Alguns frutos são classificados como hortaliças, compondo as hortaliças de fruto, como tomate, pepino, berinjela etc. Outros são classificados como frutas. São geralmente consumidos como sobremesas, sucos ou no café da manhã. Diferenciam-se do grupo anterior sobretudo pela presença dos sabores doce e ácido. Neste grupo incluem-se as frutas cítricas (laranja, limão, tangerina), banana, manga, mamão, entre outras.

Os frutos podem ser classificados de acordo com o seu padrão respiratório e amadurecimento após a colheita como frutos climatéricos e frutos não climatéricos, o que será detalhado adiante neste capítulo.

Os frutos sofrem grande número de alterações em sua composição durante o amadurecimento, estando ou não ligados à planta. Além disso, representam o grupo de produtos hortícolas de maior importância comercial. Portanto, eles serão utilizados neste capítulo como modelos para ilustrar as transformações bioquímicas após a colheita.

Amadurecimento | Fatores de influência

> O amadurecimento corresponde às mudanças nos atributos sensoriais que tornam o fruto aceitável para consumo e envolve reações de degradação e síntese.

O amadurecimento corresponde às mudanças sensoriais do sabor, odor, cor e textura que tornam o fruto aceitável para o consumo. Em frutos não climatéricos, essas mudanças ocorrem de forma lenta e gradativa enquanto eles estão ligados à planta-mãe e devem ser colhidos na maturidade horticultural, ou seja, quando apresentarem características ótimas para o consumo. Esses frutos apresentam taxa respiratória constante durante o desenvolvimento. Os frutos climatéricos, por sua vez, devem ser colhidos na maturidade fisiológica, uma vez que amadurecem mesmo que não ligados à planta-mãe. Estes frutos apresentam um aumento característico na taxa respiratória, que coincide com a fase de amadurecimento, relacionada ao etileno. O etileno é considerado o hormônio do amadurecimento, embora outros hormônios também estejam envolvidos nesse processo, como a citocinina e ácido abscísico. As transformações que ocorrem durante o amadurecimento envolvem processos de degradação e síntese. O conhecimento dessas mudanças metabólicas associadas ao amadurecimento é essencial para aplicar técnicas que visem à conservação da qualidade dos frutos.

Respiração

> A respiração é o principal processo fisiológico após a colheita e consiste na oxidação de moléculas complexas, que geram energia e moléculas mais simples. Quanto mais elevada a atividade respiratória de um fruto, mais perecível ele será.

Durante o período de desenvolvimento do fruto, ocorre a translocação de solutos de partes da planta, chamadas de fonte, para o fruto, que é o dreno. Após a colheita, o fruto permanece com seu metabolismo ativo e, por isso, é considerado um produto vivo. A relação fonte-dreno não existe mais; desta forma, por meio da respiração, o fruto consome suas próprias reservas para manter o metabolismo. A respiração é o principal processo fisiológico dos produtos hortícolas após a colheita para manutenção dos processos biológicos essenciais à vida.

▶ Conceito

A respiração pode ser definida como um processo biológico de oxidação controlada de moléculas orgânicas, com liberação de energia. Essa energia é assimilada e armazenada em diversos compostos, sendo o mais importante o trifosfato de adenosina (ATP). Os principais substratos da respiração são carboidratos, como o disscarídeo sacarose, ácidos orgânicos, trioses fosfato e metabólitos provenientes da oxidação de lipídeos e proteínas. Ao final da cadeia oxidativa, o substrato é completamente oxidado a CO_2 e o O_2, aceptor final de elétrons, é reduzido a H_2O (água). O processo respiratório pode ser resumido pela equação a seguir:

$$C_6H_{12}O_6 + 6O_2 \rightarrow 6CO_2 + 6\,H_2O + \text{energia (ATP e calor)}$$

▶ Etapas da respiração

A respiração ocorre em três etapas: *glicólise, ciclo de Krebs e cadeia transportadora de elétrons*.

Glicólise. A glicólise é um processo anaeróbico, que ocorre por ação de enzimas que atuam no citosol e nos plastídios, hidrolisando a sacarose em hexoses (glicose e frutose) e posteriormente oxidando-as em trioses fosfato, para formação de piruvato, um ácido orgânico de três carbonos. Desta forma, ao final da glicólise, uma molécula de sacarose é oxidada até a formação de quatro moléculas de piruvato. Essa cascata de reações consome de duas a quatro moléculas de ATP por unidade de sacarose, dependendo da enzima de hidrólise da sacarose (sacarose sintase – 2 ATP; invertase – 4 ATP). Os pontos críticos da glicólise são as reações irreversíveis: (a) hidrólise de sacarose em glicose e frutose e (b) oxidação por hexoquinases (glicose $\rightarrow$ glicose-6-fosfato) e fosfofrutoquinases (frutose-6-fosfato $\rightarrow$ frutose-1,6-bisfosfato) com gasto de energia. Após a ação dessas enzimas, ocorrem as etapas da via glicolítica de conservação de energia, com geração de 2 ATP e 1 NADH por frutose-1,6-bisfosfato convertida a piruvato (produto final da via). A glicólise funciona ainda como provedora de carbono para as outras fases da respiração.

Em condições de anaerobiose, o piruvato é descarboxilado a acetaldeído, pela enzima piruvato-descarboxilase, com liberação de CO_2, e o acetaldeído é reduzido a etanol pela álcool desidrogenase. Alternativamente, o piruvato pode ser oxidado a lactato pela piruvato-desidrogenase com formação de NADH. Em ambos os casos podem ocorrer alterações no sabor e aroma de frutos e hortaliças.

A glicólise não é a única rota disponível para a oxidação da sacarose no citosol de células vegetais. A via oxidativa da pentose fosfato, que ocorre paralelamente à glicólise, também pode executar essa função. Tal via é muito importante

No citosol, a glicólise, a via das pentoses-fosfato e a via do ácido chiquímico são responsáveis pela geração de importantes metabólitos para produção de compostos de aroma, pigmentos e hormônios, entre outros. Em anaerobiose, a célula passa a realizar fermentação alcoólica com acúmulo de acetaldeído e etanol.

na fase pré-climatérica, pois é nela que a metionina, aminoácido precursor primário do etileno, é formada. Durante essa via também são formadas uma série de trioses, pentoses e hexoses. Dentre estas estão a eritrose-4-fosfato (eritrose 4 P) e a ribose-5-fosfato (ribose 5 P). A ribose 5 P é necessária à síntese de precursores de RNA e DNA. A eritrose 4 P, juntamente com o fosfoenolpiruvato produzido na glicólise, forma a via do ácido chiquímico, importante via do metabolismo secundário vegetal, que é responsável pela produção dos aminoácidos aromáticos: tirosina, triptofano e fenilalanina. A fenilalanina é precursora de compostos fenólicos como a lignina e os flavonoides.

Ciclo de Krebs. Este ciclo, também chamado de ciclo do ácido tricarboxílico ou do ácido cítrico, ocorre na matriz mitocondrial e é caracterizado por oito etapas, sendo cada etapa catalisada por uma enzima específica.

Para que o ciclo de Krebs se inicie, o piruvato é transportado do citosol para a matriz mitocondrial com subsequente oxidação e descarboxilação pela enzima piruvato-desidrogenase e, em seguida, é acoplado à coenzima A (CoA), originando acetil-CoA, NADH e CO_2. A atividade da piruvato-desidrogenase é reduzida por altas concentrações de CO_2 e baixas de O_2. O acetil-CoA é um composto essencial para síntese de compostos aromáticos e por esse motivo, altas concentrações de CO_2 e baixas de O_2 podem impedir a formação de compostos voláteis responsáveis pelo aroma dos frutos.

Primeiramente, o acetil-CoA se complexa com o oxalacetato (um composto de quatro carbonos), por ação da enzima citrato sintase, formando o citrato (composto de 6 carbonos) e regenerando a coenzima A. O próximo passo do ciclo é a isomerização do citrato a isocitrato pela aconitase. Até a formação de succinato, o isocitrato inicial sofre dois sucessivos processos de descarboxilação oxidativa por ação de desidrogenases, gerando dois NADH e liberando duas moléculas de CO_2. Ao longo do ciclo, as reações subsequentes favorecem a regeneração do oxalacetato. Uma das principais enzimas nesse processo é a succinato-desidrogenase, que converte succinato em fumarato. Na presença de altas concentrações de CO_2, a atividade dessa enzima é reduzida e o acúmulo de succinato pode ser tóxico às células.

No decorrer do ciclo, parte da energia liberada pela oxidação dos átomos de carbono é usada para converter ADP em ATP (uma molécula por ciclo), FAD para $FADH_2$ (uma molécula por ciclo) e a maior parte é usada para reduzir o NAD (três moléculas por ciclo). Assim, temos um saldo de 12 CO_2 liberados, 4 ATP, 16 NADH e 4 FADH formados durante o ciclo do ácido cítrico, por molécula de sacarose.

Cadeia transportadora de elétrons. O processo de fosforilação oxidativa dependente de O_2 é a última etapa da respiração e ocorre na membrana mitocondrial interna. A maior parte da energia de oxidação fica nos elétrons que foram removidos dos carbonos quando estes foram oxidados. Na cadeia transportadora de elétrons, os elétrons desses transportadores são transferidos, através de vários compostos intermediários, até o aceptor de nível energético mais baixo, o O_2. Quando os elétrons fluem ao longo da cadeia de transporte de elétrons, ocorre liberação de energia, que favorece um gradiente eletroquímico de prótons através da membrana, da matriz mitocondrial para o espaço entre membranas. Posteriormente, alguns prótons retornam para a matriz e liberam energia, que é utilizada por um complexo enzimático, chamado de ATP-sintase (dissipador do gradiente de prótons), para síntese de ATP.

Cada vez que um par de elétrons passa do NADH citosólico para o O_2, prótons suficientes são bombeados através da membrana para gerar 1,5 molécula de ATP. Os NADH produzidos durante a etapa do ciclo do ácido cítrico geram prótons suficientes para produzir 2,5 moléculas de ATP. Esses NAD reduzidos durante a glicólise, que ocorre no citosol, precisam ser transportados através da membrana mitocondrial para serem oxidados na cadeia de transporte de elétrons. Isso envolve o custo de uma molécula de ATP por NAD e consequente perda de elétrons. Cada vez que um par de elétrons passa do FADH para o O_2, prótons suficientes são bombeados através da membrana para gerar

1,5 molécula de ATP. Assim, durante todo o processo de respiração são produzidos 30 moles de ATP por mol de glicose, ou 60 moles de ATP por mol de sacarose.

▶ Padrões de atividade respiratória

De modo bastante genérico, os frutos podem ser divididos em duas classes, de acordo com o padrão de atividade respiratória e com o amadurecimento após a colheita. Frutos que amadurecem após a colheita e apresentam aumento na taxa respiratória, normalmente precedido pelo aumento na produção de etileno, são chamados de frutos climatéricos (Figura 6.1). O menor valor observado na taxa respiratória é chamado de "mínimo pré-climatérico". O pico respiratório designado "máximo climatérico" é seguido por um declínio na atividade respiratória, chamado "pós-climatérico". O climatério pode ser definido como a fase do desenvolvimento em que ocorre elevação da taxa respiratória, associada à produção autocatalítica de etileno e a inúmeras transformações bioquímicas. Dessa forma, o processo de amadurecimento ocorre com o fruto separado da planta-mãe. Geralmente frutos climatéricos são colhidos ainda verdes para facilitar o manuseio e ampliar o tempo de conservação. São exemplos: manga, mamão, abacate, banana, pera.

Frutos que não apresentam aumento na taxa respiratória e na produção de etileno após a colheita são denominados frutos não climatéricos. A taxa respiratória, nesse caso, se mantém estável ou em declínio gradual, independentemente

> Os frutos são divididos em climatéricos e não climatéricos de acordo com seu padrão respiratório. Os climatéricos apresentam grandes variações na respiração ao longo da vida, coincidindo o amadurecimento com a fase de maior atividade respiratória. Podem ser colhidos ainda verdes – completam seu amadurecimento longe da planta-mãe. Os não climatéricos não apresentam aumentos na atividade respiratória e deverão ser colhidos quando apresentarem as características ótimas para consumo.

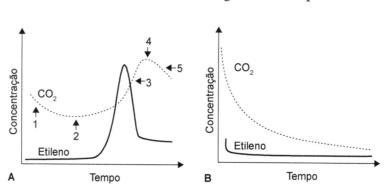

Figura 6.1 Produção de etileno, taxa respiratória (CO_2) e fases da respiração em frutos climatéricos (**A**) e não climatéricos (**B**). Fases da respiração climatérica: 1: pré-climatérico; 2: mínimo pré-climatérico; 3: aumento climatérico; 4: pico climatérico; 5: pós-climatérico.

do estádio de desenvolvimento no qual foram colhidos, sendo necessário reunirem as características adequadas para o consumo antes da colheita (ver Figura 6.1). São exemplos: uva, laranja, limão, figo, morango, abacaxi.

Essa terminologia tem sido utilizada para explicar os diferentes comportamentos, mas não pode ser aplicada a todos os frutos. Sabe-se que muitos frutos apresentam modificações após a colheita na sua composição sem ocorrer o aparecimento do climatério, o que pode ser creditado a diversos fatores como: condições de cultivo, ponto de colheita e variedade. Um exemplo é o melão. Dependendo da variedade, esse fruto pode ser classificado como não climatérico ou como climatérico: a variedade "Gold Mine" (grupo *Inodorus*) geralmente é categorizada como fruto não climatérico, por ter baixas taxa respiratória e produção de etileno durante o amadurecimento, enquanto a variedade "Fleuron" (grupo *Cantaloupensis*) é categorizada como fruto climatérico, por apresentar altas taxa respiratória e produção de etileno no mesmo período.

A taxa respiratória tem estreita relação com o tempo que o produto leva para amadurecer e, consequentemente, com a vida pós-colheita do produto. Assim, frutos com taxa respiratória elevada tendem a ser mais perecíveis.

▶ Fatores que afetam a respiração

Muitos são os fatores que interferem na respiração dos produtos hortícolas e, consequentemente, acarretam em mudanças fisiológicas e na qualidade pós-colheita. A seguir, serão tratados alguns desses fatores e suas consequências.

Etileno. O etileno é o único hormônio gasoso conhecido. É um hidrocarboneto simples de baixa massa molecular (C_2H_4), ativo em concentrações muito baixas (cerca de $0,1\ mg\ kg^{-1}$) e considerado o hormônio do amadurecimento, embora outros hormônios também estejam envolvidos nesse processo, como a citocinina e ácido abscísico. No início do amadurecimento ocorrem redução nos níveis de citocinina e aumento nos níveis de ácido abscísico. O etileno está também relacionado com a resposta do vegetal a estresses, como lesões e infecções.

> O etileno é o hormônio do amadurecimento e também está ligado à resposta do vegetal ao estresse. Em frutos climatéricos, sua síntese é autocatalítica. O acúmulo de etileno pode acelerar demasiadamente o amadurecimento dos frutos, antecipando a senescência.

A produção de etileno se dá praticamente em todos os órgãos da planta, durante o desenvolvimento vegetal. De modo simplificado, seu precursor, o aminoácido metionina, é transformado em S-adenosil metionina (SAM), pela enzima SAM sintetase, que é, então, transformado em ácido 1-aminociclopropano-1-carboxílico (ACC), pela enzima ACC-sintase e, posteriormente, em etileno, pela enzima ACC-oxidase (Figura 6.2). O ACC é o precursor imediato e o principal fator limitante para a biossíntese do etileno. A enzima ACC-sintase é regulada, na planta, por fatores internos e externos (estresses). A ACC-oxidase apresenta elevada atividade durante o amadurecimento, sendo essa atividade um fator limitante para esse processo nos frutos.

Todo fruto produz etileno, o que varia é a concentração. Em frutos climatéricos, a concentração de etileno é bastante variável durante o desenvolvimento, apresentando produção máxima no amadurecimento (ver Figura 6.1). Antes do início do amadurecimento, o etileno é produzido em baixas quantidades, inibindo a sua própria síntese (sistema 1). Com o início do climatério, há um aumento na produção do etileno, que torna o processo autocatalítico (sistema 2), ou seja, o etileno estimula a sua própria biossíntese. A maior concentração do hormônio é evidenciada pela alta atividade da ACC-sintase (ver Figura 6.2). Nos frutos climatéricos, o ciclo de regeneração da metionina (ciclo de Yang) e a reciclagem do ACC são mais pronunciados, quando comparados aos frutos não climatéricos.

Os frutos chamados não climatéricos possuem apenas o sistema 1 de produção de etileno. Nesse sistema ocorre produção constante e mais baixa de etileno, quando comparados aos frutos climatéricos.

A presença ou aplicação de etileno no período pós-colheita pode ter efeitos desejáveis, como uniformizar o amadurecimento de alguns frutos, facilitando seu manejo e comercialização. Entretanto, seus efeitos também podem ser indesejáveis, provocando o amarelecimento de hortaliças folhosas ou acelerando demasiadamente o amadurecimento de frutos, antecipando assim a senescência. Nesse caso,

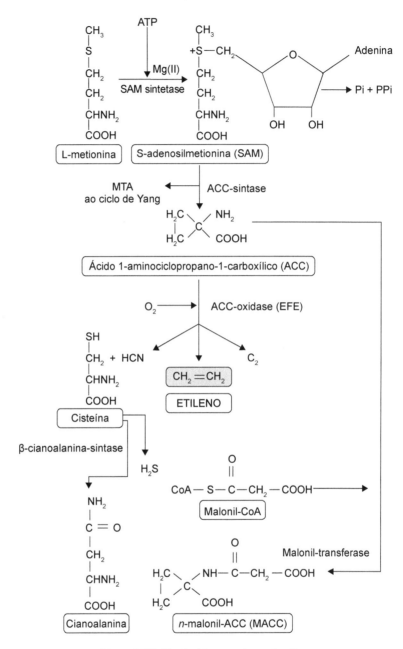

Figura 6.2 Via biossintética para síntese de etileno.

recomenda-se não armazenar produtos que produzam altas quantidades de etileno com aqueles muito sensíveis a esse hormônio, trocar o ar das câmaras de armazenamento para evitar o acúmulo do hormônio, assim como utilizar absorvedores de etileno (permanganato de potássio) e inibidores da produção de etileno (1-metilciclopropeno).

> ▶ **Mecanismos de ação e de inibição do etileno.** O mecanismo de ação do etileno em nível molecular ainda não é totalmente elucidada. Sua ação ocorre por meio de sua ligação a um receptor de membrana, que ativa uma ou mais rotas de transdução de sinal, gerando uma resposta celular. A maioria dos receptores do etileno estão localizados na membrana do retículo endoplasmático; contudo, em raízes, estão presentes também no complexo de Golgi. Para ter acesso a eles, o etileno passa livremente pela membrana plasmática para o interior da célula, devido a sua hidrofobicidade. Após a ligação do etileno ao receptor, ocorre a transdução de sinal para o núcleo, sinalizando a expressão gênica de sequências específicas ligadas a respostas mediadas pelo etileno. Com a transcrição dos genes em RNA mensageiros, estes são transportados para o citosol, onde as proteínas são traduzidas. Essas proteínas específicas de resposta ao etileno são responsáveis por uma série de mudanças no metabolismo vegetal como, por exemplo, amolecimento dos tecidos, degradação da clorofila e síntese de carotenoides e aumento da atividade da ACC oxidase.

> O etileno liga-se a receptores na membrana celular, levando à síntese de enzimas responsáveis por alterações do metabolismo. Baixas concentrações de O_2, além de inibidores químicos (AOA e AVG), reduzem a síntese do hormônio. Altas concentrações de CO_2 e ciclopropenos competem pelos sítios ativos, reduzindo a ação do etileno.

O oxigênio é requerido para a conversão de ACC em etileno, por meio da ação da enzima ACC-oxidase. A ação do etileno sofre interferência tanto em baixos níveis de O_2 quanto em altos níveis de CO_2, que diminuem a ação do hormônio. Concentrações baixas de oxigênio inibem a atividade da ACC-oxidase, o que reduz a síntese de etileno e dificulta sua ligação aos sítios receptores. Altas concentrações de CO_2 competem com o etileno pelo sítio de ligação do receptor, impedindo que o etileno se ligue (Figura 6.3). Essas alterações na concentração de gases podem ser conseguidas pelo uso de atmosfera controlada e modificada, que será relatado ainda neste capítulo.

O aminoetoxivinilglicina (AVG) e o ácido aminoxiacético (AOA) são produtos que inibem a síntese de ACC, bloqueando a conversão de SAM em ACC. O ácido α-aminoisobutírico (AIBA) e íon cobalto (Co^{2+}) bloqueiam a conversão de ACC em etileno. O íon prata (Ag^+), na forma de nitrato de prata ou tiossulfato de prata, compete pelo sítio de ligação dos receptores de etileno na membrana e, assim, inibe a ação

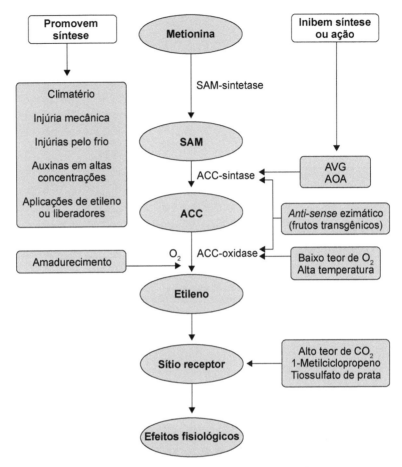

Figura 6.3 Fatores que influenciam a produção de etileno.

desse hormônio vegetal. O 1-metilciclopropeno (1-MCP) compete com o etileno pelos sítios receptores, ligando-se a eles de forma irreversível, bloqueando as respostas ao hormônio. O 1-MCP tem sido amplamente utilizado para inibir o efeito do etileno produzido pelo próprio fruto ou de fontes externas.

Os frutos climatéricos respondem à aplicação do etileno, ou seja, seu amadurecimento é antecipado, desde que a aplicação seja realizada em momento apropriado (após o fruto atingir o pleno crescimento, no pré-climatérico) (Figura 6.4). Após a aplicação, o fruto produz etileno de maneira autocatalítica. A aplicação durante a ascensão climatérica ou quando o fruto ainda não atingiu seu completo crescimento não apresenta efeito do etileno aplicado. No primeiro caso,

> Frutos climatéricos podem ter seu amadurecimento antecipado por aplicação de etileno exógeno. Produtos geradores de etileno e hidrocarbonetos com ação similar podem ser utilizados na uniformização do amadurecimento de frutos climatéricos.

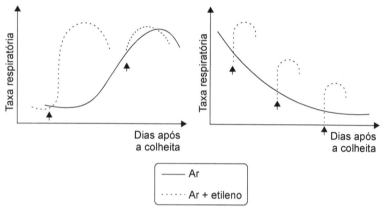

- Reage à aplicação de etileno somente se o etileno for aplicado antes do climatério
- A intensidade da respiração no climatério independe da concentração de etileno aplicada
- O padrão respiratório não é alterado, o que ocorre é a antecipação do pico.

- Reage à aplicação de etileno em qualquer estádio de desenvolvimento
- A ascensão respiratória é proporcional à concentração de etileno aplicada
- A respiração volta ao padrão normal, quando o etileno é retirado (cessa causa, cessa efeito).

Figura 6.4 Resposta à aplicação exógena de etileno em frutos climatéricos e não climatéricos.

a produção autocatalítica do etileno já promove o efeito de síntese do hormônio independente de aplicação externa e no segundo caso, frutos verdes não apresentam receptores para o etileno, sendo insensíveis à sua aplicação.

Nos frutos não climatéricos, a aplicação de etileno, em qualquer estádio, promove aumento da taxa respiratória por um determinado período. No entanto, a resposta só ocorre enquanto o etileno estiver em contato com o fruto, não havendo produção autocatalítica de etileno (ver Figura 6.4).

Para uniformizar o amadurecimento de determinados frutos, como bananas, é possível a utilização de produtos geradores e liberadores de etileno ou mesmo a injeção de mistura de gases que contenham etileno na atmosfera de armazenamento. Essa prática é chamada de climatização da banana e é uma prática rotineira na pós-colheita desse fruto. O etileno, se aplicado sozinho, é altamente explosivo, portanto são utilizadas misturas contendo 95% de nitrogênio e 5% de etileno. Existem hidrocarbonetos com ação similar à do etileno, como o acetileno, o propileno e o butano.

Temperatura. A intensidade respiratória está intimamente relacionada com a temperatura a que o produto está exposto. A taxa respiratória pode ser reduzida pelo uso de baixa temperatura (refrigeração). Nessas condições, as reações bioquímicas têm sua velocidade reduzida, inclusive aquelas ligadas à senescência. Em frutos climatéricos, a redução da temperatura retarda o pico climatérico e reduz sua intensidade.

O quociente de temperatura (Q_{10}) postula que a cada 10°C de variação na temperatura, a velocidade das reações metabólicas aumenta ou diminui em de 2 a 3 vezes, dentro da faixa de temperatura que não cause nenhum tipo de dano ao produto. Por meio do Q_{10} pode-se prever a velocidade de um determinado processo metabólico e também o tempo de armazenamento de uma fruta ou hortaliça.

Durante o armazenamento refrigerado o produto deve ser exposto à menor temperatura possível, sem que ocorra distúrbio fisiológico em decorrência da exposição ao frio. A essa temperatura mínima dá-se o nome de temperatura mínima de segurança (TMS). Dessa forma, a exposição do produto a temperaturas reduzidas e acima da TMS auxilia na manutenção da qualidade e da vida útil. Caso o produto seja mantido por um determinado tempo abaixo dessa temperatura, pode ocorrer dano pelo frio, o que prejudica a qualidade final do produto. Quando isso ocorre, a respiração inicialmente aumenta, em uma tentativa para recuperação dos danos e, em seguida, sofre queda por desestruturação celular.

> É possível reduzir a atividade respiratória e a velocidade das reações bioquímicas pelo armazenamento refrigerado. O produto deve ser exposto à menor temperatura possível (temperatura mínima de segurança – TMS) sem que haja alterações em seu metabolismo normal que caracterizem a injúria pelo frio.

No dano pelo frio, também conhecido como *chilling*, não ocorre a formação de cristais de gelo, como no congelamento, e sim uma alteração no metabolismo normal dos produtos, levando a uma série de sintomas. Geralmente frutos tropicais são mais suscetíveis a esses danos, quando comparados com os frutos de clima temperado, em razão das diferenças na composição de suas membranas plasmáticas. Nos frutos de clima tropical, as membranas tendem a conter menos ácidos graxos insaturados e mais ácidos graxos saturados que nos frutos de clima temperado, o que acelera a perda de compartimentalização celular. A suscetibilidade aos danos pelo frio depende de fatores como: genótipo, estádio de maturação e binômio tempo-temperatura de exposição.

A resposta primária a qualquer dano pelo frio é a alteração na membrana lipídica, que sofre transição da fase líquido-cristalina para fase gel-sólida, levando à perda da permeabilidade seletiva. Esse processo conduz a respostas secundárias, como extravasamento de solutos, aumento da respiração e produção de etileno, acúmulo de compostos tóxicos, assim como a oxidação de fenóis (em virtude do contato entre as enzimas e seus substratos – ver tópicos "Polifenoloxidase" e "Escurecimento enzimático", no Capítulo 5, *Oxidorredutases*). Todas essas respostas conduzem a diversos sintomas em diferentes espécies e o aparecimento dos sintomas ocorre, geralmente, quando os frutos são retirados do armazenamento refrigerado e expostos a temperaturas mais altas (temperaturas de amadurecimento). A Tabela 6.1 apresenta os principais danos que ocorrem em alguns produtos hortícolas.

Temperaturas altas, acima do tolerado pela espécie, também podem ser danosas ao amadurecimento. Temperaturas

Tabela 6.1 Temperatura mínima de segurança (TMS) e danos causados pelo frio em alguns produtos hortícolas.

Fruto	TMS (°C)	Sintomas de danos de frio entre o ponto de congelamento e a TMS
Abacate	9	Mudanças na cor da casca e da polpa
Banana	13	Manchas marrons ou amarelo-acinzentadas na casca, escurecimento da polpa
Berinjela	10	Depressões e bronzeado na casca, escurecimento das sementes
Laranja	3	Depressões superficiais e necróticas
Manga	12	Manchas acinzentadas ou marrons na casca, falha no amadurecimento, aumento nas podridões
Quiabo	7	Depressões superficiais, descoloração, podridões
Melão	7	Depressões e podridões
Mamão	12	Falhas no amadurecimento, depressões superficiais, sabor desagradável
Tomate "de vez"	13	Pouco desenvolvimento de coloração, depressões
Tomate maduro	10	Amolecimento, encharcamento, podridões

acima de 30°C podem impedir a síntese de ACC-oxidase e, consequentemente, a produção de etileno.

Concentração gasosa. A respiração pode ser reduzida pela elevação no teor de CO_2 e diminuição na concentração de O_2 da atmosfera que envolve o produto hortícola. Isto é possível pelo uso das técnicas de atmosfera controlada (AC) e atmosfera modificada (AM). O princípio das duas técnicas é o mesmo; a diferença entre elas está no controle e sobretudo na manutenção do teor dos gases na atmosfera ao redor dos produtos. Na AC ocorrem o monitoramento e o controle da composição gasosa da atmosfera a que o produto fica exposto ao longo de todo o período de armazenamento. A AM é criada por meio de uma barreira artificial à difusão de gases em torno da fruta ou hortaliça. Dentre as possíveis formas de se alcançar a AM podemos citar o uso de embalagens que envolvam o produto e a aplicação de recobrimentos comestíveis aplicados na superfície do produto. A AM pode ser passiva ou ativa. No primeiro caso, a concentração de gases é modificada pela própria respiração dos frutos e no segundo pela injeção de gases na concentração adequada dentro da embalagem.

> A redução da concentração de O_2 e o aumento da de CO_2 pelo uso de atmosfera controlada ou modificada reduz a atividade respiratória. O desbalanceamento da atmosfera pode levar à fermentação alcoólica e à morte celular.

> O uso de recobrimentos e embalagens plásticas reduz a perda de água pelo produto, retardando alterações indesejadas de textura (murchamento).

Altas concentrações de CO_2 reduzem a atividade das enzimas fosfofrutoquinase (glicólise), piruvato-desidrogenase, succinato-desidrogenase (ciclo de Krebs) e citocromo-oxidase (cadeia transportadora de elétrons). As enzimas piruvato-desidrogenase e citocromo-oxidase também têm redução da atividade em consequência da redução das concentrações de O_2.

O acúmulo de succinato, causado pelo decréscimo da atividade de succinato-desidrogenase, pode ser tóxico às células e causar escurecimento dos tecidos. A inibição da piruvato-desidrogenase compromete a produção de acetil-CoA, composto essencial para síntese de compostos voláteis, fundamentais para o aroma dos frutos. Em condições de baixa concentração ou mesmo ausência de oxigênio, o piruvato não é convertido em acetil-CoA, e não entra no ciclo de Krebs. Esse piruvato é desviado para outra via, ocorrendo o processo de fermentação, que acarreta produção de odores e sabores desagradáveis.

Os benefícios das modificações na atmosfera são observados quando os teores de CO_2 são elevados a 3 a 8% e os de O_2 reduzidos até 8 a 3%. Concentrações de CO_2 ao redor de 1 a 2% e de O_2 a 10% já reduzem a respiração e a sensibilidade ao etileno, afetando o amadurecimento, o desenvolvimento e a degradação dos produtos hortícolas. Além disso, concentrações de CO_2 acima de 10% inibem o crescimento de muitos microrganismos. A concentração ideal depende do tipo de produto, estádio de desenvolvimento, idade fisiológica, entre outros.

Os materiais de embalagem mais utilizados são bandejas de poliestireno expandido (PSE) revestidas com policloreto de vinila (PVC) ou embaladas em diversos materiais plásticos, como polipropileno (PP), polietileno de baixa densidade (PEBD), polietileno de alta densidade (PEAD). A permeabilidade aos gases desses materiais é variada, sendo o PVC de alta permeabilidade, o PEBD de permeabilidade intermediária e o PP e o PEAD de menor permeabilidade.

A utilização de embalagens e/ou recobrimentos, além de reduzir a atividade respiratória, cria uma barreira à difusão de vapor d'água, reduzindo a perda de água pelos tecidos do fruto e, consequentemente, retardando a desidratação e o murchamento dos produtos.

Em relação aos recobrimentos, os mais utilizados são aqueles à base de polietileno, em produtos que serão consumidos sem a casca, e de cera de carnaúba. Outros materiais, como os lipídeos (óleo ou cera de parafina, cera de abelhas, óleo vegetal, óleo mineral etc.), polissacarídeos amiláceos e não amiláceos (celulose, pectina, amido etc.) e proteínas (caseína, gelatina, albumina de ovo etc.) têm sido estudados, visando originar recobrimentos comestíveis.

Danos mecânicos. Todo e qualquer tipo de lesão mecânica em frutas e hortaliças pode causar estímulo da atividade respiratória. Tais lesões provocam a liberação de oligossacarídeos provenientes da parede celular lesionada, que sinalizam a produção do chamado *etileno de ferimento*. Esse etileno é responsável por inúmeras mudanças no metabolismo celular, como forma de tentativa de reparo, dentre elas a elevação

> Injúrias aos tecidos vegetais levam à produção de *etileno de ferimento*, que acelera a atividade respiratória.

da respiração. Além disso, os danos mecânicos são responsáveis pela descompartimentação celular, que proporciona o contato entre enzimas e substratos, causando diversos efeitos metabólicos, com consumo de sólidos solúveis e de ácidos orgânicos e aumento no conteúdo de compostos fenólicos, além da produção de compostos escuros, que depreciam a qualidade do produto hortícola. Nesse caso, a elevação na respiração se dá em decorrência do aumento no metabolismo, que visa à recuperação do tecido danificado.

Amadurecimento | Mudanças bioquímicas

Mudanças na coloração

O critério mais importante utilizado pelo consumidor para julgar a maturidade dos frutos se baseia na mudança de cor durante o amadurecimento. A coloração dos frutos e hortaliças é dependente do pigmento acumulado pelas várias espécies e suas variedades. As mudanças na coloração dos frutos estão relacionadas tanto à degradação quanto à síntese e/ou à revelação de pigmentos. Nos vegetais podemos encontrar, mais comumente, os pigmentos listados a seguir.

> As mudanças na cor são consideradas o principal critério para julgar a maturidade do fruto pelo consumidor (nem sempre corretamente). São causadas pela degradação da clorofila (fortemente estimulada pelo etileno) e pela síntese ou revelação dos outros pigmentos: carotenoides (lipossolúveis de coloração vermelha a amarela) e antocianinas (fenólicos de coloração forte, do vermelho ao roxo), entre outros.

▶ Clorofila

As clorofilas são responsáveis pela coloração verde em hortaliças folhosas, frutos imaturos ou maduros e em flores. Esses pigmentos estão presentes nos cloroplastos, ancorados às membranas lipoproteicas. Podemos dividir esta classe de pigmentos em clorofila *a* e clorofila *b*, cujas proporções específicas variam dentre os diferentes órgãos das plantas. A molécula de clorofila possui duas partes: uma estrutura em anel, chamada porfirina, contendo em seu centro o íon Mg^{+2}, e um álcool terpênico linear, denominado fitol ($C_{20}H_{39}O$), esterificado no C7, que colabora para a maior solubilidade da molécula em solventes orgânicos polares do que em água (caracterizando sua natureza mais lipofílica). As clorofilas *a* e *b* diferem entre si pela presença de um grupo metil ou carbonil, respectivamente, ligados ao C3 do anel porfirínico. A Figura 6.5 ilustra a estrutura das clorofilas.

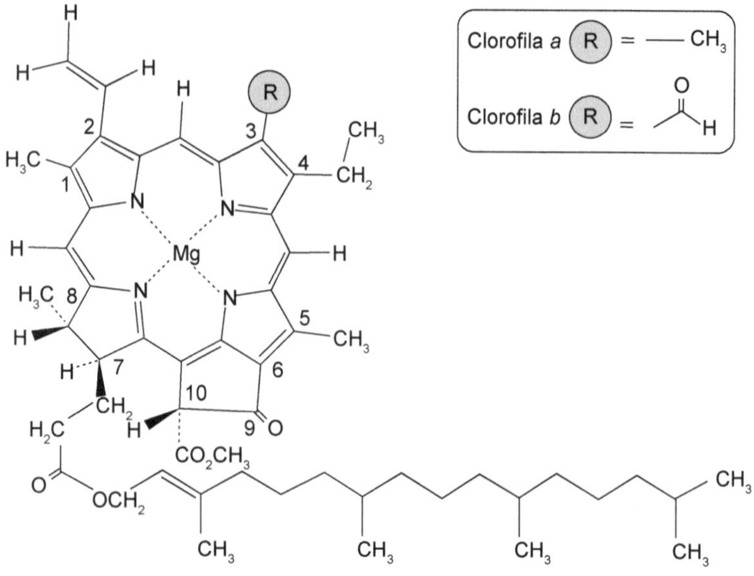

Figura 6.5 Estrutura das clorofilas *a* e *b*. Reproduzida de Streit *et al.*, 2005.

A perda da cor verde se deve à decomposição estrutural da clorofila. Esse processo é causado por diferentes fatores, que podem atuar em conjunto ou isoladamente. São eles: alteração do pH, atividade da clorofilase estimulada pelo aumento da síntese de etileno, presença de sistemas oxidativos (enzimáticos ou químicos).

Durante a senescência a rota de quebra das clorofilas é iniciada pela remoção do grupo fitol da porfirina, formando a clorofilida, pigmento verde mais solúvel em água do que a clorofila. Essa reação é catalisada pela clorofilase e seguida pela ação da magnésio dequelatase que remove o íon Mg^{+2} das clorofilas. Dessa reação resulta a feofitina, pigmento de cor verde-oliva. O fitol também pode ser facilmente removido por álcalis. Os produtos resultantes da perda do grupo fitol e do Mg^{+2}, os feofórbios, têm cor castanho-esverdeada. A feofitina, a clorofilida e o feofórbio sofrem transformações, possivelmente oxidativas, que dão origem a produtos de degradação incolores (Figura 6.6).

A perda da coloração verde pode ser desejável ou não, dependendo da espécie. Em frutos como laranja, banana e tomate, a perda da coloração verde é desejável e pode ser alcançada por tratamento com etileno. Em lima ácida do

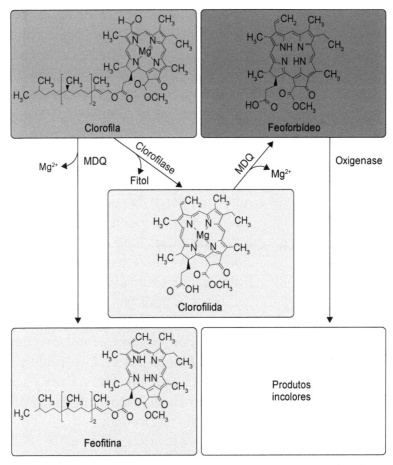

Figura 6.6 Visão geral das etapas de degradação de clorofila. MDQ: magnésio dequelatase.

tipo Tahiti e hortaliças folhosas, a degradação da clorofila deprecia o produto e pode ser retardada pela aplicação de reguladores.

Tratamentos com etileno têm sido utilizados para garantir a coloração desejada de maneira uniforme e mais rápida. Geralmente, utilizam-se misturas gasosas contendo etileno, que são aplicadas em uma câmara hermética, com temperatura controlada. A renovação de ar dentro da câmara deve ser realizada a fim de evitar que o CO_2 liberado pelos frutos se acumule e interfira na ação do etileno. Esse tratamento pode provocar dois efeitos: em frutos não climatéricos, a aplicação de etileno apenas atua no desverdecimento da casca; em frutos climatéricos, além da mudança de coloração, pode ocorrer também o amadurecimento dos frutos, dependendo do estádio de desenvolvimento do fruto em que ocorra essa aplicação. No Brasil, a aplicação de etileno é utilizada comercialmente em laranja e banana, principalmente nas destinadas à exportação. No primeiro caso, para modificar a coloração da casca, e no segundo, para estimular o amadurecimento dos frutos. Em alguns países é utilizada também em tomate e mamão papaia, a fim de acelerar seu amadurecimento.

Em lima ácida, utilizam-se reguladores vegetais para retardar a perda da cor verde. Comercialmente, o mais utilizado é o ácido giberélico, que apresenta efeito retardador da senescência. Esse hormônio retarda a degradação da clorofila e a síntese e/ou revelação de carotenoides. Assim, frutos tratados com ácido giberélico retêm a coloração verde da casca por mais tempo. O 1-metilciclopropeno (1-MCP) é um regulador vegetal que atua por meio da ligação permanente com o sítio receptor de etileno, impedindo a ação do hormônio. Após certo período de tempo, novos sítios são sintetizados e o etileno volta a agir normalmente. Essa ação desencadeia a atividade da clorofilase, responsável pela degradação da clorofila.

▶ Compostos fenólicos

Os compostos fenólicos são substâncias que apresentam uma ou mais hidroxilas ligadas a um anel benzênico. A síntese dos compostos fenólicos está relacionada a duas rotas metabólicas: a rota do ácido chiquímico e a rota do ácido malônico (Figura 6.7). Estão entre os compostos do metabolismo secundário mais abundantes e mais distribuídos entre as espécies vegetais e apresentam diversa gama de estruturas, classificadas em cinco grandes grupos: ácidos fenólicos, flavonoides, taninos, estilbenos e cumarinas. Os compostos fenólicos são diretamente relacionados à defesa antioxidante dos tecidos. Sua síntese pode apresentar aumento significativo quando frutas e hortaliças são submetidas a fatores de estresse exógeno (oscilação de temperatura, composição gasosa, ataque de patógenos, choques mecânicos) ou em processos de estresse oxidativo do metabolismo, como o aumento de radicais livres.

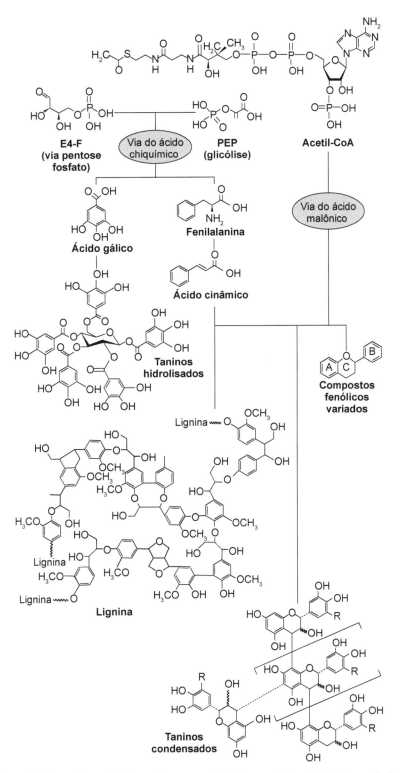

Figura 6.7 Via geral para biossíntese de compostos fenólicos em plantas. E4-F: eritrose 4-fosfato; PEP: fosfoenolpiruvato. Adaptada de Taiz; Zeiger, 2017.

Diversos compostos fenólicos estão relacionados com a coloração e com o sabor das frutas. Ácidos fenólicos e flavonoides podem conferir cor a diversos produtos hortícolas e, na presença de oxigênio, os compostos fenólicos podem ser oxidados, levando à formação de pigmentos escuros (ver tópico Escurecimento enzimático, no Capítulo 5, *Oxidorredutases*) e prejudicando a aparência dos produtos hortícolas. Os taninos são os principais compostos fenólicos relacionados ao sabor, pois são responsáveis pela ocorrência de adstringência.

Os ácidos fenólicos podem ser divididos em ácidos hidroxibenzoicos e ácidos hidroxicinâmicos. Ambos os grupos apresentam coloração que varia de incolor a amarelo-clara. Seus principais representantes são os ácidos gálico, protocatecuico, siríngico, vanilínico (ácidos hidroxibenzoicos), clorogênico, cafeico, coumárico, ferúlico, cinâmico (ácidos hidroxicinâmicos).

Dentre os flavonoides, dois subgrupos são mais importantes para a coloração: as antoxantinas e as antocianinas. As antoxantinas são caracterizadas pela coloração branca em pH ácido e coloração amarelo-clara em pH alcalino. São sensíveis à degradação pela presença de oxigênio e escurecem significativamente em altas temperaturas. As principais antoxantinas encontradas em frutas e hortaliças são quercetina, catequina, mirecetina, rutina, kaempferol, naringenina e a luteolina (Tabela 6.2). Em virtude de sua grande influência na coloração de produtos hortícolas, as antocianinas serão tratadas em um tópico à parte.

Os taninos são bastante estudados no comportamento pós-colheita de frutos, por serem responsáveis pela

Tabela 6.2 Antoxantinas e respectivas fontes.

Antoxantina	Fonte
Kaempferol	Morango
Quercetina	Cebola, morango
Miricetina	Uva
Hesperitina	Laranja
Naringenina	Toranja, laranja
Tangeritina	Tangerina

adstringência. A adstringência é uma sensação característica na boca que é comum em frutos de caju, banana e caqui, quando consumidos imaturos. Os taninos de frutos verdes são solúveis e se complexam com as proteínas e glicoproteínas da saliva, diminuindo sua ação lubrificante e provocando a sensação bucal característica. Durante o amadurecimento dos frutos, há um aumento gradual na condensação dos taninos ao mesmo tempo que a adstringência diminui. Isso provavelmente ocorre porque as formas altamente condensadas são menos solúveis e, portanto, interagem menos com as proteínas da boca.

O desaparecimento da adstringência pode ser natural ou induzido. Algumas variedades de caqui apresentam a característica de adstringência, mesmo quando os frutos estão maduros. Nesse caso é realizada a destanização artificial pela exposição dos frutos a etanol, ácido acético ou altas concentrações de CO_2. Esses compostos induzem a produção de acetaldeído, que reage com o tanino solúvel (adstringente) formando taninos insolúveis que não são adstringentes (Figura 6.8).

Antocianinas. As antocianinas são pigmentos hidrossolúveis responsáveis por uma variedade de cores de frutas e hortaliças que variam do vermelho-alaranjado (p. ex., morango) ao roxo (p. ex., uva) passando pelo vermelho vivo (p. ex., cereja vermelha, jambolão). Podem ser encontradas na forma

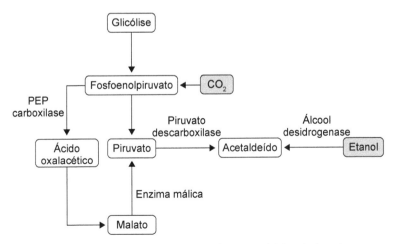

Figura 6.8 Indução da síntese de acetaldeído para insolubilização de taninos.

glicosilada, ditas antocianinas, e as antocianidinas (agliconas), que não apresentam açúcar ligado à sua estrutura.

A variação de cores e formas deste pigmento é dependente do pH do meio e da estrutura da antocianina majoritária presente no tecido vegetal. Em meio ácido, as antocianinas se encontram em formas de sais de oxônio e geralmente apresentam cor vermelha brilhante. Com o aumento do pH as antocianinas apresentam estrutura quinoidal e cor púrpura e, em meio alcalino, sua cor é azul (Figura 6.9). As antocianidinas apresentam coloração apenas em meio ácido, sendo incolores em meio básico. Esses pigmentos se encontram nos vacúolos celulares, principalmente nas camadas superficiais da epiderme. Por serem de cor forte, em geral ocultam a presença de outros pigmentos como a clorofila e os carotenoides, e a coloração final é definida pela mistura das diferentes antocianinas presentes. A antocianina mais conhecida e encontrada entre frutos e hortaliças é a cianidina.

A síntese de antocianinas pode ser controlada por fatores externos como oscilações na temperatura, intensidade e qualidade da luz. São compostos com alta capacidade antioxidante relacionados à defesa do tecido vegetal.

▶ Carotenoides

Os carotenoides formam um dos grupos de pigmentos mais difundidos na Natureza, sendo responsáveis pela coloração amarela, laranja e vermelha de grande número de

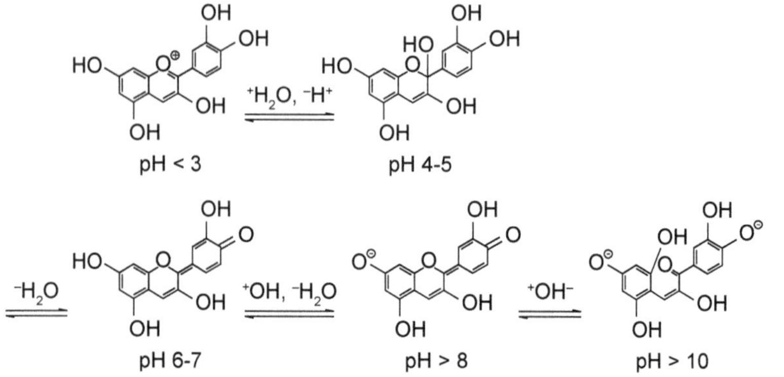

Figura 6.9 Representação da mudança de coloração e estrutura das antocianinas em função do pH.

frutas e hortaliças. As diferentes cores refletem o acúmulo de diferentes carotenoides nos tecidos, em decorrência da expressão/inibição de enzimas de pontos específicos da rota de síntese dos carotenoides.

São pigmentos de natureza lipofílica armazenados em plastídios especializados, os cromoplastos. Trata-se de tetraterpenoides apresentando sucessivas ligações duplas conjugadas e faixa de absorção entre 400 e 500 nm. Podem ser divididos em dois grupos estruturais distintos, os carotenos, hidrocarbonetos de estrutura linear e/ou cíclica, e as xantofilas, que apresentam oxigênio em sua estrutura.

Durante os estádios de maturação dos frutos, ocorrem a degradação da clorofila e a conversão dos cloroplastos em cromoplastos. Esse processo pode ocorrer em momentos diferentes: os carotenoides podem já estar presentes, apenas se tornando visíveis com a degradação da clorofila, ou podem ser sintetizados simultaneamente ao processo de degradação da clorofila. Nas frutas cítricas e na banana, a síntese de carotenoides ocorre durante o desenvolvimento do fruto e bem antes do desaparecimento da clorofila. Em tomate, os carotenoides são sintetizados simultaneamente com a degradação da clorofila. O licopeno é o carotenoide que predomina nos tomates, representando mais de 80% dos carotenoides presentes no fruto. A Figura 6.10 ilustra as alterações dos pigmentos em tomate durante o amadurecimento.

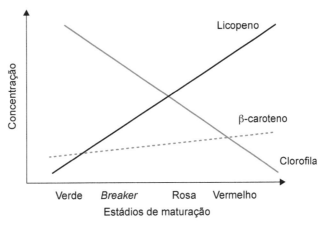

Figura 6.10 Alterações da concentração dos pigmentos durante os estádios de maturação de frutos de tomate.

A síntese de carotenoides pode estar, em certos casos, sob o controle do fitocromo. Nessa hipótese, a luz vermelha (600 a 700 nm) induz à síntese de licopeno, enquanto a luz vermelha longa (700 nm) inibe a síntese deste pigmento. A temperatura também afeta sua síntese: temperaturas baixas, durante a fase de maturação dos frutos, favorecem a síntese de carotenoides e temperaturas acima de 30°C inibem sua síntese, provavelmente devido à inibição da ACC-oxidase. Para a plena manifestação dos carotenoides e degradação da clorofila, os dias quentes devem ser acompanhados por noites frias. Temperaturas na faixa de 20 a 25°C durante o dia e 10 a 15°C durante a noite são ideais para o desenvolvimento de coloração da casca de citros. Isto explica o fato de as laranjas produzidas no sul do Brasil apresentarem melhor coloração que aquelas produzidas no Nordeste. Tomates colhidos no verão não adquirem coloração vermelha desejável da casca devido à ausência de temperatura baixa durante a fase de maturação. Nesse caso, pode-se realizar o amadurecimento com etileno, sob temperatura controlada.

O β-caroteno (laranja) e o licopeno (vermelho) são os carotenoides com ampla ocorrência entre frutas e hortaliças. Além disso, o β-caroteno é o principal carotenoide com atividade de provitamina A e o licopeno apresenta alta capacidade antioxidante. A Tabela 6.3 ilustra alguns carotenoides e suas respectivas fontes.

A estrutura do licopeno (Figura 6.11) é considerada a estrutura fundamental dos carotenoides.

Tabela 6.3 Alguns carotenoides encontrados na natureza.

Carotenoide	Fonte
α-caroteno	Cenoura, abóbora
β-caroteno	Tomate, cenoura, manga, abóbora
Criptoxantina	Mamão
Capsantina	Pimenta-vermelha
Licopeno	Tomate, melancia

Reproduzida de Bobbio; Bobbio, 2003.

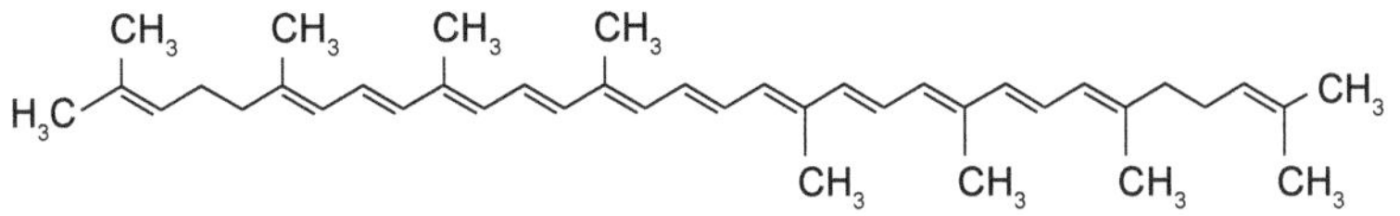

Figura 6.11 Estrutura do licopeno. Reproduzida de Bobbio; Bobbio, 2003.

▶ Betalaínas

São pigmentos nitrogenados hidrossolúveis, presentes exclusivamente em 9 das 11 famílias da ordem Caryophyllales, sendo os principais representantes entre as frutas, hortaliças e flores: a beterraba, a pitaia, o figo-da-índia e outras espécies de cactos, a acelga colorida e as *Bougainvillea* spp. (primavera).

As betalaínas se dividem em duas classes: as betacianinas de coloração vermelha e as betaxantinas de cor amarela. A relação entre a concentração de pigmentos vermelhos e amarelos promove as nuances de coloração dos tecidos, desde o amarelo até o púrpura.

Esses pigmentos apresentam estrutura básica constituída pelo ácido betalâmico, diferindo quanto aos seus ligantes. As betacianinas têm acoplado ao ácido betalâmico o ciclo-DOPA (*ciclo*-3,4-di-hidroxifenilalanina) com açúcares em diferentes posições do anel fenólico. As betaxantinas divergem entre si pela ligação da estrutura-base com aminoácidos, como prolina e glutamina (Figura 6.12). Na beterraba e na pitaia, o principal pigmento encontrado dentre as betacianinas é a betanina e entre as betaxantinas são a vulgaxantina I (glutamina), vulgaxantina II (ácido glutâmico) (beterraba) e a indicaxantina (prolina) (pitaia).

As betalaínas apresentam alta capacidade antioxidante, devido à ressonância de elétrons entre os nitrogênios e as hidroxilas da porção fenólica, sendo relacionadas com a defesa contra o estresse oxidativo e ao ataque de patógenos.

Esses pigmentos são bastante estáveis em pH entre 4 e 5 e apresentam estabilidade razoável, no intervalo de pH entre 3 e 7. No entanto, exibem pouca estabilidade em temperaturas altas, em alta atividade de água, à presença de O_2 e luz, assim como à atividade das peroxidases e do peróxido de hidrogênio.

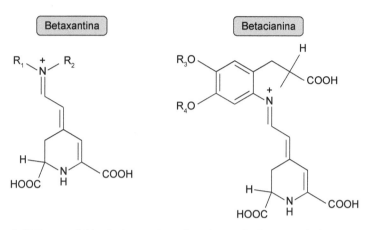

Figura 6.12 Estrutura básica das betaxantinas e betacianinas. R_1: H ou aminoácidos; R_2: aminoácidos; R_3: β-glicose ou H; R_4: H ou β-glicose. Reproduzida de Neelwarne, 2013.

Mudanças nos compostos voláteis

Os compostos voláteis são responsáveis pelo aroma dos vegetais. São um grupo bem heterogêneo de moléculas, sendo classificados quimicamente em ésteres, alcoóis, aldeídos, cetonas, lactonas e terpenoides. Alguns compostos sulfurados também contribuem para o aroma de frutas e hortaliças, como em melão, cebola, alho. Eles estão intimamente relacionados com o *flavor* de um produto, ou seja, com a percepção de quem consome, que combina sabor, aroma e textura. Apesar de serem identificados inúmeros compostos voláteis nas frutas e hortaliças, apenas alguns são considerados de maior impacto no aroma de um produto, que se baseia tanto na concentração do composto quanto na sua capacidade de ser percebido pelo olfato (*threshold*). A Tabela 6.4 relaciona os compostos voláteis responsáveis pelo aroma característico de algumas frutas e hortaliças.

A biossíntese dos compostos voláteis ocorre como resultado direto de uma rota metabólica ou pela interação de vias e produtos. Podem ser obtidos a partir de ácidos graxos, aminoácidos, glicosinolatos, terpenoides, fenóis e outros compostos relacionados. São dependentes diretos de fatores intrínsecos e extrínsecos, como variedade, maturidade, clima, produção e condições durante o período pós-colheita.

> A produção de compostos voláteis responsáveis pelo aroma dos frutos está diretamente relacionada ao amadurecimento. Modificações na atmosfera de armazenamento podem causar alterações no odor característico.

Tabela 6.4 Principais compostos voláteis responsáveis pelo aroma característico de alguns produtos.

Produto hortícola	Composto volátil
Abacaxi	Ésteres 3-metil-tiopropionato
Alho	Aliina
Banana madura	Eugenol
Banana passada	Isopentanol
Banana verde	2-hexenal
Batata	2-metoxi-3-etilpirazina, 2,5-dimetilpirazina
Cebola	Isoaliina, propiina
Laranja	Limoneno
Limão	Citral
Mamão	Linalool
Manga	Butanoato de etila, terpinoleno
Maracujá	N-hexanoato, n-butirato de n-hexila
Marmelo	Propionato de etila, acetaldeído
Morango	Acetato de butila
Pepino	2,6-nonadienal
Pêssego	Benzaldeído, lactonas
Tomate	Hexanal, *cis*-3-hexanal, *cis*-3-hexenol, *trans*-2-hexenal
Uva	Antranilato de metila

Adaptada de Wills *et al.*, 1998; Chitarra; Chitarra, 1990; Hui, 2010.

A produção desses compostos está relacionada diretamente com o processo de amadurecimento e com os fatores que o influenciam, como temperatura, composição atmosférica, presença de etileno, entre outros fatores. Geralmente, nessa etapa ocorre aumento nos voláteis, formando uma mistura complexa de componentes individuais, produzindo o *flavor* característico.

Os frutos não climatéricos sintetizam compostos voláteis em menor quantidade e com aroma menos intenso do que os produzidos pelos climatéricos, sem que essas características diminuam sua importância na formação do *flavor* do fruto.

Alterações da composição gasosa ao redor dos frutos, pela técnica de atmosfera controlada ou modificada, podem causar redução na produção de compostos voláteis responsáveis pelo odor característico dos frutos. Assim, teores demasiadamente altos de CO_2 na atmosfera de armazenamento, além de causarem toxicidade celular, podem resultar em menor produção de compostos voláteis. Isso ocorre porque a presença de CO_2 afeta a atividade da enzima piruvato-desidrogenase, que converte piruvato em acetil Co-A que, por sua vez, é precursor de muitos compostos voláteis. Condições de O_2 muito reduzido também podem resultar em produção de odores desagradáveis, em decorrência do acúmulo de acetaldeído e etanol, produzidos por meio do processo fermentativo.

Mudanças nos ácidos e vitaminas

Os ácidos orgânicos são encontrados nos vacúolos das células, na forma livre e/ou combinados na forma de sais, ésteres e glicosídeos. São importante fonte de energia para os frutos, durante o processo de maturação e na senescência. Dessa forma, é de se esperar que seu conteúdo diminua durante o período de atividade metabólica máxima dos vegetais e também no decorrer do armazenamento, devido a sua oxidação no ciclo de Krebs. Com a redução dos teores de ácidos orgânicos, o valor do pH tende a aumentar, deixando o produto menos ácido e mais próximo da neutralidade.

> Os ácidos são fonte de energia para o fruto e sua concentração tende a cair ao longo da maturação. São importantes componentes do aroma e do sabor. A concentração de ácido ascórbico, que tem atividade de vitamina C, pode aumentar em alguns frutos, caindo apenas na senescência.

Alguns ácidos orgânicos são voláteis e contribuem para o aroma de muitas frutas e hortaliças. Os frutos apresentam certa quantidade de ácidos que, em balanço com os teores de açúcares, representam um importante atributo de qualidade para o sabor. A relação do teor de sólidos solúveis e acidez titulável das frutas é muito utilizada nas indústrias de sucos, néctares e polpas para verificar se a fruta está dentro do padrão de qualidade aceitável para prosseguir na linha de processamento.

Os ácidos predominantemente encontrados nas frutas e hortaliças são málico, cítrico, tartárico, acético, oxálico, chiquímico, pirúvico, entre outros (Tabela 6.5).

As vitaminas são micronutrientes essenciais à saúde humana, uma vez que atuam em diversos processos metabólicos. Ocorrem naturalmente em alimentos de origem

Tabela 6.5 Ácidos orgânicos predominantes em algumas frutas e hortaliças.

Ácido orgânico	Produto
Ácido cítrico	Laranja, limão, abacaxi, goiaba
Ácido málico	Maçã, pera, banana, ameixa, caju, morango
Ácido tartárico	Uva, tamarindo
Ácido oxálico	Espinafre, acelga, carambola
Ácido pirúvico	Cebola, alho

vegetal e animal, podendo ainda ser encontradas em fontes microbiológicas. Frutas e hortaliças possuem quantidades expressivas de muitas vitaminas, destacando-se a vitamina C, a provitamina A (β-caroteno), o ácido pantotênico, a biotina, a riboflavina, a tiamina, o ácido fólico e o ácido nicotínico (Tabela 6.6).

A vitamina C é encontrada na maioria das frutas e hortaliças. O ácido L-ascórbico é o principal composto, com 100% de atividade de vitamina C. Apresenta grande importância nos vegetais, por atuar como antioxidante e modulador do desenvolvimento das plantas, por meio da

Tabela 6.6 Vitaminas e fontes em algumas frutas e hortaliças.

Vitamina	Produto
Vitamina A	Cenoura, abóbora, brócolis, espinafre
Vitamina K	Couve, couve-de-bruxelas, brócolis, salsa
Vitamina E (tocoferol)	Hortaliças de folhas verde-escuras, kiwi
Vitamina B1 (tiamina)	Alface, espinafre, berinjela, couve, acelga, agrião, almeirão
Vitamina B2 (riboflavina)	Alcachofra, aspargos, brócolis, batata-doce, abacate, abóbora
Vitamina B3 (niacina)	Brócolis, espinafre, aspargos, cenoura, batata-doce, amendoim, tomate, abacate
Vitamina B5 (ácido pantotênico)	Brócolis, abacate, tomate, batata-doce
Vitamina B6 (piridoxina)	Banana, tomate, abacate, espinafre, batata
Vitamina B7 (biotina)	Couve-flor, ervilha, batata, brócolis, espinafre, banana
Vitamina B9 (ácido fólico)	Hortaliças de folhas verdes, couve-flor, milho, ervilha, brócolis, cenoura, laranja
Vitamina C (ácido ascórbico)	Laranja, limão, tomate, abacaxi, mamão, morango, repolho, couve-flor, espinafre, pimentão verde

sinalização hormonal. O ácido L-ascórbico é considerado o antioxidante mais eficaz e o menos tóxico, sendo efetivo contra radicais livres.

O produto de oxidação do ácido L-ascórbico, o ácido L-desidroascórbico, tem a mesma atividade biológica de vitamina C, mas é pouco estável (Figura 6.13). Após sua formação, sofre uma reação de abertura do anel para formar o ácido 2,3-diceto-L-gulônico, que carece de atividade vitamínica. Sua formação é praticamente instantânea em pH alcalino, rápida ao redor da neutralidade e lenta em condições ácidas. Por esse fato, frutas cítricas (ácidas) possuem boa estabilidade da vitamina C.

O isômero óptico do ácido L-ascórbico é o ácido eritórbico (ou ácido L-isoascórbico) que não possui atividade vitamínica, porém se comporta de modo semelhante ao ácido L-ascórbico em numerosos sistemas redox e, portanto, tem sido utilizado como antioxidante.

A biossíntese do ácido ascórbico nos vegetais transcorre pela convergência de várias vias metabólicas, tendo como principais precursores a D-glicose e a L-galactose e, em via alternativa, o ácido L-galacturônico, derivado do ácido D-glicurônico.

O ácido ascórbico apresenta diferentes padrões de acúmulo, podendo diminuir durante o amadurecimento em alguns frutos ou aumentar suas concentrações nesse período e reduzir somente na senescência, em outros. O aumento provavelmente está relacionado com a liberação de açúcares precursores da biossíntese do ácido ascórbico durante o processo de degradação da parede celular, enquanto a

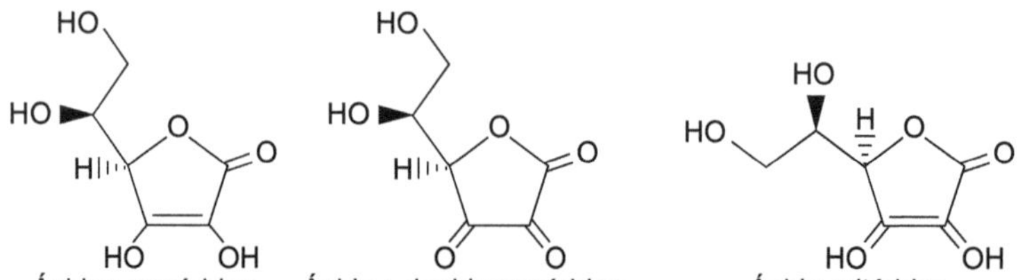

Ácido L-ascórbico   Ácido L-desidroascórbico   Ácido eritórbico

Com atividade de vitamina C   Sem atividade de vitamina C

Figura 6.13 Estrutura química dos ácidos L-ascórbico, desidroascórbico e eritórbico.

redução está relacionada com sua oxidação. Altos índices de ácido ascórbico auxiliam a tolerância ao estresse biótico e abiótico. Danos mecânicos, apodrecimento, armazenamento em temperaturas inadequadas e senescência promovem sua oxidação, uma vez que tais fatores acarretam alteração no metabolismo vegetal e ocasionam o consumo de ácido ascórbico como antioxidante. Entretanto, há evidências de que condições de estresse também contribuem para o aumento de ácido ascórbico na planta, provavelmente como resposta rápida ao acúmulo de radicais livres.

Mudanças nos carboidratos

Nos vegetais podemos encontrar carboidratos nas seguintes formas:

- Monossacarídeos
- Dissacarídeos
- Polissacarídeos
  - De reserva: amido
  - Estruturais: celulose, hemicelulose, pectina

As pectinas são um grupo de polissacarídeos ramificados presentes na parede celular dos vegetais desde o início do seu desenvolvimento. A pectina mais simples é o ácido poligalacturônico, constituída pela ligação α-1,4 entre ácidos galacturônicos. Uma das substâncias pécticas mais abundantes é o ramnogalacturano I, constituído por ácidos galacturônicos e açúcares neutros, como a ramnose. Das ramnoses originam-se cadeias laterais constituídas de outros açúcares como arabinanas, galactanas, arabinogalactanas. Duas cadeias de ácido poligalacturônico podem se unir através de íons de cálcio e formar a protopectina, altamente insolúvel. A protopectina é responsável pela rigidez dos frutos no início de seu desenvolvimento, assim, conforme avança a maturação do fruto, a protopectina vai sendo convertida em substâncias pécticas solúveis, as pectinas (ácido pectínico e ácido péctico). A protopectina é degradada pela protopectinase, que remove o cálcio (ver tópico Pectinases, no Capítulo 2, *Carboidrases*).

Durante sua formação, o fruto acumula amido, que é hidrolisado na maturação, aumentando sua doçura. A hidrólise de carboidratos estruturais, associada à transpiração, leva à perda de textura.

Durante o desenvolvimento do fruto ocorre a translocação dos carboidratos produzidos pelos órgãos-fonte em direção aos frutos (dreno). Nos frutos que não acumulam amido, como o mamão, o teor de açúcares varia muito pouco durante o amadurecimento e o teor de açúcar do fruto quando colhido é, geralmente, o teor que terá no momento do consumo. Nos frutos que acumulam amido, normalmente a doçura aumenta com o progresso do amadurecimento, em razão da quebra do amido em açúcares menores, conferindo sabor adocicado ao fruto. A quantidade de açúcares pode diminuir com o progresso do amadurecimento devido à utilização desse substrato na respiração dos frutos.

O amolecimento dos frutos ocorre pela perda de turgor (transpiração) e por degradação da parede celular. A parede celular dos frutos é constituída por celulose, hemicelulose, proteínas estruturais, lignina e, principalmente, pectina.

As principais modificações durante o amaciamento dos tecidos são atribuídas à degradação das pectinas (principais constituintes da lamela média). Nesse processo ocorre a perda de coesão entre as células, e o fruto começa a perder a firmeza dos tecidos. A pectina é degradada por uma série de enzimas, como a poligalacturonase (PG), a pectinametilesterase (PME) e a β-galactosidase (β-Gal). A PG hidrolisa as ligações entre os ácidos galacturônicos, enquanto a PME desesterifica os grupos carboxílicos dos ácidos galacturônicos metoxilados. A desesterificação dos grupos carboxílicos pela PME é necessária para a atividade da PG. A β-Gal degrada as galactanas que ligam as cadeias laterais das pectinas ao esqueleto de ácido poligalacturônico. A Figura 6.14 ilustra a degradação de carboidratos durante o amadurecimento de frutos.

A celulose e as hemiceluloses são degradadas a glicose pelas enzimas celulase e glucanase-transglicosidase, respectivamente. As enzimas endoglicanases (endo-β-1,4-D-glicanase) são responsáveis pela degradação da hemicelulose por meio da hidrólise das ligações β-1,4 das cadeias de glicanos. Essa enzima é muitas vezes referida de modo geral como sendo uma celulase, porém, em razão da falta de domínios

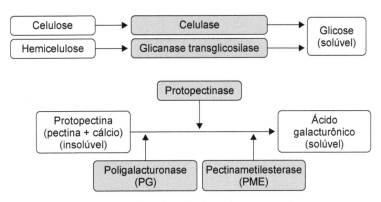

Figura 6.14 Degradação de carboidratos durante o amadurecimento.

de ligação, não apresenta ação direta sobre a celulose cristalina, sendo restrita às regiões não cristalinas da molécula. As transglicosilases (xiloglicano endo-β-1,4-transglicosilase/hidrolase) também promovem a hidrólise dos glicanos, desestruturando a matriz celulose-xiloglicano, o que reduz a firmeza da polpa dos frutos. Sua ação endocatalítica é bastante similar à das endoglicanases; entretanto, as transglicolases têm ação reversível, mediante transferência de glicose para regiões não redutoras da parede. Essas enzimas são muito ativas durante o amadurecimento de frutos.

Frutas e hortaliças minimamente processadas

Mudanças bioquímicas

> Produtos minimamente processados são produtos frescos prontos para o consumo (descascados, lavados e cortados). Apresentam rápida deterioração causada pela produção de *etileno de ferimento*, pela suscetibilidade ao ataque microbiano e pela ocorrência de reações enzimáticas indesejadas.

Os produtos minimamente processados são frutas e hortaliças frescas, que sofreram apenas alterações físicas e que oferecem conveniência, praticidade e uma alimentação de qualidade ao consumidor. De forma geral, as operações que envolvem o preparo desses produtos são: seleção da matéria-prima, lavagem, sanitização, descascamento, corte, enxágue, centrifugação e embalagem.

Um dos maiores problemas dos produtos minimamente processados é a sua rápida deterioração. As lesões provocadas nos tecidos, por ocasião do corte, elevam a taxa respiratória e a produção de etileno (ver tópico Danos mecânicos), contribuindo para a síntese de enzimas responsáveis por uma série de reações bioquímicas. Além disso, o processamento mínimo expõe o conteúdo celular, propiciando a perda de muitos compostos e a proliferação de microrganismos. As principais respostas bioquímicas dos produtos submetidos ao processamento mínimo são relatadas a seguir.

▶ Alterações da coloração

As alterações de coloração dos tecidos envolvem escurecimento enzimático, amarelecimento e descoloração.

Escurecimento enzimático. A lesão dos tecidos de um vegetal provoca a descompartimentação celular, acarretando extravasamento de substratos do vacúolo e subsequente reação com enzimas do citoplasma. Um dos exemplos é o extravasamento de substratos fenólicos do vacúolo, que entram em contato com enzimas oxidativas presentes no citoplasma, como a polifenoloxidase (PFO) e a peroxidase (POD). O resultado dessa reação é o escurecimento enzimático, comum em batata, pera, maçã cortados (ver tópicos Polifenoloxidases e Peroxidases no Capítulo 5, *Oxidorredutases*).

A intensidade do escurecimento em diversos tecidos pode ser afetada pela atividade relativa da PFO e pela disponibilidade de substratos preferenciais de reação rápida. Isso explica por que algumas frutas escurecem e outras não. Outros fatores que determinam a intensidade de escurecimento são a disponibilidade de O_2, a temperatura, o pH e a atividade de água. As mudanças na temperatura e no pH interferem menos na atividade da POD.

Amarelecimento. O amarelecimento dos tecidos dos produtos hortícolas está relacionado principalmente com a degradação da clorofila e a revelação dos carotenoides, assim como com a ação de radicais livres provenientes da peroxidação lipídica. Com o corte ocorre a descompartimentação celular, liberando enzimas e ácidos orgânicos e promovendo um estado de estresse oxidativo, que ocasiona a ativação do sistema gerador de etileno. O etileno é conhecido como hormônio que induz a degradação de clorofila por meio do estímulo da síntese da clorofilase, enzima responsável pelo início do processo de degradação desses pigmentos. Hortaliças folhosas apresentam sérios problemas de

As principais alterações de cor se devem ao escurecimento enzimático (ação da PFO) e à degradação da clorofila (em resposta ao etileno). A oxidação do ácido ascórbico pode levar ao escurecimento químico e à perda de valor nutricional. O sabor se altera por ação de peroxidases e pela síntese de isocumarina (amargo e tóxico); a textura se deteriora pela ativação das pectinases na presença de etileno.

amarelecimento com o decorrer do armazenamento, o que ocasiona a depreciação do produto.

Descoloração. A injúria causada pelo processamento também pode induzir ao esbranquiçamento da superfície de hortaliças, o que gera um aspecto envelhecido e reduz a vida útil do produto. O dano às células da superfície do corte desencadeia um processo de dessecamento dessas células e das camadas adjacentes. O esbranquiçamento dos tecidos de cenoura e beterraba minimamente processadas é decorrente dessa perda de água das células da superfície, mesmo sob alta umidade relativa do ar. Em menores proporções, as etapas de lavagem e enxágue favorecem esse aspecto esbranquiçado, principalmente em beterraba, cujos pigmentos são hidrossolúveis (betalaínas), facilitando o processo de lixiviação.

▶ Alterações de sabor e aroma

A peroxidação enzimática de ácidos graxos insaturados é um exemplo de modificação bioquímica no aroma de vegetais minimamente processados. Essa peroxidação é catalisada pela enzima peroxidase e leva à formação de inúmeros aldeídos e cetonas, responsáveis pelos sabores e odores desagradáveis.

A composição atmosférica também afeta o sabor e o aroma dos produtos. Concentrações de CO_2 acima daquela tolerada pelo vegetal e/ou de O_2 muito baixas podem induzir à anaerobiose, causando a produção de odores e sabores desagradáveis.

A presença de etileno também pode afetar o sabor dos produtos. Em cenouras, o etileno estimula a síntese de um composto amargo, a isocumarina, o que pode limitar sua aceitação.

▶ Alterações na textura

A perda de firmeza dos produtos minimamente processados está relacionada com a degradação da parede celular, ocasionada pela ação de enzimas como pectinametilesterase, poligalacturonase, celulase e β-galactosidase, que são ativadas pelo etileno de ferimento.

▶ **Alterações no conteúdo de ácido ascórbico**

Outra consequência do processamento mínimo é a redução do teor de ácido ascórbico (vitamina C), que pode ser destruído por meio de uma série de mecanismos químicos e bioquímicos. O principal motivo dessa redução está no fato de o ácido ascórbico ser um potente antioxidante e ser utilizado para combater os radicais livres formados pelo estresse das etapas de descascamento e corte.

Conservação dos produtos minimamente processados

A conservação dos produtos hortícolas minimamente processados (PMP) é um processo complexo. Em um mesmo pedaço do produto é possível encontrar células com atividade respiratória normal, células danificadas, que apresentam maior atividade respiratória, e células mortas ou inativas. Esse conjunto de células resulta em um metabolismo muito distinto daquele de produtos inteiros. Os cuidados a serem tomados, visando prolongar a vida útil desses produtos, devem iniciar-se pela escolha da matéria-prima de qualidade, utilização de técnicas de preparo adequadas, higienização do produto, ambiente e operadores, cadeia de frio e embalagem adequada.

O controle da temperatura é a técnica mais importante para reduzir o metabolismo e retardar o crescimento microbiano. A influência da temperatura na velocidade das reações metabólicas em minimamente processados é geralmente maior que nos produtos inteiros. Temperaturas abaixo de 10°C diminuem a respiração e a produção de etileno e, em alguns produtos, retardam o escurecimento, devido à redução da atividade enzimática. A exceção está na peroxidase, que permanece ativa mesmo em temperatura de congelamento.

O emprego de embalagens que promovam modificação da atmosfera em seu interior também é desejável. A alteração da composição gasosa apresenta efeitos diretos nos processos fisiológicos e bioquímicos dos produtos minimamente processados e atua também na redução da proliferação microbiana, aumentando a vida útil do PMP.

A conservação de produtos minimamente processados começa com a escolha de matéria-prima de qualidade, higiene no processamento e uso de embalagens adequadas. A refrigeração e as alterações na atmosfera retardam as transformações bioquímicas e controlam a contaminação microbiana. Tratamentos químicos podem ser aplicados no controle das reações enzimáticas de escurecimento e amolecimento dos tecidos.

Atmosferas com 2 a 8% de O_2 e 5 a 15% de CO_2 têm potencial para preservar a qualidade de frutas e hortaliças minimamente processadas, embora exista para cada vegetal uma atmosfera específica, que maximiza sua durabilidade.

O nível mínimo de O_2 requerido para a respiração aeróbica é muito importante, a fim de evitar condições anaeróbicas no interior das embalagens. Tal condição converge para a formação de etanol, aldeídos e cetonas em concentrações que promovem a perda de qualidade do produto.

Os níveis de O_2 e CO_2 ideais para frutas e hortaliças minimamente processadas muitas vezes diferem daqueles adequados para os mesmos produtos quando íntegros. Os processos fisiológicos e as barreiras naturais para as trocas gasosas no vegetal são alterados com o processamento mínimo. Da mesma forma, o tempo de armazenamento dos produtos minimamente processados pode ser insuficiente para levar ao surgimento dos sintomas de distúrbios. Os vegetais minimamente processados podem tolerar níveis mais extremos de O_2 e CO_2, visto não apresentarem casca para restringir a difusão dos gases e a distância do centro do produto para a superfície externa ser menor que no produto inteiro, facilitando a difusão dos gases.

Em produtos minimamente processados é possível também a utilização de recobrimentos comestíveis atrelados ao uso das embalagens, que auxiliam na preservação dos atributos de qualidade, como cor, aroma, sabor e textura.

Os tratamentos químicos, por meio da aplicação de aditivos nesse tipo de produto, são realizados principalmente para reduzir o escurecimento enzimático e/ou manter a firmeza dos tecidos. Os aditivos podem ser divididos segundo sua forma de ação em: antioxidantes, acidificantes e quelantes. O ácido ascórbico e seu isômero, o ácido eritórbico, são exemplos de aditivos antioxidantes e têm sido bastante utilizados em combinação com outros ácidos orgânicos, como ácido cítrico, para reduzir o escurecimento enzimático. O ácido cítrico age, entre outras formas, por acidificar o meio, reduzindo assim a atividade enzimática, principalmente da PFO e da POD. Dessa forma, esse acidificante contribui para a diminuição da formação de pigmentos escuros nos PMP. A redução do pH também acarreta atenuação da taxa respiratória e auxilia no controle à proliferação de microrganismos. O ácido cítrico também pode funcionar como quelante de metais, ligando-se ao cobre do sítio ativo da PFO e, consequentemente, inibindo a ação da enzima. Os aminoácidos (cisteína, arginina, prolina, asparagina) são considerados promissores aditivos antioxidantes, principalmente contra o desenvolvimento do escurecimento enzimático. Aditivos sulfurados são muito eficientes no controle do escurecimento enzimático mediado pela PFO, podendo se ligar ao sítio ativo da enzima ou aos seus produtos escuros, originando produtos incolores. Dentre esses aditivos com capacidade antioxidante, podemos citar o metabissulfito de sódio e o aminoácido cisteína (ver tópico Polifenoloxidase, no Capítulo 5, *Oxidorredutases*).

Em razão da importância do etileno na fisiologia dos produtos minimamente processados, outros tratamentos químicos têm sido aplicados, como a utilização de embalagens que contêm 1-metilciclopropeno e absorvedores de etileno, ambos empregados para retardar a degradação da clorofila e a senescência dos produtos.

Bibliografia

Leitura recomendada: Cenci, 2011; Kluge *et al.*, 2002; Oetiker; Yang, 1995; Taiz; Zeiger, 2017.

BALDWIN, E. A.; NISPEROS-CARRIEDO, M. O.; BAKER, R. A. Edible coatings for lightly processed fruits and vegetables. *HortScience*, 30(1): 35-38. 1995.

BOBBIO, F. O.; BOBBIO, P. A. Introdução à química de alimentos. 3. ed. São Paulo: Varela, 2003.

BRECHT, J. K. Physiology of lightly processed fruits and vegetables. *HortScience*, 30(1): 18-22. 1995.

CENCI, S. A. (Ed.). *Processamento mínimo de frutas e hortaliças: tecnologia, qualidade e sistemas de embalagens*. Rio de Janeiro: Embrapa Agroindústria de Alimentos, 2011.

CHITARRA, M. I. F.; CHITARRA, A. B. *Pós-colheita de frutos e hortaliças: fisiologia e manuseio*. ESAL/FAEPE, Lavras, 1990.

DI MATTEO, A.; SACCO, A.; ANACLERIA, M.; PEZZOTTI, M.; DELLEDONNE, M.; FERRARINI, A.; FRUSCIANTE, L.; BARONE, A. The ascorbic acid content of tomato fruits is associated with the expression of genes involved in pectin degradation. *BMC Plant Biol*, 10:163. 2010.

FLOROS, J. D.; MATSOS, K. I. Introduction to modified atmosphere packaging. In: HAN, J. H. (Ed.). *Innovations in Food Packaging*. London: Academic Press, 2005(3), p.159-172. ISBN 978-0-12-311632-1.

FONSECA, S. C.; OLIVEIRA, F. A. R.; BRECHT, J. K. Modelling respiration rate of fresh fruits and vegetables for modified atmosphere packages: a review. *Journal of Food Engineering*, 52(2):99-119. 2002. ISSN 0260-8774.

HERBACH, K. M.; STINTZING, F. C.; CARLE, R. Betalain stability and degradation – Structural and chromatic aspects. *Journal of Food Science*, 71(4):R41-R50. 2006.

HUI, Y. Handbook of fruit and vegetable flavors. Hoboken: John Wiley & Sons, 1095 p. 2010.

KLUGE, R.A.; NACHTIGAL, J.C.; FACHINELLO, J.C.; BILHALVA, A. B. Fisiologia e manejo pós-colheita de frutas de clima temperado. Campinas: Livraria e Editora Rural. 2002.

LENCKI, R. W. Modified atmosphere packaging for minimaly processed foods. In: SUN, D. W. (Ed.). *Emerging technology for food processing*. London: Elsevier Academic Press, 2005. p. 733-756.

MOKADY, S.; COGAN, U.; LIEBERMAN, L. Stability of vitamin C in fruit and fruit blends. *Journal Science Food Agricultural*, 35: 452-456. 1984.

NEELWARNE, B. *Red Beet Biotechnology: Food and Pharmaceutical Applications*. Springer, 2013. 443p.

OETIKER, J. H.; YANG, S. F. The role of ethylene in fruit ripening. *Acta Horticulturae*, 398: 167-178. 1995.

PEREIRA, F. H. F.; PUIATTI, M.; FINGER, F. L.; CECON, P. R.; AQUINO, L. A. Produção e qualidade de frutos de melões amarelo e charentais cultivados em ambientes sombreados. *Revista Brasileira de Engenharia Agrícola e Ambiental*, 14(9):944-950. 2010. DOI: http://dx.doi.org/10.1590/S1415-43662010000900006.

PALIYATH, G. Modulation of carotenoid biosynthesis during tomato fruit ripening through phytochrome regulation of phytoene synthase activity. *Plant Physiol Biochem*, 43(12):1052-1060. 2005.

SIMÕES, A. N.; VENTRELLA, M. C.; MORETTI, C. L.; CARNELOSSI, M. A. G.; PUSCHMANN, R. Anatomical and physiological evidence of white blush on baby carrot surfaces. *Postharvest Biology and Technology*, 55:45-52. 2010.

SISLER, E. C.; SEREK, M. Inhibitors of ethylene responses in plants at the receptor level: recent developments. *Physiologia Plantarum*, 100(3): 577-582. 1997.

STREIT, N. M.; CANTERLE, L. P.; CANTO, M. W.; HECKTHEUER, L. H. H. As clorofilas. *Ciência Rural*, 35(3): 748-755. 2005.

TAIZ, L.; ZEIGER, E. Fisiologia vegetal. Tradução de E. R. Santarém *et al.* 6. ed., Artmed: Porto Alegre. 2017.

VALPUESTA, V.; BOTELLA, M. A. Biosynthesis of L-ascorbic acid in plants: New pathways for an old antioxidant. *Trends in Plant Science*, 9(12):573-577. 2004.

WANG, C. Y. Physiological and biochemical responses of plants to chilling stress. *HortScience*, 17(2): 173-186. 1982.

WILD, H.P.J.; WOLTERING, E. J.; PEPPELENBOS, W. Carbon dioxide and 1-MCP inhibit ethylene production and respiration of pear fruit by different mechanisms. *Journal of Experimental Botany*, 50(335): 837-844. 1999.

WILLS, R.; MCGLASSON, B.; GRAHAM, D.; JOYCE, D. Introduccíon a la fisiología y manipulación poscosecha de frutas, hortalizas y plantas ornamentales. 2. ed. Zaragoza: Acribia, 1998.

YAHIA, E. M. *Modified and controlled atmospheres for the storage, transportation, and packaging of horticultural commodities.* Boca Raton, Florida: CRC Press, 2009. ISBN 1420069586.

YANG, S. F. Biosynthesis and action of ethylene. *HortScience*, 20(1): 41-45. 1985.

Capítulo 7

Bioquímica da Carne | Bases Científicas e Implicações Tecnológicas

Izael Gressoni Júnior • Fabiane de Moraes Rodrigues • Marco Antonio Trindade

- Introdução, *248*
- Composição, *249*
- Mecanismo de contração muscular, *268*
- Mudanças bioquímicas no músculo pós-morte, *274*
- Implicações tecnológicas, *280*
- Bibliografia, *290*

Introdução

Conhecer a composição, a estrutura e a bioquímica da carne e de seus componentes é de fundamental importância para quem trabalha tanto com esse produto *in natura* quanto com o processamento e elaboração de embutidos em geral.

A carne é o resultado das diversas transformações químicas sofridas pelos músculos após o abate dos animais. O músculo vivo é um tecido altamente especializado, capaz de converter energia química em energia mecânica durante sua contração. A habilidade de contrair e relaxar, característica do músculo vivo, é perdida quando o músculo é convertido em carne. Entretanto, alguns aspectos do mecanismo de contração e relaxamento no músculo vivo estão diretamente relacionados ao encurtamento das fibras e à perda da maciez que ocorrem na carne após o abate do animal. As modificações físicas e químicas que ocorrem no músculo nas primeiras 24 h após o abate determinam muitas das características e propriedades da carne. Essas modificações são decorrentes do manejo pré-abate e dos procedimentos de abate e resfriamento das carcaças. Um bom entendimento de como funciona o músculo vivo facilita a compreensão das várias propriedades pós-morte do músculo como alimento, permitindo desenvolver as técnicas de abate (incluindo o pré- e o pós-abate) que garantam a obtenção de carnes com as melhores propriedades funcionais e sensoriais possíveis.

Em função do exposto, neste capítulo serão apresentadas as bases científicas da bioquímica da carne, incluindo sua composição química, a estrutura dos tecidos que a compõem, o mecanismo da contração do músculo vivo e suas relações com as modificações que ocorrem após o abate dos animais e que levam à transformação desse músculo em carne. Além disso, serão discutidos os fatores pré- e pós-abate que influenciam as propriedades funcionais e sensoriais da carne e cuidados que podem ser tomados para se obterem carnes de melhor qualidade.

A carne é o resultado de diversas transformações físicas, químicas e bioquímicas sofridas pelos músculos após o abate dos animais. As transformações que ocorrem nas primeiras 24 h determinam as características e propriedades da carne e são dependentes do manejo pré- e pós-abate.

A habilidade de contrair e relaxar, característica do músculo vivo, é perdida quando este é convertido em carne, mas alguns aspectos do mecanismo de contração e relaxamento estão relacionados à perda de maciez da carne após o abate.

Composição

Antes de discutir cada constituinte da carne será feita uma breve caracterização da composição das carcaças, obtidas após o abate dos animais.

Composição da carcaça

A carcaça animal é o produto do abate de animais domésticos ou selvagens sacrificados com vistas ao aproveitamento da carne como alimento. Assim, por exemplo, pode-se dizer que a carcaça bovina é o corpo do boi abatido, do qual foram removidos a pele, as vísceras, a cabeça, as patas, as gorduras cavitárias e o rabo. Diferentemente, a carcaça suína é normalmente comercializada no Brasil ainda com cabeça e pés, apresentando assim um maior rendimento em relação ao peso vivo do animal. Em média, cerca de 50, 55, 73 e 80% do peso vivo de ovinos, bovinos, frangos e suínos, respectivamente, permanecem na carcaça.

De modo geral pode-se dizer que a carcaça animal é formada de músculos, ossos e gordura, e as proporções desses constituintes na carcaça exercem grande influência na qualidade sensorial e nutricional do corte cárneo, afetando sua comercialização. À medida que aumentam os teores de gordura e ossos, diminuem proporcionalmente os teores de músculo na carcaça. A composição da carcaça depende da composição genética, da idade, da raça, da alimentação e do manejo do animal, do tipo de músculo em questão, bem como das condições ambientais. Em outras palavras, o potencial de crescimento e desenvolvimento de um animal e sua composição corporal e de carcaça (proporções do tecido muscular, adiposo e ósseo) são geneticamente predeterminados. Entretanto, interações com fatores ambientais durante o desenvolvimento influenciam o modelo de crescimento e o tamanho maduro do animal (peso no qual a massa corporal de tecido magro cessa de crescer). O peso do tecido muscular (carne) na carcaça varia entre 46 e 65% em ovelhas, 49 e 68% em bovinos e 36 e 64% em suínos, em função dos fatores anteriormente citados. A qualidade da carne dependerá dos fatores citados (*ante mortem*) e também dos procedimentos

---

Carcaça é o produto do abate com objetivo de utilizar a carne como alimento. Ela corresponde a 50, 55, 73 e 80% do peso vivo de ovinos, bovinos, frangos e suínos e é composta de músculos, ossos e gordura. O tecido muscular corresponde a cerca de 65% da carcaça.

A composição da carcaça depende de fatores genéticos (espécie, raça e indivíduo), ambientais e do manejo de animais. A alimentação constante e contínua favorece maior proporção de carne de carcaça.

técnicos realizados pelos abatedouros e frigoríficos desde o abate até o consumidor final (*post mortem*).

Composição do músculo e tecidos associados

As carnes são compostas por 4 tipos básicos de tecidos que são: *epitelial*, *nervoso*, *conjuntivo* e *muscular*. As propriedades e quantidades desses tecidos são responsáveis, em grande parte, pela qualidade e maciez da carne.

> As carnes são compostas pelos tecidos epitelial, nervoso, conjuntivo e muscular. Os tecidos epitelial e nervoso correspondem a uma fração muito pequena das carnes.

▶ Tecido epitelial

O tecido epitelial é um dos tecidos encontrados em menor proporção na carne. As funções que ele exerce são as de proteção, secreção, excreção, transporte, absorção e percepção sensorial. O epitélio recobre as superfícies externas e internas do corpo e a maior parte dele é removida no processo de abate. A fração restante está associada principalmente aos vasos sanguíneos e linfáticos, permanecendo também em órgãos comestíveis, como fígado e rins. O tecido epitelial é formado por células intimamente unidas entre si, justapostas em grande parte de sua superfície e com pouca matriz extracelular. As células epiteliais variam da forma plana ou escamosa à colunar.

> O epitélio recobre as superfícies externas e internas do corpo, e a maior parte dele é removida no processo de abate. Em frango frito, o epitélio é fundamental na formação de crocância, do aroma e do sabor.

Em alguns cortes cárneos, o tecido epitelial confere características sensoriais específicas, como, por exemplo, no caso da fritura da pele suína ou de frango ou, ainda, no processamento de *bacon*. A retirada da pele nesses casos afetará o aroma, o sabor e a textura desses alimentos.

▶ Tecido nervoso

O tecido nervoso constitui uma pequena proporção da carne (menos que 1%), mas devemos conhecê-lo por sua função nos mecanismos de contração e relaxamento dos músculos *in vivo* e sua relação com o *rigor mortis* e a qualidade (maciez) da carne. O tecido nervoso é parte do sistema nervoso central (SNC) ou sistema nervoso periférico (SNP). O SNC engloba o cérebro e a medula espinal e é constituído de células nervosas (neurônios) e de uma variedade de células de sustentação. O SNP consiste principalmente nas fibras nervosas de outras partes do corpo e tem como função manter a comunicação dessas partes com o SNC.

As fibras nervosas entremeiam-se no tecido muscular para transmitir os impulsos nervosos e receber os estímulos sensoriais. São compostas por grupos de axônios e a reunião de grupos de fibras nervosas em feixes resulta na formação de troncos nervosos. Nas fibras nervosas o axônio terminal de um neurônio se interdigita com os dendritos da célula subsequente. Essa região de contato chama-se sinapse, e nela, devido à grande proximidade, substâncias químicas liberadas por um neurônio podem agir sobre outro (Figura 7.1).

▶ Tecido conjuntivo

Como o próprio nome diz, o tecido conjuntivo literalmente junta e mantém ligadas várias partes do corpo do animal. O tecido conjuntivo está amplamente distribuído por todo o organismo como componente do esqueleto, na estrutura dos órgãos, dos vasos sanguíneos e linfáticos e nas camadas que envolvem os tendões e músculos. O tecido conjuntivo envolve os músculos, os feixes de fibras e, por fim, as fibras musculares individualmente. Circundando o músculo como um todo, existe uma bainha de tecido conjuntivo conhecida como epimísio, de cuja superfície interna partem septos de tecido conjuntivo para dentro do

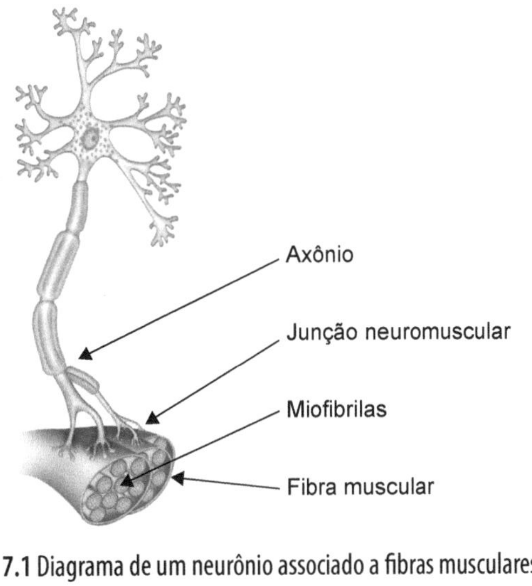

> O tecido conjuntivo junta e mantém ligadas várias partes do corpo. Ele está amplamente distribuído como parte do esqueleto, órgãos, vasos e músculos.

Figura 7.1 Diagrama de um neurônio associado a fibras musculares.

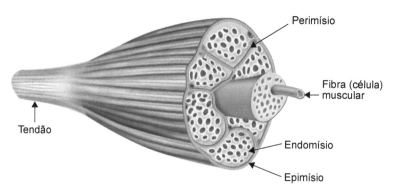

Figura 7.2 Tecido conjuntivo no músculo.

músculo, envolvendo feixes de fibras musculares, constituindo o perimísio. A partir do perimísio, forma-se uma fina rede de tecido conjuntivo que envolve cada fibra muscular individualmente, o chamado endomísio (Figura 7.2).

Os diferentes tipos de tecido conjuntivo são geralmente caracterizados por apresentar poucas células e muito conteúdo extracelular. Essa substância extracelular varia desde gel mole até massa fibrosa muito dura, contendo fibras que atuam como elementos estruturais dos tecidos conjuntivos. O tecido conjuntivo adiposo é composto principalmente de células com pequena quantidade de fibras extracelulares; o tecido linfático apresenta fluido extracelular sem fibras. Considerando sua importância sobre as características das carnes, neste capítulo apresentaremos mais detalhadamente apenas o tecido conjuntivo propriamente dito e o tecido conjuntivo adiposo.

Tecido conjuntivo propriamente dito

O tecido conjuntivo propriamente dito inclui elementos com forma (células e fibras extracelulares) e uma substância amorfa basal (substância fundamental) na qual esses elementos estão embebidos. As fibras extracelulares consistem em fibras de colágeno – que são retas, inextensíveis e não ramificadas; de elastina – que são elásticas, ramificadas e de cor amarela; e de reticulina. A substância fundamental é uma solução viscosa que contém glicoproteínas solúveis, além de substratos e produtos do metabolismo do tecido conjuntivo, dentre os quais estão o tropocolágeno e a

---

O tecido conjuntivo se caracteriza por apresentar poucas células e muito conteúdo extracelular que varia desde gel até massa fibrosa dura.

O tecido conjuntivo propriamente dito envolve o tecido muscular (endomísio, perimísio e epimísio) e forma os tendões que o ligam aos ossos. Sua matriz extracelular é rica em colágeno, elastina e reticulina, as quais conferem maior rigidez à carne.

tropoelastina, precursores do colágeno e da elastina. Entre as glicoproteínas estão o ácido hialurônico e os sulfatos de condroitina. As fibras extracelulares estão dispostas em estruturas compactas que dão origem ao tecido conjuntivo denso e, quando formam uma rede de tecido solto, constituem o tecido conjuntivo frouxo.

As *fibras colágenas* são compostas pela proteína colágeno. Essa proteína estrutural do tecido conjuntivo é a mais abundante do organismo animal, chegando à proporção de 20 a 25% da proteína total dos mamíferos, dependendo do corte cárneo, influindo muito na maciez da carne. Em cortes bovinos como patinho, picanha e alcatra, o colágeno representa 5% da proteína. Porém, em cortes como lagarto e músculo, o colágeno representa, respectivamente, 13 e 17% da proteína total. As diferenças no teor de colágeno nesses diferentes cortes definem sua forma de preparação e processamento. Cortes com maior teor de colágeno exigem temperaturas e tempos de cozimento maiores, para que haja solubilização do colágeno e obtenção de textura mais macia. O colágeno está presente em grande quantidade nos tendões e ligamentos e existem fibras de colágeno em todos os tecidos e órgãos, incluindo os músculos, onde sua distribuição não é uniforme e guarda certa relação com a atividade física. Dessa forma, a musculatura das extremidades contém mais colágeno que a do dorso, e, consequentemente, a primeira é mais dura que a última. O colágeno é caracterizado pelo alto conteúdo dos aminoácidos glicina, prolina e hidroxiprolina e pela completa ausência de aminoácidos sulfurados e triptofano. A glicina representa cerca de um terço do conteúdo total de aminoácidos e a prolina e a hidroxiprolina, outra terça parte. Como a hidroxiprolina não aparece em quantidades significativas em outras proteínas e tem uma porcentagem constante no colágeno, o seu teor é normalmente utilizado para determinar o conteúdo de colágeno nos tecidos. A unidade estrutural fundamental do colágeno é o tropocolágeno, que é composto por três cadeias espiraladas formando uma estrutura em tripla hélice (Figura 7.3). As fibras de colágeno são praticamente inextensíveis e individualmente são incolores, porém, quando

> O colágeno, proteína estrutural do tecido conjuntivo, é a mais abundante do organismo animal. Nos músculos sua distribuição não é uniforme e guarda certa relação com a atividade física.

> O conteúdo de hidroxiprolina é normalmente utilizado para determinar o teor de colágeno dos tecidos.

> As fibras de colágeno são praticamente inextensíveis. As moléculas de colágeno formam ligações cruzadas entre si que aumentam com a idade do animal. As ligações cruzadas promovem maior insolubilidade e resistência à tensão.

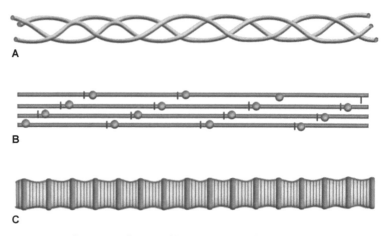

Figura 7.3 Esquema da estrutura do tropocolágeno e da fibrila de colágeno. **A.** Estrutura de tripla hélice. **B.** Moléculas de tropocolágeno. **C.** Fibrila de colágeno.

formam agregados apresentam a cor branca que caracteriza os tendões. As moléculas de colágeno apresentam ligações cruzadas entre si, o que se relaciona com sua insolubilidade e resistência à tensão. A quantidade dessas ligações cruzadas e sua estabilidade aumentam com a idade do animal; desse modo, os animais mais jovens possuem um colágeno que se rompe mais facilmente e é também mais solúvel.

O colágeno começa a se encolher a 60°C, e acima de 70°C suas ligações peptídicas começam a ser rompidas. Aos 80°C parte do colágeno é solubilizada, pois sua estrutura de tripla hélice é rompida, transformando-o em espirais solúveis em água, a gelatina.

O aquecimento prolongado em temperatura igual ou superior a 80°C promove maior solubilização do colágeno e redução da adesão entre as fibras musculares, favorecendo a maciez de cortes cárneos de maior dureza.

As *fibras elásticas* são constituídas de uma proteína fina e resistente, a elastina. Apresentam uma cor amarelada, diferindo do colágeno e da reticulina em sua constituição química e em suas propriedades. Elas estão presentes nos ligamentos, paredes das artérias e envolvendo vários órgãos, inclusive os músculos. As fibras de elastina são elásticas, distendendo-se com facilidade e voltando ao comprimento normal quando a tensão deixa de existir. A contribuição da

A elastina é extraordinariamente insolúvel em água, fazendo com que essa proteína contribua de forma significativa para a resistência da carne, apesar de se apresentar em concentrações bem pequenas.

elastina para a dureza da carne é significativa, apesar de representar apenas 0,5% do total do tecido conjuntivo contido nos músculos. A elastina é constituída principalmente por glicina e prolina e apresenta alguns aminoácidos incomuns como a desmosina e isodesmosina. A extraordinária insolubilidade da elastina deve-se, principalmente, ao seu grande conteúdo de aminoácidos não polares e às ligações laterais de desmosina. Além disso, a elastina é muito resistente às enzimas digestivas, de modo que sua contribuição para o valor nutritivo da carne é praticamente nula.

As *fibras reticulares* formam delicadas redes que circundam células e dão suporte ao epitélio dos vasos sanguíneos, às estruturas neurais e à membrana da fibra muscular. Elas constituem ainda o tecido fibroso de apoio dos órgãos linfoides e hematopoiéticos (baço, medula óssea, linfonodos e amígdalas).

Tecido conjuntivo adiposo

O tecido conjuntivo adiposo é formado por adipócitos que armazenam lipídeos neutros. Ele se acumula próximo ao tecido conjuntivo propriamente dito.

O tecido adiposo constitui um tipo especial de tecido conjuntivo com predominância de células adiposas (adipócitos) que armazenam gorduras neutras (triacilgliceróis). As células adiposas organizam-se em grupos, formando lóbulos, que são separados entre si por meio de septos de tecido conjuntivo, que os sustentam. Esse estroma de tecido conjuntivo permite a condução de vasos sanguíneos e nervos para o interior do tecido adiposo. O tecido adiposo exerce diversas funções, como reserva de energia, modelação do corpo, preenchimento de espaços entre tecidos e isolamento térmico do organismo. A capacidade de armazenamento de gordura chega a ser ilimitada em algumas espécies, sendo seu acúmulo função de alimentação, sexo e idade do animal. A coloração desse tecido varia do branco ao amarelo, dependendo da alimentação. A coloração amarela é obtida principalmente pelo acúmulo de carotenoides dissolvidos.

O tecido adiposo é parcialmente liquefeito no cozimento da carne, alterando seu aroma, seu sabor e, especialmente, sua maciez. O maior teor de gordura também aumenta a sensação de suculência, pois estimula a salivação durante a mastigação. No entanto, apesar do sabor e textura que a gordura pode proporcionar, o consumidor tende a considerar como menos saudável uma carne com gordura visível.

▶ Tecido muscular

O tecido muscular é dividido em esquelético, liso ou involuntário e cardíaco. Na média, 30 a 40% do peso vivo dos animais são compostos por *tecido muscular esquelético*. A musculatura de ovinos, bovinos e suínos consiste em cerca de 300 unidades anatomicamente distintas. Esses músculos são altamente diferenciados entre si, podendo diferir em tamanho, forma, tipo de ligação (aos ossos, cartilagens ou ligamentos) suprimento nervoso e sanguíneo, associação com outros tecidos e ação (que pode ser lenta ou rápida, prolongada ou intermitente, simples ou em associação complexa com outros músculos). Esses três tipos de músculos podem ser classificados quanto ao tipo de controle efetuado pelo sistema nervoso central, agindo o músculo esquelético sob controle voluntário e os músculos liso e cardíaco sob controle involuntário. Os músculos esquelético e cardíaco são também chamados estriados por apresentarem bandas claras e escuras quando observados ao microscópio, ao passo que o músculo liso não apresenta essa característica (Figura 7.4).

Tecido muscular esquelético estriado

O *tecido muscular esquelético* é o tecido de maior importância tecnológica na indústria de carnes. Muitos dos processos pelos quais as carnes são submetidas são caracterizados por atuarem sobre esse tecido. O tecido muscular esquelético é composto por células altamente especializadas,

> O tecido muscular pode ser esquelético, liso ou cardíaco. De 30 a 40% do peso vivo dos animais consiste em tecido muscular esquelético, dividido em cerca de 300 unidades anatomicamente distintas.

> O tecido muscular esquelético é composto por células altamente especializadas, longas e cilíndricas que correspondem a 75 a 92% do tecido. O volume restante é constituído por matriz extracelular, tecido conjuntivo, fibras nervosas e vasos sanguíneos.

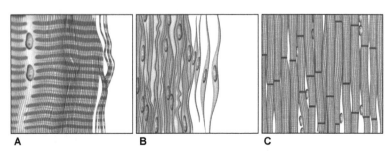

Figura 7.4 Os três tipos de tecido muscular. **A.** Músculo esquelético. **B.** Músculo liso. **C.** Músculo cardíaco.

longas, cilíndricas e multinucleadas, as fibras musculares, que possuem de 1 mm até mais de 30 cm de comprimento e de 10 a 100 mm de diâmetro. Cerca de 75 a 92% do volume total do tecido muscular é constituído pelas fibras musculares, sendo o volume restante constituído por matriz extracelular, tecido conjuntivo, fibras nervosas e vasos sanguíneos.

Embora existam diferenças nas fibras musculares, no que diz respeito à quantidade de sarcoplasma (fluido celular) e na quantidade e localização dos componentes da membrana celular, há uma grande similaridade, no nível celular, do músculo esquelético de uma grande variedade de organismos.

No músculo, as fibras são agrupadas paralelamente formando feixes de fibras ou fascículos e os feixes estão associados de vários modos para formar os diversos tipos de músculos. As fibras musculares individuais, os feixes e o músculo são recobertos por tecido conjuntivo que forma uma rede contínua, mas que recebe diferentes nomes de acordo com sua localização (epimísio, perimísio e endomísio), conforme indicado anteriormente (ver Figura 7.2). As fibras nervosas e os vasos sanguíneos que irrigam o músculo esquelético acompanham os septos de tecido conjuntivo a partir do epimísio e vão se ramificando até atingir cada fibra muscular. As arteríolas e vênulas são orientadas transversalmente em relação às fibras musculares e a maioria dos capilares é arranjada paralelamente ao eixo longitudinal das fibras. Esse tipo de estrutura permite uma ampla cobertura da superfície da célula para a troca de nutrientes e produtos do metabolismo celular. Cada fibra nervosa pode se ramificar e enervar inúmeras fibras musculares. O contato entre os axônios terminais e as fibras musculares acontece através das placas motoras terminais.

A gordura intramuscular, que proporciona a marmorização da carne, é depositada junto ao perimísio, próxima aos vasos sanguíneos, enquanto a gordura intermuscular se deposita junto ao epimísio. Em ambos os casos a quantidade de gordura depositada pode variar muito, de acordo com a idade e estado nutricional do animal. Ambos os tipos de

A célula (ou fibra) muscular é multinucleada e delimitada pelo sarcolema, que sofre invaginações formando os *túbulos T*, os quais distribuem os impulsos nervosos.

gordura poderão afetar a maciez da carne. O marmoreio é uma característica que tem sido valorizada no mercado brasileiro de carnes, em virtude do sabor e da maciez que a gordura promove na carne. Historicamente, o gado bovino brasileiro apresenta maior percentual do rebanho composto por raças zebuínas (*Bos indicus*), que apresentam pouco marmoreio. Muitos produtores investem, então, no desenvolvimento de carnes *premium*, com maior marmoreio, utilizando raças de origem europeia (*Bos taurus*, sobretudo raças Red Angus e Aberdeen Angus) e japonesa (*Bos taurus*, raça Wagyu), geneticamente capazes de produzir mais gordura intramuscular.

A fibra muscular é composta principalmente por miofibrilas. As miofibrilas são separadas por uma delicada rede de túbulos, o retículo sarcoplasmático, que está posicionado paralelamente em relação às miofibrilas. Dentro de cada fibra existe um líquido matriz chamado de sarcoplasma, que contém mitocôndrias, enzimas, glicogênio, adenosinatrifosfato (ATP), creatina e mioglobina.

Outro sistema de túbulos, chamado de túbulos transversos, posiciona-se perpendicularmente às miofibrilas. As miofibrilas são compostas por pequenas unidades chamadas sarcômeros, que são constituídos por filamentos finos e grossos que interagem entre si (Figura 7.5).

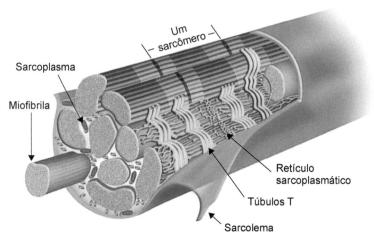

Figura 7.5 Representação do retículo sarcoplasmático e dos túbulos T e de sua relação com as miofibrilas.

Sarcolema. A membrana lipoproteica que recobre cada fibra muscular não difere essencialmente das membranas plasmáticas de outros tipos celulares, mas recebe o nome de sarcolema. Ela apresenta grande elasticidade para suportar as distorções que ocorrem nas fases de contração, relaxamento e estiramento do músculo. Uma característica exclusiva do sarcolema é a formação de invaginações ao longo de toda a superfície da fibra, formando uma rede de túbulos, chamados de *túbulos transversais* ou *túbulos T*.

Sarcoplasma. O sarcoplasma de uma fibra muscular corresponde ao citoplasma de outras células e pode ser definido como o líquido matriz do sarcolema, excluindo os núcleos. É constituído de 75 a 85% de água, gotículas de gordura e grânulos de glicogênio, e de organelas, assim como de miofibrilas peculiares ao músculo.

> O sarcoplasma é o líquido matriz no qual estão dispersas as organelas mais importantes, as mitocôndrias, responsáveis pelo metabolismo energético aeróbico.

Núcleos. A quantidade de núcleos de uma fibra muscular esquelética varia de acordo com o seu comprimento; em uma fibra com vários centímetros de comprimento, pode haver centenas de núcleos. Os núcleos são alongados na direção da fibra e normalmente localizam-se logo abaixo do sarcolema, exceto nas fibras musculares esqueléticas de peixes, onde se localizam no centro.

Miofibrilas e miofilamentos. As miofibrilas são estruturas cilíndricas, compridas e delgadas, com diâmetro de 1 a 2 μm, orientadas no sentido longitudinal da fibra muscular e preenchendo completamente seu interior. Uma fibra muscular de um diâmetro de 50 mm pode ter de 1.000 até 2.000 miofibrilas. As miofibrilas são formadas por um agrupamento ordenado de filamentos grossos e finos paralelos entre si, cuja distribuição ao longo da miofibrila é responsável pela formação de bandas. As miofibrilas, por sua vez, também se agrupam de modo que as bandas ou estrias ficam em sincronia, formando faixas claras e escuras que caracterizam o músculo estriado esquelético. Quando observadas sob luz polarizada, em microscópio, as bandas escuras são birrefringentes ou anisotrópicas e, por essa razão, receberam o nome de bandas A, e as faixas claras, por serem menos anisotrópicas, receberam o nome de bandas I (elas não são

> A maior parte da fibra muscular é preenchida pelas miofibrilas, formadas por filamentos finos (actina) e grossos (miosina) organizados em sarcômeros, formando bandas ou estrias visíveis ao microscópio.

> Sarcômero é o nome dado à unidade estrutural repetitiva da miofibrila onde ocorre o ciclo de contração e relaxamento do músculo e que é definido como o segmento entre duas linhas Z sucessivas.

puramente isotrópicas, como sugere a letra I). A banda I é dividida ao meio por uma linha transversal escura, chamada linha Z. A unidade estrutural repetitiva da miofibrila onde ocorre o ciclo de contração e relaxamento do músculo é o sarcômero, que é definido como o segmento entre duas linhas Z sucessivas. Desta forma, um sarcômero inclui uma banda A e duas metades de bandas I. Os comprimentos do sarcômero e da banda I variam de acordo com o estado de contração do músculo, enquanto a banda A permanece sempre constante. Nos músculos em repouso de mamíferos, o sarcômero tem aproximadamente 2,5 μm de comprimento. No centro da banda A existe uma zona mais pálida, chamada zona H, que, por sua vez, é atravessada por uma estreita linha escura chamada linha M (Figura 7.6). A linha M localiza-se exatamente no centro da banda A. Além disso, em cada lado da linha M, dentro da zona H, existe uma região um pouco mais clara que é denominada pseudozona H. A existência de bandas e zonas ocorre em função do arranjo

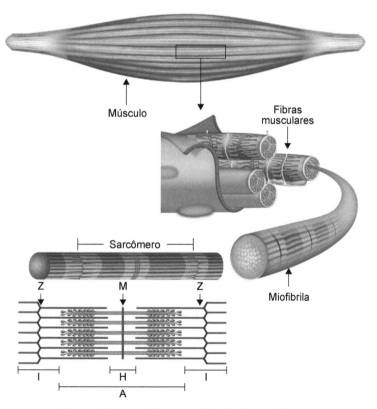

Figura 7.6 Esquema da estrutura do músculo esquelético.

dos filamentos grossos e finos no interior da miofibrila, e o conhecimento de suas funções é importante para entender os fenômenos que ocorrem no músculo.

Os filamentos grossos, que possuem 10 nm de diâmetro e 1,5 µm de comprimento, são os principais constituintes da banda A e determinam seu comprimento. Esses filamentos são compostos quase que exclusivamente da proteína miosina e, por essa razão, são também chamados de filamentos de miosina. Esses filamentos ficam estruturados por conexões transversais delgadas, que se localizam no centro da banda A, formando a linha M.

Os filamentos finos são compostos basicamente da proteína actina. Possuem 5 nm de espessura e estendem-se por cerca de 1 µm em cada direção a partir da linha Z, constituindo a banda I. Na linha Z, cada filamento de actina é contínuo com quatro filamentos delgados divergentes, que correm obliquamente através da linha Z para um dos filamentos de actina do outro lado, formando um padrão característico em zigue-zague (Figura 7.7). Os filamentos de actina penetram na banda A, onde se interdigitam com os filamentos de miosina, de modo que, em cortes transversais na extremidade da banda A, pode-se observar um arranjo ordenado no qual seis filamentos de actina estão regularmente espaçados ao redor de um filamento de miosina. O grau de penetração dos filamentos de actina na banda A varia com o estado de contração muscular. A distância entre as extremidades de dois filamentos opostos de actina determina a largura da faixa H, que é definida como a região da banda A que não é penetrada por filamentos de actina. Nas miofibrilas distendidas, a faixa H é, desse modo, larga, enquanto no estado contraído ela é muito estreita ou inteiramente ausente. A distância entre os filamentos grossos e finos na região de interdigitação é de apenas 10 a 22 nm e esse estreito espaço é atravessado por pontes transversais regularmente espaçadas que se estendem radialmente de cada filamento de miosina para os filamentos de actina vizinhos.

Retículo sarcoplasmático e túbulos T. O conjunto de retículo sarcoplasmático e túbulos T forma um sistema de canais e

> Os filamentos grossos ou filamentos de miosina são os principais constituintes da banda A.

> Os filamentos finos, principais constituintes da banda I, são compostos principalmente de actina.

> O conjunto de retículo sarcoplasmático e túbulos T forma um sistema de canais e cisternas que se estende, como uma rede, ao redor das miofibrilas. O retículo sarcoplasmático controla os níveis de cálcio do sarcoplasma e os túbulos T são responsáveis pela distribuição do impulso nervoso.

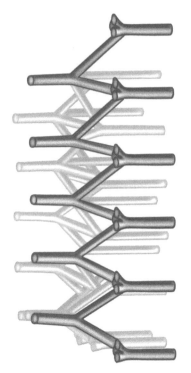

Figura 7.7 Diagrama esquemático da linha Z.

cisternas, delimitado por membranas, que se estende por todo o sarcoplasma e forma uma rede ao redor de cada miofibrila, exibindo um padrão repetitivo e altamente especializado, que apresenta uma relação constante com determinadas faixas de miofibrila. As membranas reticulares do retículo sarcoplasmático são os locais de armazenamento do cálcio das fibras em repouso. Embora desempenhem funções em conjunto, essas duas estruturas originam-se de sistemas de membranas distintos, uma vez que o retículo sarcoplasmático corresponde ao retículo endoplasmático de outros tipos celulares, enquanto os túbulos T originam-se do sarcolema e comunicam-se com o espaço extracelular.

Lisossomos. Os lisossomos são pequenas vesículas que atuam como local de reserva de diversas enzimas digestivas. Entre as enzimas proteolíticas lisossomais, as catepsinas são um grupo muito importante, pois agem sobre algumas proteínas musculares, contribuindo para o amaciamento da carne durante a maturação. As enzimas calpaínas e colagenases, que hidrolisam, respectivamente, proteínas musculares e

> Os lisossomos e o complexo de Golgi são compostos por vesículas. Nos lisossomos são armazenadas enzimas como as proteases catepsinas. O complexo de Golgi concentra e armazena produtos do metabolismo celular.

colágeno, também possuem papel importante no amaciamento da carne durante a maturação. Essas enzimas provocam a lise das proteínas do sarcômero, enfraquecendo a estrutura da linha Z e, por isso, contribuem para o amaciamento da carne. No cozimento até 60°C, a maioria das enzimas da carne, incluindo as calpaínas e as catepsinas, são desnaturadas, mas algumas colagenases podem permanecer ativas, aumentando a maciez da carne cozida durante seu armazenamento.

Mitocôndrias. Nas fibras musculares esqueléticas, as mitocôndrias são mais abundantes quando próximas aos polos dos núcleos e imediatamente abaixo do sarcolema, mas também ocorrem no interior da fibra, principalmente ao lado das linhas Z e na união das bandas A e I. Em razão das altas exigências energéticas necessárias à contração muscular, as mitocôndrias apresentam numerosas cristas estreitamente espaçadas. Sua associação íntima com os elementos contráteis situa a fonte de energia química (ATP) próxima aos locais de sua utilização nas miofibrilas.

Complexo de Golgi. O complexo de Golgi é formado por um conjunto de vesículas planas, de constituição semelhante à da membrana do retículo sarcoplasmático, que se localiza próximo a um polo de cada núcleo, por toda a fibra muscular. Sua função principal é concentrar e armazenar os produtos do metabolismo celular.

Tecido muscular liso

O tecido muscular liso está presente nas paredes do sistema digestório e das vias respiratórias, nos ductos urinários e genitais, nas paredes das artérias, veias e grandes vasos linfáticos e na pele, representando, no entanto, apenas uma pequena parte das carnes. As vísceras das carcaças, como intestino, estômago e fígado, são revestidas por este tecido muscular e possuem valor comercial.

A fibra muscular lisa varia em tamanho e forma, conforme a localização do tecido. Possui somente um núcleo, geralmente central, e o retículo sarcoplasmático é bem menos desenvolvido em relação à musculatura esquelética.

O tecido muscular liso é composto de células uninucleadas isoladas ou em pequenos feixes circundados por tecido conjuntivo. Possui a mesma proporção de actina e miosina que o tecido esquelético, mas estas não formam estrias.

Os miofilamentos são menos ordenados do que no músculo esquelético, ordenando-se aos pares e paralelamente ao eixo longitudinal da fibra. Actina e miosina existem na mesma proporção que no músculo esquelético, mas não formam estrias, daí a nomenclatura músculo liso. As células musculares lisas podem apresentar-se isoladas ou em pequenos grupos, formando feixes. Em qualquer um dos casos, são envolvidas por tecido conjuntivo que as mantém unidas e que transmite a força de contração uniformemente. Os espaços entre as fibras do músculo liso são preenchidos por tecido conjuntivo, fibras nervosas e vasos sanguíneos, no entanto, as fibras do músculo liso são menos irrigadas que as do músculo esquelético.

Tecido muscular cardíaco

> O tecido muscular cardíaco apresenta algumas propriedades do músculo liso e outras do músculo estriado, resultando em sua capacidade de contração rítmica, involuntária e ininterrupta.

O músculo cardíaco, que também tem valor comercial, apresenta algumas propriedades que lembram o músculo liso e outras que lembram o esquelético. O resultado disso é sua propriedade exclusiva de contratilidade rítmica, que continua ininterruptamente desde o início da vida embrionária até a morte. O miocárdio é a camada contrátil do coração que forma a maior parte do músculo cardíaco. A distribuição do tecido conjuntivo, dos vasos sanguíneos e linfáticos e das fibras nervosas não difere da relatada para os outros tipos de músculos, exceto por apresentar uma extensa rede de capilares sanguíneos, o que se relaciona com sua grande capacidade para o metabolismo oxidativo, juntamente com a presença de sarcoplasma mais abundante e rico em glicogênio e mitocôndrias maiores e mais numerosas. Os miofilamentos agregam-se, formando fibrilas que variam muito em tamanho, dependendo de sua localização ao longo do eixo longitudinal da fibra, mas os filamentos de actina e de miosina ainda se alinham, resultando em uma aparência estriada muito semelhante à do músculo esquelético.

Composição química da carne

> O músculo é formado por 75% de água, 20% de proteínas, 1% de glicogênio e 1% de minerais. O conteúdo lipídico é o mais variável, podendo estar entre 1,5% e 13%.

O músculo esquelético é o principal constituinte da carne e é composto por água, proteínas, gorduras, carboidratos e constituintes inorgânicos. A água corresponde a entre 65 e

> As proteínas do músculo podem ser divididas em sarcoplasmáticas (30%), miofibrilares (55%) e do estroma (15%), sendo seus representantes mais importantes a mioglobina, a miosina e o colágeno, respectivamente.

80% da massa do músculo, sendo o principal constituinte dos fluidos extracelulares e o meio de dissolução ou suspensão de vários componentes químicos. Em função disto, ela age como meio de transporte de substâncias entre a rede vascular e as fibras musculares.

As proteínas correspondem a entre 16 e 22% da massa muscular. As proteínas do músculo podem ser divididas em três classes: sarcoplasmáticas, miofibrilares e estromáticas. As proteínas sarcoplasmáticas são solúveis em água, representam 30 a 35% do total de proteínas no músculo esquelético, e incluem a mioglobina – proteína responsável pelo transporte de oxigênio no tecido muscular e, também, pela coloração vermelha das carnes – e as enzimas do metabolismo muscular. A fração miofibrilar, solúvel somente em soluções salinas, é constituída pelas proteínas responsáveis pela contração muscular que perfazem 52 a 56% de toda a proteína muscular. Por fim, são classificadas como proteínas estromáticas, ou do estroma, aquelas insolúveis em solventes aquosos e que representam 10 a 15% das proteínas da musculatura esquelética. O colágeno representa 40 a 60% das proteínas do estroma e a elastina, de 10 a 20% do total desta fração.

Além das proteínas, outros compostos nitrogenados estão presentes no músculo. Entre eles, as substâncias nitrogenadas não proteicas (1,5%), que incluem vários compostos químicos, como por exemplo, aminoácidos, peptídeos simples, creatina, creatinina, algumas vitaminas, nucleosídios e nucleotídios, incluindo a ATP.

O conteúdo de lipídeos no músculo é extremamente variável, abrangendo a faixa de aproximadamente 1,5 até 13%, constituindo-se praticamente de lipídeos neutros (triacilgliceróis) e fosfolipídeos.

Quanto aos carboidratos, o conteúdo dessa classe de componentes no músculo é geralmente muito pequeno. O glicogênio, que é o carboidrato mais abundante no músculo, varia de 0,5 a 1,3% em relação à massa muscular.

Finalmente, o músculo contém vários constituintes inorgânicos (1,0%); entre eles, cátions e ânions de importância

> Dentre os constituintes inorgânicos do músculo estão cátions e ânions de importância fisiológica: cálcio, potássio e sódio, entre outros.

fisiológica, como cálcio, magnésio, potássio, sódio, ferro, fósforo, enxofre e cloro. Vários outros constituintes inorgânicos encontrados no organismo animal também estão presentes no músculo.

▶ Proteínas dos miofilamentos

As proteínas miosina e actina constituem 75 a 80% das proteínas miofibrilares, sendo a porção restante constituída pelas proteínas reguladoras da função muscular, atuando direta ou indiretamente no complexo adenosina trifosfato-actina-miosina.

A *actina* constitui de 20 a 25% das proteínas miofibrilares. Ela é composta por subunidades globulares de actina G, que se polimerizam, formando unidades de uma proteína fibrilar (actina F), que, por sua vez, entrelaçam-se duas a duas em hélice – forma característica do filamento de actina (Figura 7.8). A actina é rica em prolina e seu ponto isoelétrico é de aproximadamente 4,7. Os filamentos de actina formam a estrutura básica dos filamentos finos.

A *miosina* constitui de 50 a 55% da proteína miofibrilar e se caracteriza por sua grande proporção de aminoácidos carregados positiva ou negativamente. Seu pH isoelétrico é de 5,4. A molécula de miosina tem a forma de um bastão com cerca de 150 nm de comprimento, com uma projeção globular dupla (chamada cabeça da miosina) em uma das extremidades. Os filamentos de miosina são formados por um arranjo antiparalelo de moléculas de miosina, de tal modo que a porção central é lisa e formada apenas pela

> Actina e miosina correspondem a 80% das proteínas miofibrilares, e os 20% restantes são formados por proteínas reguladoras da contração muscular.

> Actina corresponde a 25% das proteínas. É formada por unidades globulares (actina G) que se polimerizam, formando os filamentos finos (actina F).

> A miosina constitui de 50 a 55% das proteínas. Tem a forma de um bastão com uma projeção globular (cabeça de miosina) e se coloca cauda a cauda para formar os filamentos grossos. As cabeças de miosina apresentam atividade ATPásica e são capazes de se ligar à actina durante a contração muscular.

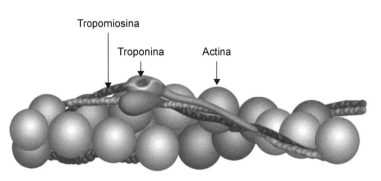

Figura 7.8 Estrutura de um filamento fino e de seus componentes.

região em bastão das moléculas (a porção central corresponde à pseudozona H, localizada no centro da banda A e mencionada anteriormente), com as cabeças globulares se projetando para fora, próximas às extremidades das fibrilas (Figura 7.9). A miosina pode ser quebrada pela ação proteolítica da tripsina, o que origina dois fragmentos chamados de meromiosina leve (MML) e meromiosina pesada (MMP); esta última contém a cabeça da miosina. As moléculas de miosina associam-se cauda a cauda para formar o filamento grosso bipolar.

Durante a contração muscular, as cabeças de miosina formam pontes com os filamentos de actina, originando um complexo químico conhecido como actomiosina. Isso será discutido adiante, no tópico Mecanismo de contração muscular.

As principais proteínas reguladoras, em ordem decrescente de concentração na miofibrila, são: tropomiosina, troponina, proteínas da linha M (creatinoquinase, miomesina e proteína M), α-actinina, proteína C e β-actinina.

> Tropomiosina e troponina são as principais proteínas reguladoras (sensíveis ao cálcio).

A *tropomiosina* e a *troponina* representam, juntas, de 16 a 20% das proteínas miofibrilares. A tropomiosina é um dímero helicoidal, que se une da cabeça à cauda, formando um cordão. A troponina é um trímero que se liga a um local específico em cada dímero de tropomiosina. A tropomiosina é responsável pela sensibilidade do sistema actomiosina ao cálcio que deflagra a contração, e a troponina é a proteína receptora desse íon. Ambas estão associadas ao filamento de actina. A tropomiosina tem uma estrutura fibrilar, composta por duas cadeias polipeptídicas enroladas, e posiciona-se sobre um sulco da superfície da actina, estendendo-se por 7 unidades de actina G. A troponina é formada por três subunidades polipeptídicas: TnT (possui afinidade com a

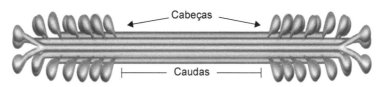

Figura 7.9 Estrutura de um filamento grosso.

tropomiosina), TnI (possui afinidade com a actina e inibe a ação da ATPase) e TnC (liga-se ao Ca^{2+}); distribui-se a intervalos regulares em locais específicos da tropomiosina.

Mecanismo de contração muscular

Para que se possa compreender as alterações bioquímicas que ocorrem no músculo após o abate, é necessário conhecer o mecanismo de contração muscular.

A contração muscular inicia-se através de um estímulo nervoso no sarcolema. No músculo esquelético, a contração é normalmente iniciada a partir de um estímulo nervoso no cérebro ou na medula espinal, que é transmitido ao músculo por meio de um nervo. As fibras nervosas que transmitem o estímulo contrátil aos músculos esqueléticos são denominadas nervos motores. Nas células vivas, sob condições normais de repouso, sempre existe diferença de potencial elétrico entre o interior e o exterior da célula. Um dos fatores que causam essa diferença de potencial são as altas concentrações de íons sódio e cloro e concentrações muito baixas de íons potássio e de íons negativos não difusíveis no fluido extracelular, enquanto o fluido intracelular contém concentrações muito altas de íons potássio e de íons negativos não difusíveis e concentrações relativamente baixas de íons sódio e cloro. Os gradientes de concentração de íons sódio e potássio são mantidos por transporte ativo, através da membrana, sendo o de sódio do exterior para o interior da célula e o de potássio, do interior para o exterior da célula. Esse sistema é conhecido como bomba de sódio-potássio. A energia requerida para bombear os íons é fornecida pela hidrólise de ATP. A permeabilidade da membrana plasmática à difusão de íons potássio é 50 a 100 vezes maior do que sua permeabilidade à difusão de íons sódio. Portanto, os íons potássio difundem-se para fora da célula muito mais rapidamente que os íons sódio penetram no interior da célula. Mas a difusão de cargas positivas não continua indefinidamente. Quando o potencial da membrana é estabelecido, ele impede o fluxo de íons potássio para fora da célula, até que um equilíbrio seja atingido.

No músculo esquelético, a contração é iniciada a partir de um estímulo nervoso.

A diferença de potencial elétrico entre o interior e o exterior da célula é mantida pela bomba de sódio e potássio, cuja energia é fornecida pela hidrólise de ATP.

As fibras musculares são capazes de transmitir um impulso elétrico chamado de *potencial de ação* através das superfícies de suas membranas. Quando um potencial de ação é transferido de um nervo motor para uma fibra muscular, inicia-se a contração muscular. O estímulo (potencial de ação) que inicia a contração muscular é transferido da fibra nervosa para a fibra muscular na junção neuromuscular. O potencial de ação inicia-se na junção neuromuscular e avança longitudinalmente, em ambas as direções, ao longo do sarcolema, estimulando toda a fibra. Ele é transmitido para cada miofibrila no interior da fibra através dos túbulos T e é transferido ao retículo sarcoplasmático que envolve cada miofibrila.

Contração do músculo esquelético. A contração muscular pode ser resumidamente definida como sendo a formação do complexo actomiosina. A contração do músculo esquelético envolve diretamente quatro proteínas miofibrilares: actina, miosina, tropomiosina e troponina. As duas primeiras são proteínas contráteis. A tropomiosina e a troponina são proteínas reguladoras, que regem o mecanismo da contração, "ligando" e "desligando" o processo.

No estado de repouso, o músculo gera uma tensão mínima e permanece extensível. Isso significa que não existem pontes entre os filamentos de actina e miosina. No *rigor mortis* formam-se pontes permanentes entre esses filamentos e o músculo torna-se inextensível. O músculo em repouso apresenta um teor muito baixo de íons cálcio no fluido sarcoplasmático que circunda as miofibrilas. Entretanto, o teor total de íons cálcio no músculo esquelético é superior a esse nível em mil vezes, estando praticamente todo o cálcio armazenado no retículo sarcoplasmático. Para que o músculo permaneça em repouso, é necessário manter uma concentração relativamente alta de ATP. A maior parte de ATP no músculo é encontrada na forma de um complexo com o íon magnésio. Esse complexo inibe a interação das duas proteínas, actina e miosina, impedindo a contração.

Quando a concentração de cálcio no sarcoplasma é baixa e a concentração do complexo magnésio-ATP é alta, a

---

O estímulo (potencial de ação) que inicia a contração muscular é transferido da fibra nervosa para a fibra muscular na junção neuromuscular.

Para que o músculo permaneça em repouso, é necessário manter uma concentração relativamente alta de ATP, cuja maior parte se encontra na forma de um complexo que inibe a interação da actina com a miosina, impedindo a contração.

Margin notes

A contração muscular ocorre quando há formação do complexo actomiosina e encurtamento dos sarcômeros. Ela se inicia por um impulso elétrico transmitido através dos túbulos T, que provoca a liberação de cálcio pelo retículo sarcoplasmático.

Simultaneamente há alterações na conformação da actina (mediadas pela ação da troponina e da tropomiosina), que permitem sua ligação à miosina, e há hidrólise de ATP pelas cabeças de miosina. Os filamentos de actina e miosina fazem ligações cíclicas que provocam o encurtamento do sarcômero, formando o complexo actomiosina.

Durante a contração, a largura da banda A permanece constante, mas as larguras da banda I da zona H diminuem.

Main text

troponina e a tropomiosina inibem a formação de pontes entre os filamentos de actina e miosina. O fenômeno da contração inicia-se com a chegada de um impulso nervoso na junção entre o nervo e o músculo. A membrana externa torna-se despolarizada e essa despolarização é transmitida ao interior da fibra muscular através dos túbulos T. Esses túbulos T encontram-se perto do retículo sarcoplasmático, que é um depósito de íons cálcio. Essa despolarização provoca a liberação de cálcio, que é o regulador fisiológico da contração muscular. Após a liberação de cálcio pelo retículo sarcoplasmático, ele se liga a um componente da troponina (TnC) e causa alterações conformacionais que são transmitidas à tropomiosina e, então, à actina. Essas alterações estruturais tornam possível a interação da actina e da miosina, resultando na contração muscular e na hidrólise de ATP. Essa condição perdura até que o cálcio seja retirado. A interação dos filamentos de actina e miosina gera a força de contração, e os filamentos de actina de cada metade do sarcômero são puxados em direção ao centro do sarcômero, formando o complexo proteico chamado de actomiosina. Durante a contração, o comprimento individual dos filamentos de actina e miosina não se altera. A diminuição do sarcômero é provocada pelo deslizamento dos filamentos ao longo de si mesmos, puxando as linhas Z mais próximas dos filamentos de miosina. Durante a contração, o filamento deslizante requer uma ligação cíclica (ligando e desligando alternadamente), e cada ciclo contribui com uma pequena parte da contração total. A força de contração é gerada pela mudança no ângulo de ligação da cabeça da miosina ao filamento de actina. ATP liga-se à cabeça da miosina, causando dissociação da actina. Com a hidrólise do ATP ligado firmemente, ocorre uma mudança de conformação. Adenosina difosfato (ADP) e fósforo inorgânico (P_i) permanecem associados à cabeça da miosina, que, em seguida, liga-se ao filamento de actina, causando liberação do P_i. A liberação desse íon desencadeia mudança de conformação da cabeça de miosina, que move os filamentos de actina e de miosina um em relação ao outro. ADP é liberado nesse processo. A largura da banda A é constante durante todas as fases da

> Com o fim do impulso nervoso, o retículo sarcoplasmático passa a recolher o cálcio, reduzindo sua concentração no sarcoplasma. A troponina retoma sua capacidade de manter actina e miosina afastadas e, cessando a atividade ATPásica das cabeças de miosina, ATP volta a se acumular, provocando o deslizamento do sarcômero e caracterizando o relaxamento.

contração muscular, mas as larguras da banda I e da zona H mudam. Essas larguras são maiores quando o músculo está estendido e diminuem quando o músculo está contraído. Em músculos severamente encurtados, os filamentos de actina interpenetram-se, ou até sobrepõem-se, e o centro da banda A e as linhas Z podem tocar as extremidades dos filamentos de miosina. Nessas condições, a zona H e a banda I não são distinguíveis em microfotografias (Figura 7.10).

A contração muscular requer uma quantidade adicional de energia, além da que é normalmente consumida pelo músculo em repouso. Essa energia é proveniente do ATP por uma reação catalisada pela enzima miosina-ATPase, na qual o ATP é hidrolisado a adenosina difosfato (ADP) e fosfato inorgânico. A hidrólise é intensificada pela liberação de íons cálcio no sarcoplasma. A ligação entre a actina e a miosina converte a energia química em energia mecânica e inicia o deslizamento dos filamentos, gerando uma força contrátil.

Relaxamento do músculo esquelético. O relaxamento muscular é definido como sendo o restabelecimento do estado de repouso. A primeira etapa é a repolarização da membrana para que as etapas subsequentes possam ocorrer. A concentração intracelular de íons cálcio diminui pela ação do

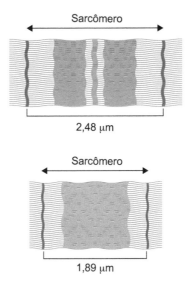

Figura 7.10 Representação esquemática de fragmentos de miofibrilas com sarcômeros em diferentes intensidades de contração (baseada em micrografias).

retículo sarcoplasmático. Com a diminuição da concentração de cálcio livre no sarcoplasma, as moléculas de troponina liberam o cálcio ligado. À medida que o cálcio ligado é liberado pela troponina, ela é novamente capaz de inibir a formação de pontes entre os filamentos de actina e miosina, impedindo a contração.

O papel do ATP como fonte de energia. O ATP é a fonte de energia no processo de contração, no bombeamento de cálcio durante o relaxamento e na manutenção do gradiente de sódio e potássio no sarcolema. O processo de contração é o que necessita de maior quantidade de energia. Quando o animal é abatido, o músculo não cessa instantaneamente suas funções vitais. O ATP continua fornecendo energia para as funções musculares durante um período. Na tentativa de se manterem os níveis de ATP, ocorre a conversão de ADP em ATP por refosforilação. A fonte mais imediata que pode ser utilizada para a síntese de ATP é a fosfocreatina. A formação de ATP segue a reação representada pela equação a seguir, que ocorre no sarcoplasma, sendo a creatinoquinase a enzima envolvida:

$$ADP + fosfocreatina \rightarrow ATP + creatina$$

A concentração de fosfocreatina no músculo relaxado é aproximadamente duas vezes o nível final de ATP. A refosforilação da creatina ocorre na membrana mitocondrial. O mecanismo mais eficiente para a síntese de ATP consiste em uma série de reações coletivamente referidas como metabolismo aeróbico. Essas reações envolvem a glicólise e o ciclo do ácido tricarboxílico. As reações da glicólise ocorrem no citoplasma, enquanto as do ciclo do ácido tricarboxílico ocorrem dentro da mitocôndria. A glicólise é a sequência das reações que convertem a glicose em ácido pirúvico, com produção concomitante de ATP. Em condições aeróbicas, o ácido pirúvico é completamente oxidado a CO_2 e H_2O pelo ciclo do ácido tricarboxílico, também conhecido por ciclo do ácido cítrico ou, simplesmente, ciclo de Krebs. No caso de o suprimento de oxigênio ser insuficiente, o ácido pirúvico é convertido em ácido láctico. A glicólise é um meio de obtenção rápida de ATP, sob condições anaeróbicas, tais

---

Quando o animal é abatido, o músculo não cessa instantaneamente suas funções vitais; o ATP continua fornecendo energia para as funções musculares durante um certo período de tempo.

O ATP do músculo pode ser formado pela respiração celular (metabolismo aeróbico), gerando CO_2 e água, pela glicólise (metabolismo anaeróbico), gerando ácido láctico e água, ou pela ação da creatinaquinase usando os estoques de fosfocreatina.

como as que ocorrem em caso de estresse ou após a morte do animal.

Quando o músculo contrai rapidamente, como durante um esforço físico excessivo, o suprimento de oxigênio torna-se insuficiente para a ressíntese de ATP via metabolismo aeróbico. Não havendo oxigênio suficiente, haverá um acúmulo de íons hidrogênio no músculo. Esse hidrogênio será, então, utilizado na conversão de ácido pirúvico em ácido láctico, o que permite que a glicólise se processe rapidamente. As consequências são: menor produção de energia e redução do pH devido ao acúmulo de ácido. Essa redução do pH irá diminuir a velocidade da glicólise. Sob essas condições, ocorre a fadiga. Devido à falta de energia e ao acúmulo de acidez, o músculo não consegue mais contrair-se. Na recuperação do músculo da fadiga, o ácido láctico acumulado é transportado via sistema sanguíneo até o fígado, onde é reconvertido em glicose. O ATP, então, é novamente produzido por meio do processo aeróbico normal.

No trato gastrintestinal do animal vivo, nutrientes, nesse caso a glicose, são absorvidos pelo organismo. A glicose é transportada pelo sistema circulatório para o fígado (onde é convertida em glicogênio) para ser armazenada, ou para o músculo onde ela pode ser metabolizada imediatamente em energia ou armazenada como glicogênio para uso futuro. O glicogênio armazenado no fígado pode ser hidrolisado a glicose e transportado ao músculo de acordo com a necessidade. No músculo, o glicogênio é metabolizado a piruvato pela via glicolítica. O piruvato é metabolizado no ciclo do ácido tricarboxílico, formando posteriormente dióxido de carbono e água ou sendo convertido a ácido láctico. O ácido láctico, o dióxido de carbono e a água são removidos do músculo através da corrente sanguínea. O dióxido de carbono é expelido do organismo através dos pulmões, a água é eliminada através dos rins, e o ácido láctico é ressintetizado a glicose no fígado ou metabolizado no coração a dióxido de carbono e água. Parte da energia desse metabolismo não é utilizada para a contração muscular e é liberada no músculo na forma de calor para a manutenção da temperatura do corpo. O excesso de calor é removido pela

No animal vivo, a energia da célula é obtida pela oxidação da glicose fornecida pela corrente sanguínea ou pelo consumo do glicogênio armazenado. Havendo produção de ácido láctico pela glicólise, este é removido pela corrente sanguínea até o fígado, onde é novamente transformado em glicólise.

274 Bioquímica de Alimentos | Teoria e Aplicações Práticas

A fadiga ocorre quando um músculo se contrai tão rapidamente que a glicólise não é capaz de fornecer ATP suficiente para a contração e simultaneamente se acumula muito ácido láctico, provocando forte abaixamento do pH.

corrente sanguínea e é dissipado pela pele e pelos pulmões. Portanto, pode-se perceber que esse sistema dinâmico é eficaz no fornecimento de energia para o músculo. Apenas em períodos muito rápidos de contração muscular é que tal sistema se torna incapaz de acompanhar a demanda de energia. Entretanto, quando isso ocorre, a fadiga desenvolve-se rapidamente, e o músculo deve cessar a contração para permitir a recuperação do organismo.

Mudanças bioquímicas no músculo pós-morte

Conversão do músculo em carne

Uma grande quantidade de reações bioquímicas e físico-químicas acontece a partir do momento no qual o animal é abatido até ser consumido como carne. Esse período pode ser dividido em três fases distintas: *pré-rigor, rigor mortis* e *resolução do rigor*.

▶ Fase de pré-rigor

Pré-rigor – tecido macio com glicólise ativa e declínio do pH.

Nesta fase o tecido muscular é macio e flexível e caracterizado bioquimicamente pela queda nos níveis de ATP e creatino-fosfato e pela glicólise ativa. A glicólise pós-morte resulta na conversão do glicogênio em ácido láctico, causando queda no pH. O grau de mudança no pH varia de uma espécie para outra e, também, entre músculos diferentes. Contudo, em animais previamente descansados e bem alimentados, as reservas de glicogênio são maiores, produzindo, no período de pós-morte, uma carne com pH menor se comparado ao de carnes obtidas de animais exaustos no momento do abate. Em virtude da importância dessas reservas de glicogênio na obtenção de uma carne com pH menor e, portanto, mais adequado, é realizado nos abatedouros um descanso regulamentar dos animais no período anterior ao abate. Esse descanso é caracterizado por jejum e dieta hídrica, que objetivam diminuir o conteúdo gastrintestinal para facilitar a evisceração e, simultaneamente, tentar restabelecer as reservas de glicogênio na musculatura dos bovinos, reduzidas diante das condições estressantes a que são expostos os animais antes do abate.

▶ Fase de *rigor mortis*

Esta fase é caracterizada pelo desenvolvimento de uma condição de rigidez e inflexibilidade no músculo. Ocorre quando o pH do músculo cai e está associado à formação do complexo actomiosina. A perda de extensibilidade associada à formação da actomiosina acontece lentamente no início (fase lenta) e passa a extremamente rápida (fase rápida). O começo do *rigor mortis* ocorre normalmente de 1 a 12 h após o abate e pode durar por até 15 a 20 h em mamíferos, dependendo de inúmeros fatores. Aves geralmente apresentam início de *rigor mortis* 5 a 8 h após a morte, enquanto peixes exibem um período de *rigor mortis* menor, com início 1 a 7 h após a morte.

Após a morte do animal a circulação sanguínea cessa, o que resulta em uma complexa série de mudanças no tecido muscular. Uma vez que o sangue é um meio ideal para crescimento de microrganismos deterioradores, o processador procura remover a maior quantidade possível de sangue da carcaça do animal, para garantir que a qualidade e a comestibilidade da carne sejam mantidas. O efeito mais imediato da parada da circulação sanguínea e da eliminação do sangue do tecido muscular é a queda no suprimento de oxigênio para o tecido e a subsequente queda no potencial de oxidorredução. Isso resulta na inabilidade do músculo em ressintetizar ATP, uma vez que a cadeia de transporte de elétrons e o mecanismo de fosforilação oxidativa já não acontecem.

▶ Fase de resolução do rigor

Esta fase é aquela na qual a carne normalmente se torna gradualmente tenra e macia, culminando em produto sensorialmente aceitável durante o progresso da maturação. Carnes de mamíferos normalmente atingem aceitabilidade ótima quando estocadas por 2 a 3 semanas a 2°C, após a fase de *rigor mortis*.

ATP e mudanças no pós-morte

A maior fonte de ATP para as fibras musculares é perdida após a morte do animal, pois o glicogênio já não pode ser

---

Rigor mortis – formação do complexo actomiosina com rigidez do tecido.

Pós-rigor – maturação: processo gradual de amaciamento e melhoramento das características sensoriais.

Com o fim da circulação sanguínea, acaba o fornecimento de oxigênio e glicose para as fibras musculares, e a partir daí a síntese de ATP deve ser feita pela via glicolítica (anaeróbica).

A atividade ATPásica na célula permanece alta, embora a síntese de ATP esteja limitada às reservas de glicogênio e fosfocreatina; em consequência, a tendência é o término do ATP muscular, que pode ocorrer de 1 a 12 horas após o abate. Com o fim do ATP, forma-se o complexo actomiosina, caracterizando o *rigor mortis*.

oxidado em dióxido de carbono e água. Em seu lugar toma parte o metabolismo anaeróbico, resultando na conversão do glicogênio em ácido láctico. Sob condições normais, 39 moléculas de ATP são produzidas para cada unidade de glicose do glicogênio oxidada, enquanto somente três moléculas de ATP são produzidas para cada unidade de hexose oxidada sob condições anaeróbicas.

O tempo para o desenvolvimento da primeira fase do *rigor mortis* é determinado pelo nível de ATP no pós-morte. O nível de ATP é também diminuído pela atividade não contrátil da ATPase da miosina, que mantém a temperatura e a integridade estrutural da célula muscular. Isso resulta na produção de P_i, que estimula a degradação do glicogênio em ácido láctico. O fosfato inorgânico é essencial para a ação da enzima fosforilase na conversão do glicogênio em glicose-1-fosfato, que é o primeiro passo da degradação do glicogênio em ácido láctico. Além da ATPase da miosina, o retículo sarcoplasmático também tem atividade de ATPase.

O nível de ATP é mantido no músculo após a morte do animal pela enzima creatinoquinase ativa que catalisa a ressíntese de ATP a partir de ADP e creatino-fosfato. Dessa maneira, no início do pós-morte ou fase de pré-rigor, a concentração de ATP permanece relativamente constante, uma vez que existe um rápido declínio nos níveis de creatino-fosfato.

O músculo de mamíferos é capaz de manter o seu nível de ATP por várias horas após a morte. No entanto, a atividade contínua de diversas ATPases nas células musculares, incluindo as do retículo sarcoplasmático, da mitocôndria, do sarcolema e das miofibrilas, contribui para o declínio nos níveis de ATP no músculo. Em razão dessa queda nos níveis de ATP e de creatino-fosfato e da incapacidade da glicólise em sintetizar ATP em uma taxa efetiva, ocorre a formação do complexo actomiosina, o que torna o músculo duro e inextensível.

▶ Metabolismo do ATP no pós-morte

O desenvolvimento do *rigor mortis* em animais é uma resposta direta ao declínio dos níveis de ATP. Em geral, observa-se a liberação de amônia durante a fase de *rigor mortis*.

Capítulo 7 / Bioquímica da Carne | Bases Científicas e Implicações Tecnológicas **277**

Na fase de *rigor mortis* ocorre a desanimação do AMP em IMP, que, por sua vez, sofre degradação, gerando inosina e hipoxantina.

Isso ocorre devido à desaminação do ácido adenílico (AMP) em ácido inosínico (IMP). Nessa fase os níveis de ATP e ADP diminuem rapidamente, enquanto a concentração de IMP, inosina e hipoxantina aumenta consideravelmente. Essas reações em músculos de mamíferos são catalisadas pelas enzimas ATPase, mioquinase e desaminase. A conversão de ATP em IMP ocorre no momento que o pH final da carne é atingido, enquanto a degradação do IMP se dá após o estabelecimento do pH final. O IMP é degradado enzimaticamente a inosina, e esta em hipoxantina e ribose ou hipoxantina e ribose-fosfato. Essas moléculas são precursoras de aroma cárneo. A hipoxantina é também usada como marcador de frescor em pescados.

▶ Glicólise e pH no pós-morte

A ocorrência de glicólise provoca a formação de ácido láctico, que causa acidificação do músculo. O pH final chega a cerca de 5,3 a 5,5, o que ajuda a controlar a deterioração microbiana e melhora o aspecto (cor) da carne.

Uma vez que o suprimento de oxigênio no tecido muscular diminui, o glicogênio, principal carboidrato do músculo animal, entra em um processo de glicólise anaeróbica para produção de ácido láctico. A taxa de glicólise em músculos no pós-morte é afetada pela temperatura, pelo tipo de fibra muscular, por secreções hormonais, assim como pela intensidade dos estímulos nervosos no músculo antes e após o abate. Esse efeito no músculo será discutido adiante no tópico Implicações tecnológicas.

A produção de ácido láctico provoca a queda nos valores de pH do tecido muscular. O pH fisiológico, que originalmente encontrava-se entre 7,2 e 7,4, cai para um pH final entre 5,3 e 5,5. É particularmente importante alcançar o menor pH possível no músculo, uma vez que o pH mais baixo é responsável por uma cor mais desejável da carne, além de retardar a proliferação de bactérias deteriorantes. O pH final pode ser obtido dentro das primeiras 24 h do período pós-morte. Um pH de 5,3 a 5,5 é obtido em músculos de animais descansados e alimentados antes do abate, devido ao alto nível de glicogênio alcançado. Animais que sofrem morte sem os devidos controles (manejo pré-abate e insensibilização adequados) ficam fatigados antes do abate e são caracterizados por apresentar baixos níveis de glicogênio nos tecidos.

> Quando o animal abatido tem baixa reserva de glicogênio muscular, a glicólise cessa rapidamente, sem o abaixamento completo do pH, que permanece entre 5,8 e 6,3, caracterizando um defeito conhecido por carne DFD (*dark, firm, dry*). Essas carnes apresentam textura mais firme, são pouco exsudativas e escuras e apresentam alta suscetibilidade ao ataque de microrganismos.

> O estresse causado pelo manejo inadequado no pré-abate é a principal causa da queda dos níveis de glicogênio no músculo.

Níveis menores de glicogênio resultam em um pH final no pós-morte em torno de 6,0 a 6,5, produzindo uma carne de textura firme (túrgida), seca e escura que é muito mais suscetível à deterioração microbiana. Essa carne, conhecida como DFD (*dark, firm, dry*) ainda representa um problema sério de qualidade em carnes. O manejo inadequado dos animais no pré-abate ainda é considerado a maior causa de estresse fisiológico e esgotamento dos animais. O excesso de exercícios físicos nos animais, agressões causadoras de estresse (transporte, movimentação, contato com outros animais) e a permanência em jejum prolongado causam a queda nos níveis de glicogênio no músculo. O ácido láctico formado é retirado, mas não há tempo para a recomposição das reservas energéticas. Quando os animais são abatidos, a glicólise é insuficiente por falta de glicogênio no músculo. O pH cai ligeiramente nas primeiras horas e depois estabiliza-se em níveis próximos de 6,0. A medida do pH final da carne é ainda a melhor forma de caracterizar o problema. Os valores limites de pH para desenvolvimento de carnes DFD estão na faixa de 5,8 a 5,9 como limite inferior e 6,2 a 6,3 como limite superior, este último indicando condição extrema de DFD.

O pH final de carnes no pós-morte raramente fica abaixo de 5,3, embora algumas exceções possam ocorrer. Carne com pH entre 5,1 e 5,5 apresenta uma condição exsudativa com cor esbranquiçada e textura frouxa, enquanto carnes com pH menores que 4,8 apresentam fibras musculares anormais. Essas condições não são inesperadas, pois o ponto isoelétrico da maioria das proteínas da carne é em torno do pH 5,5, o que pode levar à perda da capacidade de retenção de água (CRA).

No entanto, existe uma condição na qual a carne possui pH final considerado normal, mas apresenta características de carnes como as indicadas anteriormente: exsudativa, esbranquiçada e com textura frouxa. É o caso das carnes PSE (*pale, soft, exudative*). O que acontece com esse tipo de carne é que a queda de pH, devido à produção de ácido láctico, é mais rápida do que a de uma carne normal. Em condições normais, o pH da carne fica na faixa de 5,5 a 5,8

> Quando o pH da carne cai muito rapidamente, na carcaça ainda quente, ocorre perda de solubilidade e da capacidade de retenção de água das proteínas miofibrilares. Com isso, a carne se mostra pálida, mole e excessivamente exsudativa, caracterizando um defeito conhecido por carne PSE (*pale, soft, exudative*).

após aproximadamente 8 h. Na carne PSE, o pH cai a valores próximos de 5,8 já na primeira hora após o abate. A caracterização de uma carne PSE só pode ser feita quando se mede o pH da carne na primeira hora após o abate. A queda brusca do pH da carne PSE ocorre antes da dissipação de calor da massa muscular, causando desnaturação das proteínas musculares. O grau de desnaturação das proteínas depende da temperatura do músculo e do valor de pH atingido logo após o abate. A desnaturação causa redução na solubilidade das proteínas, perda na capacidade de retenção de água e a aparente descoloração do músculo, que caracterizam esse tipo de carne. Tal problema ocorre com maior frequência em suínos, embora possa ocorrer também com bovinos e aves. Essa maior incidência de carne PSE em suínos se deve também à influência genética, além de nutrição e manejo. No processo de melhoramento genético para obtenção de suínos com maior conversão alimentar para carne magra ocorreu a interferência do gene da rianodina, também conhecido como gene halotano. Esse gene conduziu à maior predisposição dos suínos ao estresse, levando à produção de carne PSE. As linhagens genéticas que foram melhoradas para o ganho de peso e produção de carne magra apresentaram maior ocorrência da síndrome do PSE em virtude do metabolismo energético insuficiente.

O declínio no pH durante o período pós-morte, portanto, é diferenciado para as carnes normal, DFD e PSE, o que pode ser verificado na Figura 7.11.

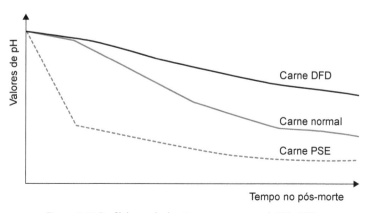

Figura 7.11 Perfil de queda do pH para carnes normal, PSE e DFD.

Implicações tecnológicas

A qualidade da carne se deve à sua maciez, à suculência e ao sabor, sendo a maciez o fator que gera maior insatisfação no consumidor.

Diversos fatores pré- e pós-morte podem influenciar a qualidade final da carne. Tal como percebida pelo consumidor, a qualidade da carne resulta da interação de aparência, sabor e, sobretudo, textura – atributo fortemente afetado pela maciez e pela suculência da carne. O componente da qualidade que apresenta maior variação e, consequentemente, gera maior insatisfação nos consumidores é a maciez. Na carne cozida, a maciez é afetada pelo comportamento antagônico das proteínas miofibrilares (actina e miosina) e do colágeno. Enquanto as primeiras tendem a perder água e encurtar com a maior intensidade do cozimento, reduzindo a maciez e a suculência da carne, o colágeno tende a gelatinizar e aumentar a maciez.

Dentre os fatores pré-abate que afetam a qualidade da carne, o principal é o estresse.

Dentre os fatores pré-abate que influenciam as características de qualidade da carne, o principal é o estresse, relacionado ao manejo dos animais. Também podem ser citados fatores como espécie, hereditariedade, idade e sexo do animal e localização do músculo. As principais características de qualidade que podem ser influenciadas por esses fatores são a textura, a cor e a capacidade de retenção de água (CRA).

As mudanças que ocorrem durante a conversão dos músculos em carne (pós-abate) afetam propriedades funcionais das proteínas como a capacidade de retenção de água (CRA) e a capacidade de emulsificação, o que pode acarretar, respectivamente, maiores perdas no cozimento e instabilidade de produtos cárneos emulsionados. Além disso, outros parâmetros de qualidade, tais como maciez, suculência, cor e aroma, poderão ser afetados. Todos esses fatores pré- e pós-abate podem ser, até certo ponto, controlados para favorecer a obtenção de carne de melhor qualidade, conforme discutido a seguir.

Os fatores pré- e pós-abate podem ser controlados para favorecer a obtenção de carne de melhor qualidade.

Fatores pré-abate que afetam a qualidade das carnes

▶ Hereditariedade

Pode-se dizer que as propriedades físicas do músculo e, consequentemente, da carne, tais como cor, maciez e marmoreio (gordura intramuscular responsável pela suculência), são moderadamente hereditárias; ou seja, os criadores também podem contribuir para melhorar a aceitabilidade da carne, criando animais gerados a partir de outros animais, que tenham tais características de qualidade comprovadas. A espécie e a raça do animal são os fatores que mais afetam a textura da carne.

▶ Idade

O envelhecimento do animal é acompanhado pelo aumento da concentração de mioglobina dos músculos e, consequentemente, de escurecimento. Ocorre ainda redução da maciez (endurecimento) em razão das transformações do tecido conjuntivo (maior quantidade de ligações cruzadas entre as cadeias de colágeno). No entanto, o endurecimento dos músculos com a idade não é necessariamente linear. Durante a fase de rápido crescimento do animal, a maciez aumenta com o tempo, devido ao rápido desenvolvimento muscular, que não é acompanhado simultaneamente pelo do tecido conjuntivo, o que pode explicar como animais abatidos com 12 a 18 meses podem apresentar carne mais macia que bezerros de 6 meses. Também em função do constante desenvolvimento muscular, mesmo animais mais velhos, mas que são alimentados constantemente, sem restrições alimentares nos períodos de secas, tendem a apresentar carnes mais macias.

▶ Localização do músculo

Diferenças no conteúdo de colágeno entre músculos podem explicar diferenças na textura desses músculos; quanto maior o teor de colágeno, tanto maior será a dureza de um músculo. O conteúdo de colágeno está diretamente relacionado à utilização do músculo pelo animal. Os cortes mais valorizados pelo consumidor são geralmente provenientes de regiões musculares do animal que não são tão exigidas em seus movimentos rotineiros, resultando em uma carne com maior maciez. Os músculos que são recrutados durante a locomoção possuem fibras curtas, bem estruturadas e maior quantidade de colágeno do que músculos de sustentação

---

São também considerados importantes para a qualidade da carne os seguintes fatores pré-abate: 1. *Hereditariedade*: predisposição genética do animal; 2. *Idade*: relacionada com a quantidade e a formação de ligações cruzadas do colágeno; 3. *Localização*: se o músculo em questão é bastante utilizado e se, durante o rigor, ele pode se encurtar ou não; 4. *Sexo*: machos não castrados são especialmente problemáticos; 5. *Manejo pré-abate*: ocorrência de estresse que leva à produção de carnes defeituosas (DFD e PSE).

óssea e esses atributos contribuem para redução da maciez. Cortes mais macios possuem, em geral, fibras mais longas e menor quantidade de colágeno. No entanto, não é apenas o teor de colágeno que explica as diferenças de textura entre diferentes músculos. A liberdade ou não para contrair (encurtar) durante a instalação do *rigor mortis* também é um fator muito importante e depende da localização do músculo na carcaça e da posição da carcaça durante esse período.

▶ Sexo

Animais machos não castrados tendem a apresentar alguns problemas de qualidade. Primeiramente, em relação aos hormônios sexuais que conferem odor desagradável, principalmente nos suínos machos. Além disso, bovinos não castrados tendem a apresentar uma carne com maior teor de colágeno (mais dura) e, também, mais escura, devido à maior concentração de mioglobina e maior tendência ao estresse, que pode levar à carne DFD.

▶ Manejo pré-abate

Pode-se citar como etapas do manejo pré-abate o carregamento, o transporte, o tempo de repouso no abatedouro/frigorífico e o jejum (dieta hídrica) ao qual o animal é submetido durante todo esse processo. Todas essas etapas são estressantes, em maior ou menor grau, dependendo de fatores como clima, equipamentos e pessoal utilizado. Os efeitos indesejáveis que podem ocorrer, causados pelo manejo pré-abate inadequado, incluem fraturas e hematomas, mortes no transporte e os problemas relacionados à depleção das reservas de glicogênio dos músculos (DFD) e ao estresse pré-abate (PSE).

Fatores pós-abate que afetam a qualidade das carnes

▶ Problemas relacionados à temperatura das carcaças no pós-abate

Os fatores pós-abate que podem ser controlados são em menor número e dizem respeito, principalmente, ao controle da temperatura nas primeiras 24 h após o abate, uma vez que esta pode afetar drasticamente a textura da carne. Logo após o abate é necessária uma rápida redução da temperatura visando à conservação da carne, evitando a proliferação de microrganismos deterioradores ou mesmo patogênicos e, também, para minimizar a desnaturação proteica. Por outro lado, uma redução muito rápida da temperatura do músculo nesse período, ou seja, na fase de pré-*rigor mortis*, pode acarretar problemas, principalmente quanto ao endurecimento da carne.

Dois são os problemas que podem ocorrer: rigor de descongelamento (*thaw rigor*) e encurtamento pelo frio (*cold shortening*). O *rigor de descongelamento* caracteriza-se por um encurtamento acentuado, que ocorre durante o descongelamento de um músculo que foi congelado no estado de pré-rigor. A contração produzida nesse caso é consequência da repentina liberação do Ca^{2+} no sarcoplasma, acarretando um encurtamento de cerca de 60% do tamanho original de músculos previamente desossados. A contração é normalmente acompanhada da liberação de grandes quantidades de sucos cárneos e drástico endurecimento.

> Quando a carcaça é resfriada no período de pré-rigor, há paralisação das enzimas transportadoras do retículo sarcoplasmático, com vazamento de cálcio para o sarcoplasma, o que leva à formação de carnes extremamente duras. Em geral, para evitar o encurtamento pelo frio, a temperatura deve ser mantida acima de 15°C, por um período de até 10 horas após o abate.

Conquanto seja menor o grau de encurtamento em músculos ligados ao esqueleto do que em músculos desossados, ainda assim perdas de textura e de outros atributos podem ocorrer. Se antes do rigor o músculo alcançar temperaturas superiores a 0°C, mas inferiores a 15 ou 16°C, origina-se o tipo de contração chamada de *encurtamento pelo frio*. Carnes de carcaças que atingirem, durante o resfriamento, temperaturas inferiores a 10°C no centro do coxão, em tempo inferior a 10 h, apresentam forte predisposição para esse encurtamento. Tal carne, após a cocção, é extremamente dura e não amacia com a maturação.

A queda rápida da temperatura após o abate provoca um aumento grande na concentração de íons Ca^{2+} no sarcoplasma, de cerca de 30 a 40 vezes a concentração de íons em torno das miofibrilas. Como consequência, a enzima actomiosina-ATPase é ativada. Em condições anaeróbicas *post mortem*, os íons Ca^{2+} procedentes das mitocôndrias e do retículo sarcoplasmático acumulam-se no sarcoplasma devido à perda de capacidade do retículo sarcoplasmático de reter os íons Ca^{2+}

Quando a carne é congelada no período de pré-rigor, todo o processo de instalação do *rigor mortis* cessa e recomeça durante o descongelamento. Nesses casos, em virtude do rompimento do retículo sarcoplasmático, há grande liberação de cálcio no sarcoplasma, o que provoca encurtamento significativo do músculo, gerando drástico endurecimento.

(bomba de cálcio) liberados a baixas temperaturas. Se essas condições ocorrerem com a carcaça ainda no estado pré-rigor, ou seja, se ainda houver ATP disponível, ocorrerá maior contração muscular e consequente diminuição do tamanho dos sarcômeros ao final do *rigor mortis*, caracterizando o encurtamento pelo frio. É comum o desaparecimento completo da banda I do sarcômero de músculos que sofrem esse tipo de lesão. Os músculos vermelhos são mais propensos a sofrer esse processo que os músculos brancos, em função da maior predisposição dos músculos brancos ao metabolismo anaeróbico e, consequentemente, menor tempo para entrar no *rigor mortis* do que os músculos vermelhos.

As implicações práticas do resfriamento pré-rigor são bastante importantes, uma vez que as instalações frigoríficas modernas podem ser muito potentes e resfriar, principalmente, os músculos superficiais das carcaças tão rapidamente que ocorra o encurtamento pelo frio. As camadas de gorduras (acabamento) superficiais das carcaças servem como isolantes, diminuindo a velocidade de resfriamento dos músculos. Porém, a menor predisposição para depositar gordura, característica das raças zebuínas predominantes no Brasil, pode acarretar maior incidência desse tipo de problema se não houver um bom controle do resfriamento das carcaças nos frigoríficos.

A instalação acelerada do rigor com encurtamento drástico também pode ocorrer em temperaturas elevadas e se deve à aceleração dos processos bioquímicos pela temperatura, com rápido consumo do ATP muscular.

Por outro lado, encurtamento drástico e instalação acelerada do *rigor mortis* podem ocorrer pela exposição do músculo a temperaturas elevadas (até 50°C) logo após o abate. O chamado *rigor do aquecimento*, que então se processa, é resultado de uma rápida depleção das reservas de ATP. Consequentemente, parece haver uma temperatura ótima na qual os músculos devem ser mantidos durante a instalação do *rigor mortis*. O grau de encurtamento muscular ou desenvolvimento da tensão isométrica está diretamente relacionado com a temperatura, tendo como limite inferior 14°C, abaixo do qual o músculo tende a encurtar-se e endurecer no cozimento. Considera-se que a relação *encurtamento pelo frio/dureza da carne* nunca é linear; sabe-se que, na faixa de encurtamento entre 20 e 50%, a maciez diminuirá quanto maior for o grau de encurtamento do músculo.

Técnicas para reduzir os problemas de textura em carnes

As estratégias para melhorar a maciez das carnes devem abranger passos para prevenir/minimizar o endurecimento pós-abate ou acelerar/melhorar a fase de amaciamento (maturação).

> ▶ Processamento acelerado

Consiste em alguns processos como desossa, corte e moagem imediatamente após o abate e evisceração do animal.

A desossa de carcaças, com remoção de ossos e gorduras antes do resfriamento, reduz o requerimento de energia e espaço nas câmaras frias (vantagem econômica) e garante um melhor controle dos processos de refrigeração de carnes. Esse processo é conhecido como *desossa a quente* (*hot boning*). Quando carnes desossadas logo após o abate são mantidas, durante a instalação do *rigor mortis*, em temperaturas que evitam o encurtamento (15 a 16°C), elas não necessitam da proteção contra o encurtamento gerada pela ligação dos músculos aos ossos.

Muitas das alterações que ocorrem na qualidade da carne são decorrentes da queda do pH após o abate do animal. Mesmo sabendo que taxa de declínio do pH pode ser acelerada com a moagem da carne na fase pré-rigidez, o limite do declínio, em algumas espécies, é reduzido quando o tecido é moído antes de a glicólise ser completada. Isso se deve provavelmente à incorporação de oxigênio nos tecidos, o que garante a continuação do metabolismo aeróbico, gerando menos ácido láctico como produto final. Com isso, certos benefícios podem ser obtidos, pois carnes com pH mais alto (nesse caso, em torno de 0,2 a 0,3 unidade de pH acima) apresentam melhor capacidade de retenção de água (CRA) e de emulsificação.

> ▶ Estimulação elétrica

Outra forma de processamento acelerado para cortes íntegros (desossados, mas não moídos) é acelerar a instalação do *rigor mortis*, antes da desossa, pela técnica conhecida como estimulação elétrica. Consiste na aplicação de

---

Para prevenir defeitos e/ou acelerar a maturação, podem ser aplicadas diversas técnicas: processamento acelerado, estimulação elétrica e *tenderstretch*.

Processamento acelerado: desossa, corte e moagem do músculo. Por favorecer o metabolismo aeróbico, reduz a acidificação, aumentando a capacidade de retenção de água.

Estimulação elétrica: acelera o metabolismo e provoca contrações musculares, promovendo o amaciamento.

corrente elétrica em carcaças logo após o abate, antes do resfriamento. Tem sido aplicada com sucesso para melhorar a maciez da carne de bovinos, ovinos, frangos e perus. Esse processo causa uma aceleração da glicólise e consequente rápido declínio do pH no período *pós-morte*. As violentas contrações causadas pela estimulação elétrica utilizam grandes quantidades de ATP, acelerando o consumo das reservas energéticas. Na ausência de ATP, os músculos rapidamente entram em *rigor mortis*. A instalação da rigidez se dá enquanto a carcaça ainda está quente, impedindo os efeitos deletérios do encurtamento pelo frio. Por exemplo, em bovinos, o tempo para instalação do *rigor mortis* cai de 15 a 20 para 4 a 5 h após o abate.

O amaciamento da carne pela estimulação elétrica tem sido atribuído, principalmente, a três fatores: (1) aceleração da glicólise e, consequentemente, da instalação do *rigor mortis* antes de as carcaças atingirem a faixa de temperatura que favoreça o encurtamento pelo frio; (2) ativação das enzimas proteolíticas (lisossomais) em razão da acidificação – o pH ótimo de ação dessas enzimas é 5,0 – a temperaturas acima de 25°C; e (3) rupturas físicas das fibras em decorrência de violentas contrações musculares. Uma ampla faixa de voltagens pode ser utilizada para estimulação elétrica, variando de 30 a 3.600 volts.

▶ Suspensão da carcaça em posição especial

Tenderstrecht: suspensão da carcaça pelo osso do quadril. Evita o encurtamento de alguns músculos durante o rigor.

Outra técnica para prevenir o encurtamento pelo frio é pela utilização das restrições naturais ao encurtamento providas pelo esqueleto do animal. A suspensão pélvica (*tenderstretch*) ou pendura pela abertura do osso do quadril (forame obturador) permite, durante o estabelecimento do *rigor mortis*, um estiramento maior dos músculos mais valiosos (com exceção do filé-mignon) em relação ao encurtamento permitido pela pendura tradicional pelo tendão de Aquiles. Esse procedimento causa menor grau de encurtamento pelo rigor nas fibras musculares, resultando em carne mais macia, principalmente nos cortes do quarto traseiro.

Capítulo 7 / Bioquímica da Carne | Bases Científicas e Implicações Tecnológicas **287**

De maneira geral, essas técnicas (processamento acelerado, estimulação elétrica e suspensão pélvica) não são excludentes, podendo sua utilização ser feita separadamente ou em conjunto.

▶ Maturação

A maturação é um processo de alterações naturais que ocorrem na carne no pós-morte durante o armazenamento, desde –1°C até 21°C. O resultado desse processo é o desenvolvimento de amaciamento da carne e sabor e aroma característicos. Quanto mais alta a temperatura, maior a velocidade de manifestação dos efeitos da maturação. No entanto, existe um limite para o aumento de temperatura, uma vez que temperaturas altas favorecem a proliferação de microrganismos. Em geral opta-se por manter a carne próxima de sua temperatura de congelamento (–2°C) para garantir máxima redução do crescimento microbiano e proporcionar maior vida útil.

> A maturação é um processo de alterações naturais cujo resultado é o desenvolvimento de amaciamento da carne, sabor e aroma característicos.

> Quanto mais alta a temperatura, maior a velocidade das transformações durante a maturação, e quanto mais baixa a temperatura, menor o crescimento microbiano, proporcionando maior vida útil.

Inicialmente, a variação na textura da carne era atribuída somente ao tecido conjuntivo, pois músculos com menor quantidade de tecido conjuntivo resultavam em carnes mais macias. No entanto, não era possível explicar por que músculos com a mesma quantidade de tecido conjuntivo apresentavam diferenças em sua textura. Pesquisas do início dos anos 1960 indicaram a possibilidade da influência das proteínas contráteis na maciez da carne; e outros estudos, décadas depois, indicaram que a carne estocada por algum tempo em temperatura logo acima da de congelamento apresentava filamentos de actina que se desprendiam da linha Z. Acreditava-se que as proteínas miofibrilares sofressem proteólise parcial pelas catepsinas lisossomais cujo pH ótimo, em torno de 5,0, coincidia com o pH final da carne após o *rigor mortis*, que é de aproximadamente 5,5. O fato de que a maciez da carne bovina é incrementada com o aumento do período de estocagem sem que ocorra o rompimento das ligações do complexo actomiosina e as evidências de que as alterações ocorridas eram de origem proteolítica causaram questionamentos a respeito do sistema enzimático envolvido na maturação. Atualmente, os efeitos da maturação têm sido

Bioquímica de Alimentos | Teoria e Aplicações Práticas

> O desenvolvimento gradual da maciez após o rigor se deve ao período de maturação, no qual as calpaínas (proteases endógenas) hidrolisam as proteínas relacionadas com a linha Z, provocando o amaciamento.

> A atividade das calpaínas é controlada pelas concentrações de cálcio e do inibidor específico calpastatina. As condições de armazenamento refrigerado da carne influenciam consideravelmente a maturação.

associados à ação de um sistema de enzimas proteolíticas naturais endógenas, chamadas calpaínas, e de seu inibidor específico, a calpastatina.

As calpaínas são endopeptidases intracelulares não lisossomais geralmente mais concentradas próximo à linha Z. São proteinases dependentes de íons cálcio para manifestarem sua atividade. As duas formas mais conhecidas de calpaínas são a μ-calpaína e a m-calpaína; esta última é mais dependente da concentração de cálcio. Sabe-se que a maciez da carne em processo de maturação é primeiramente causada pela μ-calpaína, pois ela demanda menor concentração de íons cálcio (5 a 45 μM) e, no músculo pós-morte, a concentração de íons cálcio é suficiente para ativá-la. A m-calpaína somente agirá se houver maior aporte desses íons (200 a 1.000 μM). Tais enzimas, na presença desses íons, sofrem autólise, que tem papel fisiológico importante, pois a atividade dessas enzimas depende disso. Quando autolisadas, essas enzimas tornam-se sensíveis a concentrações menores de íons cálcio.

A atividade proteolítica das calpaínas é regulada pela calpastatina, uma proteína que exerce ação inibidora específica. Quanto mais calpastatina na célula, mais alto é o requerimento de íons cálcio para a atividade das calpaínas. A quantidade de calpaína que pode ser ativada, mantendo-se a mesma concentração de cálcio, é controlada pela concentração de calpastatina. Animais com genética de gado zebuíno (*Bos indicus*) apresentam maior atividade da calpastatina com consequente diminuição da atividade das calpaínas *post mortem*, gerando, assim, desenvolvimento de maciez mais lento durante a maturação.

Atualmente outras enzimas proteolíticas como as caspases e o complexo proteinase multicatalítico (MPC) ou proteassomos têm sido estudados para que haja completa compreensão de sua influência na maturação de carnes.

O processo de conversão do músculo em carne é complexo e envolve uma série de alterações no metabolismo celular, bem como na estrutura proteica, que se caracterizam por *rigor mortis*, queda do pH, glicólise, esgotamento das reservas de ATP, entre outros, como já visto anteriormente neste capítulo. A combinação desses eventos causa o aparecimento de novas condições intracelulares, ainda não muito bem determinadas, mas que favorecem a ação das calpaínas, resultando no amaciamento da carne.

Os métodos mais utilizados para a produção de carne maturada incluem a *maturação em embalagem a vácuo*, a *maturação a seco* e a *maturação rápida*.

> Os métodos mais utilizados para a produção de carne maturada incluem a maturação em embalagem a vácuo, a maturação a seco e a maturação rápida.

Maturação em embalagem a vácuo. Pode-se definir a maturação comercial como um processo tecnológico que utiliza condições controladas, no qual a carne fresca é embalada a vácuo e mantida a temperaturas de –1 a 2°C, por 14 dias. No Brasil, o tempo de maturação usual é de 14 a 21 dias, pois se levam em consideração as características do gado brasileiro, 80% constituído de bovinos de origem indiana. Raças europeias apresentam os efeitos da maturação com 14 dias e as raças indianas com 21 dias, pois a razão calpastatina/calpaína é maior nas raças zebuínas.

> Maturação a seco: temperatura até 3,3°C, por até 10 semanas. Maturação rápida: temperatura de 21°C, por até 2 dias, com luz UV. Maturação em embalagem a vácuo: temperatura entre – 1 e 2°C, por 14 a 21 dias.

Maturação a seco. A carne é mantida a temperaturas de 1,1°C a 3,3°C, por 6 a 10 semanas, em câmara com umidade relativa controlada. Os cortes que sofrem esse processo não são desossados, aproveitando-se a proteção natural dos ossos e cobertura de gordura para evitar desidratação e contaminação da carne durante a maturação.

Maturação rápida. A carne é mantida a temperatura muito mais alta, cerca de 21°C, por 2 dias ou menos, com umidade relativa controlada e sob luz ultravioleta para reduzir a população microbiana.

Como visto, diversas são as técnicas existentes que visam à obtenção de carnes de melhor qualidade. As bases bioquímicas e os parâmetros tecnológicos, conforme descrito ao longo deste capítulo, já estão até certo ponto estabelecidos. O conhecimento da composição do corte cárneo, especialmente do teor de tecido conjuntivo e da existência de gordura inter e intramuscular, é essencial para a seleção das melhores condições de processamento. Sendo assim, para

290 Bioquímica de Alimentos | Teoria e Aplicações Práticas

> Atualmente, o principal desafio para obtenção de carnes de qualidade superior é a adoção das diversas técnicas existentes pela indústria da carne.

resolver os problemas de variação na qualidade das carnes, o principal desafio que se apresenta é a adoção dessas técnicas pela indústria da carne, além da padronização dos procedimentos adotados.

Bibliografia

> Leitura recomendada: Hedrick *et al.*, 1994; Lawrie, 2005; Pardi, *et al.*, 1993.

ANDRIGHETTO, C.; JORGE, A. M.; ROÇA, R. O.; SARTORI, D. R.; RODRIGUES, E.; BIANCHINI, W. Maturação da carne bovina. *Revista Electrónica de Veterinaria REDVET*, 7(6). 2006.

BALDWIN, D. E. Sous vide cooking: a review. *International Journal of Gastronomy and Food Science*, 1: 15-30. 2012. doi.org/10.1016/j.ijgfs.2011.11.002.

BERG, J. M.; TYMOCZKO, J. L.; STRYER, L. *Bioquímica*. 5. ed. Rio de Janeiro: Guanabara Koogan, 2004.

CIPOLLI, K. M. V. A. B. *Efeito da marinação, da estimulação elétrica e da desossa a quente sobre propriedades físicas, químicas, tecnológicas e sensoriais em* M. Tríceps brachii *(coração da paleta) da raça nelore.* Dissertação (Mestrado em Tecnologia de Alimentos) – Faculdade de Engenharia de Alimentos, Universidade Estadual de Campinas. Campinas. 2004.

DELLA TORRE, J. C. M.; BERAQUET, N. J. Composição centesimal e teor de colágeno em carne bovina moída. *Revista do Instituto Adolfo Lutz*, 64(2): 223-231. 2005.

DENOYELLE, C.; LEBIHAN, E. Intermuscular variation in beef tenderness. *Meat Science*, 66(1): 241-247. 2003.

EMPRESA BRASILEIRA DE PESQUISA AGROPECUÁRIA. *Padronização dos cortes de carne bovina.* 2011. Disponível em: <http://www.cnpgc.gov.br/publicacoes/naoseriadas/textos/lagarto>. Acesso em: 3 jan. 2016.

ESKIN, M. N. A. *Biochemistry of Foods.* San Diego: Academic Press, 1990.

FELÍCIO, P. E. Fatores que influenciam na qualidade da carne bovina. In: PEIXOTO; A. M.; MOURA; J. C.; FARIA; V. P. (Org.). *Produção de novilho de corte.* 1. ed. Piracicaba: FEALQ, 1997.

FELÍCIO, P. E. O ABC do PSE/DFD. *Alimentos & Tecnologia*, 10 (jul./ago.): 54-57. 1986.

FOEGEDING, E. A.; LANIER, T. C.; HULTIN, H. O. Characteristics of edible muscle tissues. In: FENNEMA, O. R. *Food Chemistry.* 3. ed., New York: Marcel Dekker, Inc. 1996, p. 882-884.

HEDRICK, H. B.; JUDGE, M.; ABERLE, E.; FORREST J.; MERKEL, R. A. *Principles of meat science.* 3. ed. Iowa: Kendall/Hunt, 1994.

JEREMIAH, L. E.; GIBSON, L. L.; AALHUS, J. L.; DUGAN, M. E. R. Assessment of palatability attributes of the major beef muscles. *Meat Science*, 65: 949-958. 2003.

KEMP, C. M.; SENSKY, P. L.; BARDSLEY, R. G.; BUTTERY, P. J.; PARR, T. Tenderness – An enzymatic view. *Meat Science*, 84: 248-256. 2010.

KOLCZAK, T.; POSPIECH, E.; PALKA, K.; LACKI, J. Changes in structure of psoas major and minor and semitendinosus muscles of calves, heifers and cows during post-mortem ageing. *Meat Science*, 64: 77-83. 2003.

KOOHMARAIE, M. Biochemical factors regulating the toughening and tenderization process of meat. *Meat Science*, 43: S193-S201. 1996.

KOOHMARAIE, M.; WHEELER, T. L.; SHACKELFORD, S. D. *Beef tenderness*: regulation and prediction. CSIRO Meat '95 Proc. 1995. Disponível em: <https://www.ars.usda.gov/ARSUserFiles/3040051 0/19950004A1.pdf> Acesso em: 10 abril 2016.

LANA, A.; ZOLLA, L. Proteolysis in meat tenderization from the point of view of each single protein: a proteomic perspective. *Journal of Proteomics*, 147: 85-97. 2016.

LAWRIE, R. A. *Ciência da carne*. Tradução de Jane Maria Rubensam, 6. ed. Porto Alegre: Artmed, 2005.

LEHNINGER, A. L.; NELSON, D. L.; COX, M. M. *Princípios de bioquímica*. 3. ed. São Paulo: Sarvier, 2002.

MORAES, F.; RODRIGUES, N. S. S. Maximização do rendimento no processamento de carne bovina (músculo semitendinosus) pelo sistema *sous vide*. *Brazilian Journal of Food Technology*, 20: e2016048. 2017.

MOHAMMAD, A. I.; BEKHIT, A. E.; BICKERSTAFFE, R. The relationship between meat tenderization, myofibril fragmentation and autolysis of calpain 3 during post-mortem aging. *Meat Science*, 66: 387-397. 2004.

NIKMARAM, P.; YARMAND, M. S.; EMAMJOMEH, Z.; DAREHABI, H. K. The effect of cooking methods on textural and microstructure properties of veal muscle (*longissimus dorsi*). *Global Veterinaria*, 6 (2): 201-207. 2011.

OLIVEIRA, L. B.; SOARES, G. J. D.; ANTUNES, P. L. Influência da maturação de carne bovina na solubilidade do colágeno e perdas de peso por cozimento. *Revista Brasileira de Agrociência*, 4 (set./ dez.): 166-171. 1998.

PARDI, M. C. *Ciência, higiene e tecnologia da carne*, v. II. Cegrf-UFG, Goiânia. 1993.

PEARSON, A. M.; DUTSON, T. R. *Electrical stimulation*. Advances in meat research, v. 1. AVI Book, Connecticut. 1985.

RESURRECCION, A. V. A. Sensory aspects of consumer choices for meat and meat products. *Meat Science,* 66(1):11-20. 2002.

RÜBENSAM, J. M. *Estudos sobre atividade de calpastatina em carne bovina e obtenção de anticorpo policlonal anti GST-calpastatina.* Tese (Doutorado em Tecnologia de Alimentos) – Faculdade de Engenharia de Alimentos, Universidade Estadual de Campinas. Campinas. 1999.

RUIZ, J.; CALVARRO, J.; SÁNCHEZ DEL PULGAR, J.; ROLDÁN, M. Science and technology for new culinary techniques. *Journal of Culinary Science & Technology,* 11(1): 66-79. 2013.

SANTOS, A. L.; SAKOMURA, N. K.; FREITAS, E. R.; FORTES, C. M. L. S.; CARRILHO, E. N. V. M.; FERNANDES, J.B.K. Estudo do crescimento, desempenho, rendimento de carcaça e qualidade de carne de três linhagens de frango de corte. *Revista Brasileira de Zootecnia,* 34(5): 1589-1598. 2005.

SGARBIERI, V. C. *Proteínas em alimentos protéicos: propriedades, degradações, modificações.* São Paulo: Livraria Varela, 1996.

STOLOWSKI, G. D.; BAIRD, B.E.; MILLER, R. K.; SAVELL, J. W.; SAMS, A. R.; TAYLOR, J. F.; SANDERS, J. O.; SMITH, B. Factors influencing the variation in tenderness of seven major beef muscles from three Angus and Brahman breed crosses. *Meat Science,* 73:475-483. 2006.

TAYLOR R. G. Connective tissue structure, function and influence on meat quality. In: *Encyclopedia of Meat Sciences,* p. 306-313, 2004.

TORNBERG, E. Effect of heat on meat proteins – implications on structure and quality of meat products. *Meat Science,* 70(3):493-508. 2005.

TRINDADE, M. A.; ROSA, A.F.; TAROUCO, J. U. Parte 6 – Carnes. In: KOBLITZ, M. G. B. (Org.). Matérias-primas alimentícias: composição e controle de qualidade. 1. ed. Rio de Janeiro: Guanabara Koogan, 2011, p. 187-226.

VILELLA, G. F. *Efeito dos processos de maturação úmido e seco e suas combinações nos atributos físicos, químicos e sensoriais em filé de costela bovino.* Dissertação (Mestrado em Tecnologia de Alimentos) – Faculdade de Engenharia de Alimentos, Universidade Estadual de Campinas. Campinas. 2016.

Índice Alfabético

A

Acidificação do produto, 174
Ácido(s), 176
- ascórbico, 235, 236
- fenólicos, 226
- fólico, 235
- orgânicos, 234
- pantotênico, 235
- péctico, 47
Actina, 266
Açúcar invertido, 76
Adaptação de tecnologias a novas
    legislações, 4
Adstringência, 227
Agentes redutores, 176
Álcool de cereais, 39
Alterações, frutas
- da coloração, 240
- de sabor e aroma, 241
- na textura, 241
- no conteúdo de ácido ascórbico, 242
Amaciamento da carne, 105
Amadurecimento, 205, 221, 240
Amido, 26, 29, 237
- hidrolisado, 36
- ramificado, 42
Amilase(s), 24
- termorresistente, 35
α-amilase, 15, 16, 27-29
β-amilase, 15, 29
- vegetais, 29
Amiloglicosidase, 16, 30
Amilose, 26
Aminoglicanoligossacarídeos, 87
Aminopeptidase, 16, 98
Amolecimento dos frutos, 238
Análise proteômica, 124, 126
Antocianinas, 226-228
Antoxantinas, 226
Aromas, 157
Ascorbato-oxidases, 197, 200
Aspartame, 120, 121
Aspergillus, 30, 35
ATP
- como fonte de energia, 272
- mudanças no pós-morte, 275

B

Banda I, 260
Bebidas
- alcoólicas, 33
- fermentadas, 33
Betalaínas, 231
Biocatalisadores enzimáticos, 11
Biocatálise combinatória, 4
Biodegradação da lignina, 64
Bioeletrocatálise, 4
Biomassa lignocelulósica, 60
Biotina, 235
Branqueamento, 177
Bromelina, 15, 97, 101, 106
Brotações, 205
Burkholderia cepacia, 142

C

Cadeia transportadora de elétron, 209
Cálcio, 265, 266
Calpaínas, 103, 288
Campo elétrico pulsado, 177
Candida antarctica, 140
- Cal A, 140
- Cal B, 141
Carboidrases, 21
- características gerais, 22
- modo de ação, 22
- de aplicação em alimentos, 24
Carboidratos, 265
Carbono anomérico de
    monossacarídeo, 23
Carboxipeptidases, 98
Carcaça, 249
Carne, 248
- PSE, 278, 279
- composição química da, 264
β-caroteno, 230
Carotenoides, 228, 229
Caseína, 108
Catalases, 16, 189, 190, 200
Catalisadores biológicos, 5
Catecoloxidases, 169
Catepsinas, 103
Catequina, 226
Celulases, 16, 60, 63, 64

- atividade de, 66
Celulose, 237, 238
Cervejarias, 34
CGTases, 41
- atividade de, 43
Chilling, 217
Chillproofing, 105
Ciclização, 40
Ciclo
- de Krebs, 208
- do biocatalisado, 14
Cicloamiloses, 32, 40
Ciclodextrinaglicanotransferase, 16
Ciclodextrinas, 32, 40
Ciclomaltodextrina-
    glicana-transferase, 32
Cisteína-proteases, 99
Clarificação, 5
- de cerveja, 104
- de sucos de frutas, 53
Clivagem da ligação glicosídica, 22
Cloro, 266
Clorofila, 221
Coagulação do leite, 108
Colágeno, 253, 254
Cold break (40°C), 53
Complexo de Golgi, 262, 263
Compostos
- fenólicos, 224
- opticamente ativos e resolução de
    racematos, 160
Concentração gasosa, 219
Conservação dos produtos
    minimamente processados, 242
Contração muscular, 268
- músculo esquelético, 269
Conversão do músculo em carne, 274
Coupling sugar, 41
Cutinases, 139

D

Dano(s)
- mecânicos, 220
- pelo frio, 217
Degomagem enzimática, 156
Descascamento enzimático, 57
Descoloração, 241

294 Bioquímica de Alimentos | Teoria e Aplicações Práticas

Detergentes, formulação de, 161
Determinação da estrutura proteica, 4
Dextrana, 89
Dextrana-sacarase, 88
Dextranase, 88, 89
Diacilgliceróis, 151
Dissacarídeos, 237
Dobra α/β de hidrolase, 134
Doce de leite, 71
DSM, 11
DuPont, 11

E

Elastina, 255
Eliminação de amargor em sucos cítricos, 58
Embalagem, 220
Enantiosseletividade, 137
Encurtamento pelo frio, 283, 284
Endo-1,4-β-D-glicanase, 62
Endoglicanases, 238
Endopectatoliase, 46
Endopectiniliase, 46
Endopeptidases, 99
Endopoligalacturonase, 46
Endoquitosanase, 85
Endoxilanases, 66
Engenharia
- de bioprocesso, 4
- enzimática, 4
- metabólica, 4
Envelhecimento do animal, 281
Enxofre, 266
Enzima(s), 3
- desmetoxilantes, 47
- despolimerizantes, 48
- desramificantes, 30
- dosagem de, 106
- especiais, 12
- exógenas, 53
- industriais, 12
- na indústria de alimentos, oportunidades e aplicações das, 13
- pectinolíticas, 50
- ramificantes, 32, 42
- xilanolíticas na panificação, 65
Enzyme Commission (EC), 6
Epitélio, 250
Escurecimento enzimático, 174, 240
Esterase, 16
Ésteres de açúcar, 154
Estimulação elétrica, 285
Estresse oxidativo, 119
Etileno, 211, 212
Exo-1,4-β-D-glicanases, 63

Exoenzimas, 24
Exopectatoliase, 46
Exopeptidases, 98
Exopoligalacturonase, 46
Exoquitosanase, 85
Extração de sucos, 55

F

Fadiga, 274
Fase
- de pré-rigor, 274
- de resolução do rigor, 275
- de *rigor mortis*, 275
Fatores que afetam a qualidade das carnes
- pós-abate, 282
- pré-abate, 280
Fenolases, 169
Ferro, 266
Fibra(s)
- colágenas, 253
- elásticas, 254
- nervosa, 251
- reticulares, 255
Ficina, 101
Filamentos
- finos, 261
- grossos, 261
Flavanona, 58
Flavonoides, 226
- antioxidantes, 155
Fosfocreatina, 272
Fósforo, 266
Frutas e hortaliças minimamente processadas, 239
β-frutofuranosidases, 76, 83
Frutoligossacarídeos, 80
Frutos, 205, 212
- climatéricos, 215
- maduros, 45
- não climatéricos, 216, 233
- verdes, 44
Frutosiltransferase, 81

G

Galactoligossacarídeos, 73
β-galactosidase, 16, 67, 75, 238
Genoma funcional, 4
Gentioligossacarídeos, 39
α-glicana-transferases, 31, 32
β-glicanase, 16
Glico-hidrolases, 63
Glicoamilase, 30
Glicogênio, 27
Glicólise, 207, 277
Glicose, 29

- isomerase, 16
- oxidase, 16, 192-194, 200
α-glicosidase, 23, 77, 78
β-glicosidase, 39, 57, 63
Gordura
- de leite lipolisada, 158
- intramuscular, 257
4-αGTases, 32

H

Hemicelulases, 60, 64
Hemicelulose, 16, 61, 237, 238
Hereditariedade, 280
Hesperidina, 58
Hidrolases, 7
- subclasse das, 9
Hidrolisados
- de albumina do ovo, 117
- de carne bovina e peixe, 116
- de glúten, 117
- de peixe, 119
- proteicos, 116
Hidrólise
- de pectinas, 49
- do glúten, 116
- do amido
- - extensiva, 38
- - parcial, 37
Hidroxiprolina, 253
Hipertensão arterial, 118
Hortaliças
- de flores, 204
- de folhas, 204
- subterrâneas, 205
Hot break (90°C), 53

I

Idade, 281
Indústria de alimentos, 18
Inibidores químicos, adição de, 175
Inulina, 83
Inulopentose, 83
Inulotetrose, 83
Invertases, 76, 77
Iogurte, 71
Isoamilase, 30
Isomaltoligossacarídeos, 32, 39
Isomerases, 7
- subclasse das, 10

K

Kaempferol, 226
1-kestose, 81
6-kestose, 81

L

Lacases, 169

Índice Alfabético   **295**

Lactases, 67-69
Lactose, 67, 68
Lactossacarose, 79
Lactulose, 74, 75
Leite(s)
- com baixo teor de lactose, 70
- congelado, 71
Levana-sacarase, 90
Leveduras, 33
Liases, 7
- subclasse das, 10
Liberação de precursores de aroma
  em vinhos, 57
Licopeno, 229, 230
Ligases, 7
- subclasse das, 10
Lignina, 62
Ligninases, 60
Linha
- M, 260
- Z, 260, 261, 270
Lipases, 15, 16, 132, 136
- 1(3)-específicas, 136
- características gerais e modo de
  ação, 133
- de origem bacteriana, 142
- microbianas, origem fúngica, 140
- não específicas, 136
- vegetais, 143
Lipídeos, 265
- com baixo valor energético, 149
Lipo-oxigenases, 15, 184, 188, 199
Lipolase, 142
Liquefação, 37, 56
Lisolecitina, 154
Lisossomos, 262
Lisozima, 15, 84, 85
Luteolina, 226

M

Maceração, 56
Maciez, 105
Magnésio, 266
Maltagem, 33
Malte, 33
- preparação do, 33
Maltodextrinas, 37, 38
Maltose, 29
Maltotriose, 29
Manejo pré-abate, 282
Manteiga de cacau, 151
Margarina, 152
Maturação, 287
- a seco, 289
- acelerada de queijos, 112, 113, 159
- em embalagem a vácuo, 289

- rápida, 289
Maturidade dos frutos, 221
Mecanismo(s)
- de contração muscular, 268
- de ação e de inibição do etileno, 214
Mercado
- de enzima, 12
- econômico de enzimas e
  oportunidades, 11
Metabissulfito de sódio ou
  potássio, 175
Metabolismo do ATP no
  pós-morte, 276
Metalo-proteases, 99
Métodos
- de detecção da atividade de protease,
  126
- de processamento, 4
- para determinação da atividade de
  amilases, 42
Micelas, 108
Miofibrilares, proteínas, 265
Miofibrilas, 258, 259
Miofilamentos, 259
Mioglobina, 265
Miosina, 266
Mirecetina, 226
Mitocôndrias, 263
Modificação de bioativos, 155
Mono- e diacligliceróis, 154
Monossacarídeos, 237
Mudanças
- bioquímicas no músculo
  pós-morte, 274
- na coloração, 221
- nos ácidos e vitamina, 234
- nos carboidratos, 237
- nos compostos voláteis, 232
Músculo e tecidos, composição
  do, 250

N

N-acetil-glicosaminidase, 84
Naringenina, 226
Naringina, 58
Niacina, 235
Nomenclatura, 5
Novozymes, 11
Núcleos, 259

O

o-difenol oxidases, 169
Óleos e gorduras estruturados, 146
Oligossacarídeos
- funcionais, 79
- obtidos a partir de xilana, 65

- prebióticos, 39
Ovo, 191
Oxidação de glicose de clara de, 191
Oxidorredutases, 7, 168
- subclasse das, 8

P

p-difenol oxidases, 169
Padrões
- de atividade respiratória, 210
- endo- e exo- de atividade, 24
Panificação, 34, 114, 145
Papaína, 15, 97, 100
Pectatoliase, 50
Pectina, 45, 238
Pectinaesterase, 46, 47, 50, 51, 53
- atividade de, 59
Pectinaliase, 49, 50
Pectinametilesterases, 47, 238
Pectinas, 237
- com alto teor de metoxilação, 45
- com baixo teor de metoxilação, 45
Pectinases, 17, 43, 46, 50
- aplicação industrial de, 51
- endógenas, 43
Pectinestearase, 17
Pepsina, 15, 102
- suína, 110
Peptídeos antioxidantes, 119
Permeado da ultrafiltração do soro, 72
Peroxidases, 179, 180, 182, 199
- classe I, 180
- classe II, 180
- classe III, 180
Piridoxina, 235
Plasteína, 120
Policaprolactona, 139
Polietileno tereftalato, 139
Polifenoloxidases, 169, 171, 198
Poligalacturonase, 17, 49, 50, 53, 238
Polissacarídeos, 237
Pós-morte, 277
Pós-rigor, 275
Potássio, 265, 266
Potencial de ação, 269
Pré-rigor, 274
Precipitação isoelétrica, 109
Pressão sanguínea, 118
Processamento acelerado, 285
Produção
- de aromas, 157
- de compostos opticamente ativos e
  resolução de racematos, 160
- de margarina, 152
- de óleos e gorduras estruturados, 146
- de xarope de glicose-galactose, 72

296 Bioquímica de Alimentos | Teoria e Aplicações Práticas

- e purificação de proteínas, 4
Produto(s)
- de panificação, 71
- hortícolas, 204
- lácteo livre de lactose, 70
- para consumidores intolerantes à lactose, 69
Protease(s), 12, 17, 96, 97, 122
- alcalina, subtilisina, 97
- animais, 101
- aspárticas ou ácida, 99
- de *Aspergillus oryzae*, 115
- de *Bacillus lentus*, 97
- microbianas, 103
- sulfidrílicas, 99
- vegetais, 100
Proteínas
- do estroma, 265
- do músculo, 265
- dos miofilamentos, 266
- sarcoplasmáticas, 265
Proteólise limitada, 109
Pseudomonas
- *cepacia*, 142
- *fluorescens*, 142
Pululanase, 17, 31

Q

Queijo, 71
Queratinase, 97
Quercetina, 226
Quimosina (coalho), 15, 102, 110
Quimotripsina, 103
Quitina, 85
Quitinase(s), 84, 88
- A, 84, 87
- B, 84
Quitosana, 86
Quitosanases, 84, 85
Quitosanoligossacarídeos, 88

R

Ramnogalacturonases, 49
Rancidez hidrolítica, 144
Reações catalisadas por lipases, 134
Recobrimentos, 220
Redução do pH, 174
Regiosseletividade, 136
Relaxamento do músculo esquelético, 271
Remoção de glicose da clara de ovo ou do ovo integral, 193
Renina, 102
Resolução do rigor, 274
Respiração, 206

Retículo sarcoplasmático, 261
Rhizopus, 30
Riboflaviana, 235
Rigor
- de descongelamento, 283
- do aquecimento, 284
- *mortis*, 274-276, 284
Rutina, 226

S

Sacarificação, 38
Sacarose, 77
Sais, 176
Sarcolema, 259
Sarcoplasma, 259
Serina-proteases, 99
Sexo, 282
Síntese
- de ésteres, 157
- de plasteína, 120
Sódio, 265, 266
Soja, 117
Soro de queijo, 72
Sorvete, 71
Substâncias pécticas, 43, 44
Substitutos da gordura do leite humano, 147
Substrato, 26, 43
- seletividade de, 137
Subtilisina, 122
Succinato, 219
Sulfitos, 175
Surfactantes não iônicos, 153
Suspensão da carcaça em posição especial, 286

T

Taninos, 226
Tecido
- conjuntivo, 251
- - adiposo, 255
- - propriamente dito, 252
- epitelial, 250
- muscular, 256
- - cardíaco, 264
- - esquelético, 256
- - -estriado, 256
- - liso, 263
- nervoso, 250
Tecnologia enzimática, 2
- nas indústrias, 2
- recentes avanços na, 4
Temperatura, 217
- das carcaças no pós-abate, 282
Tenderização enzimática, 105, 106

Tenderstretch, 286
Termoestabilidade, 181
Thermomyces lanuginosus, 142
Tiamina, 235
Tirosinases, 169
Tocoferol, 235
Transferases, 7, 31, 32
- subclasse das, 9
Transfrutosilação, 81
Transglutaminase, 123
Tratamento
- a alta pressão hidrostática, 177
- de efluentes, 161
- térmico, 177
Triacilgliceróis contendo ácidos graxos
- de cadeias média e longa, 150
- de cadeias muito curta ou muito longa, 150
Tripsiligase, 122
Tripsina, 15, 97, 102, 122, 124
Tropomiosina, 267
Troponina, 267
Túbulos
- T, 257, 261, 270
- transversos, 258
Turvação em sucos, 54

V

Vitaminas, 234
- A, 235
- B1, 235
- B2, 235
- B3, 235
- B5, 235
- B6, 235
- B7, 235
- B9, 235
- C, 235
- E, 235
- K, 235

X

Xantina-oxidases, 195, 196, 200
Xarope
- com maior poder adoçante, 38
- de glicose-galactose, 72
- de maltose, 39
Xilanases, 16, 67
- aplicação de, 65
Xiloligossacarídeos, 65
Xilose-isomerase, 39
Xilosidases, 67